现代临床护理技术与应用

主编 邓太焕［等］

吉林科学技术出版社

图书在版编目（CIP）数据

现代临床护理技术与应用 / 邓太焕等主编.--长春 ：
吉林科学技术出版社,2023.3
ISBN 978-7-5744-0243-0

Ⅰ．①现… Ⅱ.①邓… Ⅲ. ①护理学 Ⅳ.①R47

中国国家版本馆 CIP 数据核字（2023）第 062075 号

现代临床护理技术与应用

作　　者	邓太焕 ［等］
出 版 人	宛　霞
责任编辑	隋云平
幅面尺寸	185 mm×260mm
开　　本	16
字　　数	535 千字
印　　张	23.25
版　　次	2024 年 7 月第 1 版
印　　次	2024 年 7 月第 1 次印刷

出　　版　吉林科学技术出版社
发　　行　吉林科学技术出版社
地　　址　长春市净月区福祉大路 5788 号
邮　　编　130118
发行部电话/传真　0431-81629529　81629530　81629531
　　　　　　　　　　81629532　81629533　81629534
储运部电话　0431-86059116
编辑部电话　0431-81629518
印　　刷　北京四海锦诚印刷技术有限公司

书　　号　ISBN 978-7-5744-0243-0
定　　价　185.00 元

前　言

随着医学科学的飞速发展，临床常见病的护理要求也越来越高。新业务、新技术的不断涌现以及护理模式的转变，人民群众法制观念的不断增强，原有旧的护理常规已不能适应当前新形势下的医疗和护理实践的迫切需要和人民群众的需求。

护理工作在我国医疗卫生事业的发展中发挥着重要作用，广大护理工作者在协助临床诊疗、救治生命、促进康复、减轻病痛及增进医患和谐等方面担负着大量工作。为了培养更多高素质护理专业人员，延伸护理服务内涵，为患者提供高质量、高水平的护理，编者结合长期护理实践行之有效的经验，顺势应时合力推出本书，兼顾科学性、指导性、可操作性，充分吸收近年来的护理新理论、新知识和新技术，对临床各科疾病的常见症状护理、常见病专科护理、常用诊疗技术护理配合等进行了总结提炼。

本书是研究现代临床护理技术与应用的医学专著，从临床实用的角度出发，针对各种常见疾病的护理措施和护理要点进行系统介绍，内容涵盖呼吸系统疾病护理、消化系统疾病护理、泌尿系统疾病护理、肝胆疾病护理、内科与普外科护理、骨科护理、妇产科护理等。书中内容新颖、覆盖面广，科学性与实用性强，贴近临床护理工作实际，同时紧密结合了国家医疗卫生事业的最新进展和护理学的发展趋势，是临床护理工作者理想的工具书和参考书。希望本书的出版对促进现代临床护理技术的规范化、系统化及科学化起到一定作用。

作者

2022 年 × 月

目　录

第一章　现代临床护理理论 ·· 1

　　第一节　系统化整体理论 ·· 1

　　第二节　人类基本需要层次论 ···································· 4

　　第三节　应激与适应理论 ·· 11

　　第四节　护理工作方法与程序 ···································· 16

第二章　预防与控制医院感染 ······································ 33

　　第一节　医院感染 ·· 33

　　第二节　清洁、消毒、灭菌 ······································ 40

　　第三节　无菌技术 ·· 52

　　第四节　隔离技术 ·· 56

第三章　手术室护理技术 ·· 63

　　第一节　手术室常用无菌技术 ···································· 63

　　第二节　手术室常用护理操作技术 ································ 77

　　第三节　手术患者急救护理技术 ·································· 96

第四章　呼吸系统疾病护理技术 ···································· 104

　　第一节　支气管扩张 ·· 104

　　第二节　支气管哮喘 ·· 109

　　第三节　慢性阻塞性肺疾病 ······································ 113

　　第四节　急性呼吸道感染 ·· 119

　　第五节　慢性支气管炎 ·· 124

　　第六节　肺炎 ·· 129

　　第七节　肺脓肿 ·· 137

　　第八节　呼吸衰竭 ·· 140

　　第九节　慢性肺源性心脏病 ······································ 145

　　第十节　急性呼吸窘迫综合征 ·· 152

第五章　消化系统疾病护理技术 ·· 161

　　第一节　胃食管反流病 ··· 161

　　第二节　消化性溃疡 ·· 166

　　第三节　溃疡性结肠炎 ··· 171

　　第四节　上消化道出血 ··· 175

　　第五节　肝硬化 ··· 181

第六章　泌尿系统疾病护理技术 ·· 190

　　第一节　泌尿系统疾病概述 ··· 190

　　第二节　肾小球疾病 ·· 199

　　第三节　肾盂肾炎 ··· 213

　　第四节　肾功能衰竭 ·· 218

第七章　肝胆疾病护理技术 ··· 230

　　第一节　肝胆疾病常用检查治疗的护理 ·· 230

　　第二节　肝脏常见疾病护理 ··· 241

　　第三节　肝移植 ··· 247

　　第四节　胆系疾病护理 ··· 250

第八章　内科重症护理技术 ··· 257

　　第一节　癫痫持续状态 ··· 257

　　第二节　急性脑血管病 ··· 259

　　第三节　急性冠状动脉综合征 ··· 271

　　第四节　主动脉夹层动脉瘤 ··· 282

　　第五节　重症哮喘 ··· 292

第九章　普外科护理技术 ·· 303

　　第一节　胃十二指肠损伤 ·· 303

　　第二节　小肠梗阻 ··· 306

　　第三节　肠破裂 ··· 311

　　第四节　急性化脓性腹膜炎 ··· 315

　　第五节　胰腺疾病 ··· 318

第六节　脾破裂 ………………………………………………… 326

第七节　急性阑尾炎 …………………………………………… 330

第十章　妇产科疾病的护理 …………………………………… **334**

第一节　盆腔炎症 ……………………………………………… 334

第二节　外阴炎及阴道炎 ……………………………………… 337

第三节　子宫颈癌 ……………………………………………… 348

第四节　子宫肌瘤 ……………………………………………… 355

参考文献 ……………………………………………………… **361**

第一章 现代临床护理理论

第一节 系统化整体理论

一、系统的基本概念

（一）系统的概念

系统是由相互联系、相互依赖、相互制约、相互作用的事物和过程组成的，具有整体功能和综合行为的统一体。各种系统，尽管它的要素有多有少，具体构成千差万别，但总是由两部分组成：一部分是要素的集合；另一部分是各要素间相互关系的集合。

（二）系统的基本属性

系统是多种多样的，但都具有共同的属性。

1. 整体性

组成系统的每个部分都具有各自独特的功能，但这些组成部分不具有或不能代表系统总体的特性。系统整体并不是由各组成部分简单罗列和相加构成的，各部分必须相互作用、相互融合才能构成系统整体。因此，系统整体的功能大于并且不同于各组成部分的总和。

2. 相关性

系统的各个要素之间都是相互联系、相互制约，若任何要素的性质或行为发生变化，都会影响其他要素，甚至系统整体的性质或行为，如人是一个系统，作为一个有机体，由生理、心理、社会文化等各部分组成，其整体生理机能又由循环、呼吸、消化、泌尿、神经和内分泌等不同系统和组织器官组成。当一个人神经系统受到干扰，就会影响他的消化系统、心血管系统的功能。

3. 层次性

对于一个系统来说，它既是由某些要素组成的，同时，它自身又是组成更大系统的一个要素，系统的层次间存在着支配与服从的关系。高层次支配低层次，决定系统的性质；低层次往往是基础结构。

4.动态性

系统是随时间的变化而变化。系统进行活动，必须通过内部各要素的相互作用，能量、信息、物质的转换，内部结构的不断调整以达到最佳功能状态。此外，系统为适应环境，维持自身的生存与发展，需要与环境进行物质、能量、信息的交流。

5.预决性

系统具有自组织、自调节能力，可通过反馈适应环境，保持系统稳态，这样就呈现某种预决性。预决性程度标志着系统组织水平的高低。

二、系统的分类

自然界或人类社会着存在千差万别的各种系统，可从不同角度对它们进行分类。分类方法如下：

（一）按组成系统的要素性质分类

系统可分成自然系统与人造系统。自然系统如生态系统、人体系统等；人造系统如机械系统、计算机软件系统等。自然系统与人造系统的结合，称复合系统，如，医疗系统、教育系统。

（二）按组成系统的内容分类

系统可分为物质系统与概念系统。物质系统如动物、仪器等；概念系统如科学理论系统、计算机程序软件等。多数情况下，实物系统与概念系统是相互结合、密不可分的。

（三）按系统与环境的关系分类

系统可分为开放系统与封闭系统。封闭系统是指与环境间不发生相互作用的系统，即与环境没有物质、信息或能量的交换，事实上绝对的封闭系统是不存在的。与封闭系统相反，开放系统是指通过与环境间的持续相互作用，不断进行物质、能量和信息交流的系统，如生命系统、医院系统等。在开放系统中，按系统有无反馈可分为开环系统与闭环系统。没有反馈的系统称开环系统，有反馈的系统称闭环系统。

（四）按系统运动的属性分类

系统可分为动态系统与静态系统。动态系统如生物系统、生态系统；静态系统如一个建筑群、基因分析图谱等。

三、系统理论的基本原则及在护理实践中的应用

（一）整体性原则

整体性原则是系统理论最基本的原则，也是系统理论的核心。

1.从整体出发，认识、研究和处理问题

护理人员在处理患者健康问题时，要以整体为基本出发点，深入了解、把握整体，找出解决问题的有效方法。

2.注重整体与部分、部分与部分之间的相互关系

从整体着眼，从部分入手，把护理工作的重点放在系统要素的各种联系关系上。如，医院的护理系统从护理部到病区助理护士，任何一个要素薄弱，都会影响医院护理的整体效应。

3.注重整体与环境的关系

整体性原则要求护理人员在护理患者时，要考虑系统对环境的适应性，通过调整人体系统内部结构，使其适应周围环境，或是改变周围环境，使其适应系统发展的需要。

（二）优化原则

系统的优化原则是通过系统的组织和调节活动，达到系统在一定环境下最佳状态，发挥最好功能。

1.局部效应应服从整体效应

系统的优化是与系统整体性紧密联系的，当系统的整体效应与局部效应不一致时，局部效应服从整体效应。护理人员在实施计划护理中，要善于抓主要矛盾，追求整体效应，实现护理质量、效率的最优化。

2.坚持多极优化

优化应贯穿系统运动全过程。护理人员在护理患者时，为追求最佳护理活动效果，在确定患者健康问题、确定护理目标、制定护理措施、实施护理计划、建立评价标准等方面都要进行优化抉择。

3.优化的绝对性与相对性相结合

优化本身的"优"是绝对的，但优化的程度是相对的。护理人员在工作中选择优化方案时，应从实际出发、科学分析、择优而从，如，工作中常会遇到一些牵涉多方面的复杂病情的患者或复杂研究问题，往往会出现这方面问题解决较好，而那方面问题却未能很好解决，且难找到完善的方案。这就要在相互矛盾的需求之中，选择一个各方面都较满意的

相对优化方案。

（三）模型化原则

预先设计一个与真实系统相似的模型，通过对模型的研究来描述和掌握真实系统的特征和规律的方法称模型化。在模型化过程中须遵循的原则称模型化原则。在护理研究领域中应用的模型有多种，如，形态上可分为具体模型与抽象模型。从性质上可分为结构模型与功能模型。在设计模型进行护理研究时，必须遵循模型化原则。模型化原则有以下 3 个方面：

1. 相似性原则

模型必须与原型相似，这样建立的模型才能真正反映原型的某些属性、特征和运动规律。

2. 简化原则

模型既应真实，又应是原型的简化，如无简化性，模型就失去了它存在的意义。

3. 客观性原则

任何模型总是真实系统某一方面的属性、特征、规律性的模仿，因此，建模时，要以原型作为检验模型的真实性客观依据。

第二节 人类基本需要层次论

一、需要概述

每个人都有一些基本的需要，包括生理的、心理的和社会的。这些需要的满足使人类得以生存和繁衍发展。

（一）需要的概念

需要是人脑对生理与社会要求的反映。人类的基本需要具有共性，在不同年代、不同地区或不同人群，为了自身与社会的生存与发展，必须对一定的事物产生需求，例如，食物、睡眠、情爱、交往等，这些需求反映在个体的头脑中，就形成了他的需要。当个体的需要得到满足时，就处于一种平衡状态，这种平衡状态有助于个体保持健康；反之，当个体的需要得不到满足时，个体则可能陷入紧张、焦虑、愤怒等负性面情绪中，严重者可导致疾病的发生。

（二）需要的特征

1. 需要的对象性

人的任何需要都是指向一定对象的。这种对象既可以是物质性的，也可以是精神性的。无论是物质性的还是精神性的需要，都须有一定的外部物质条件才可获得满足。

2. 需要的发展性

需要是个体生存发展的必要条件，如，婴儿期的主要需要是生理需要，少年期则产生了尊重的需要。

3. 需要的无限性

需要不会因暂时满足而终止，当某些需要满足后，还会产生新的需要，新的需要就会促使人们去从事新的满足需要的活动。

4. 需要的社会历史制约性

人的各种需要的产生及满足均会受到所处环境条件与社会发展水平的制约。

5. 需要的独特性

人与人之间的需要既有相同，也有不同，其需要的独特性是个体的遗传因素、环境因素所决定的。在临床工作中，护理人员应细心观察患者需要的独特性，及时给予合理的满足。

（三）需要的分类

常见的分类有以下两种：

1. 按需要的起源分类

需要可分生理性需要与社会化需要。生理性需要如饮食、排泄等；社会性需要如劳动、娱乐、交往等。生理性需要主要作用是维持机体代谢平衡；社会性需要的主要作用是维持个体心理与精神的平衡。

2. 按需要的对象分类

需要可分物质需要与精神需要。物质需要如衣、食、住、行等；精神需要如认识的需要、交往的需要等。物质需要既包括生理性需要，也包括社会性需要；精神需要是指个体对精神文化方面的要求。

（四）需要的作用

需要是个体从事活动的基本动力，是个体行为积极性的源泉。根据需要的作用，护理人员在护理患者时，既要满足患者的基本需要，又要激发患者依靠自己的力量恢复健康的需要。

二、需要层次理论

（一）需要层次理论的主要内容

美国著名社会心理学家马斯洛（Abraham H . Maslow）将人类的基本需要分为5个层次，并按照先后次序，由低向高依次排列，包括生理的需要、安全的需要、爱与归属的需要、尊敬的需要和自我实现的需要。

1. 生理的需要

生理的需要是人类最基本的需要，包括食物、空气、水、温度（衣服和住所）、排泄、休息和避免疼痛。

2. 安全的需要

人需要一个安全、有秩序、可预知、有组织的世界，以使其感到有所依靠，不被意外的、危险的事情所困扰，即包括安全、保障、受到保护以及没有焦虑和恐惧。

3. 爱与归属的需要

人渴望归属于某一群体并参与群体的活动和交往，希望在群体或家庭中有一个适当的位置，并与他人有深厚的情感，即包括爱他人、被爱和有所归属，免遭遗弃、拒绝、举目无亲等痛苦。

4. 尊敬的需要

尊敬的需要是个体对自己的尊严和价值的追求，包括自尊和被尊两个方面。尊敬需要的满足可使人感到自己有价值、有能力、有力量和必不可少，使人产生自信心。

5. 自我实现的需要

自我实现的需要是指一个人要充分发挥自己才能与潜力的要求，是力求实现自己可能之事的要求。

马斯洛在晚年时，又把人的需要概括为三大层次：基本需要、心理需要和自我实现需要。

（二）各需要层次之间的关系

马斯洛不仅将人的需要按照不同层次进行了划分，而且十分强调各层次之间的关系，他指出如下七点：

第一，必须首先满足较低层次的需要，然后再考虑满足较高层次的需要，生理需求是最低层次的，也是最重要的，人在最基本的生理需要满足后，才得以维持生命。

第二，通常一个层次的需要被满足后，更高一层的需要才会出现，并逐渐明显和强烈。例如，人的生理需要得到满足后，会争取满足安全的需要。同样，在安全的需要满足之后，才会提出爱和更高层次的需要。但是，有些人在追求满足不同层次的需要时会出现重叠，甚至颠倒。例如，有的科研工作者为探求科学真理（自我实现），不顾试验场所可能存在危害生命的因素（安全的需要）；有的运动员为夺冠军，为祖国争光（自我实现），不考虑自己可能会受伤甚至致残（生理和安全的需要），也要勇往直前。

第三，维持生存所必需的低层次需要是要求立即和持续予以满足的，如氧气；越高层次的需要越可能被较长久地延后，如，性的需要、尊敬的需要等。但是，这些可被暂时延缓或在不同时期有所变化的需要是始终存在的，不可被忽视。

第四，人们满足较低层次需要的活动基本相同，如，对氧的需要，都是通过呼吸运动来满足。而越是高层次的需要越为人类所特有，人们采用的满足方式越具有差异性，如，满足自我实现的需要时，作家从事写作、科学家做研究、运动员参加竞赛等。同时，低层次需要比高层次需要更易确认、更易观测、更有限度，如，人只吃有限的食物，而友爱、尊重和自我实现需要的满足则是无限的。

第五，随着需要层次向高层次移动，各种需要满足的意义对每个人来说越具有差异性。这是受个人的愿望、社会文化背景以及身心发展水平所决定的。例如，有的人对有一个稳定的职业、受他人尊敬的职位就很满意了，而有的人还要继续学习，获得更高的学位，不断改革和创新。

第六，各需要层次之间可相互影响。例如，有些较高层次需要并非生存所必需，但它能促进生理机能更旺盛，使人的健康状态更佳、生活质量更高，如果不被满足，会引起焦虑、恐惧、抑郁等情绪，导致疾病发生，甚至危及生命。

第七，人的需要满足程度与健康成正比。当所有的需要被满足后，就可达到最佳的健康状态；反之，基本需要的满足遭受破坏，会导致疾病。人若生活在高层次需要被满足的基础上，就意味着有更好的食欲和睡眠、更少的疾病、更好的心理健康和更长的寿命。

（三）需要层次论对护理的意义

需要层次论为护理学提供了理论框架，它是护理程序的理论基础，可指导护理实践有效进行。①帮助护理人员识别患者未满足的需要的性质，以及对患者所造成的影响；②帮助护理人员根据需要层次和优势需要，确定需要优先解决的健康问题；③帮助护理人员观察、判断患者未感觉到或未意识到的需要，给予满足，以达预防疾病的目的；④帮助护理人员对患者的需要进行科学指导，合理调整需要间的关系，消除焦虑与压力。

三、影响需要满足的因素

当需要大部分被满足时，人就能处于一种相对平衡的健康状态；反之，会造成机体环境的失衡，导致疾病的发生。因此，了解可能引起人的需要满足的障碍因素十分必要。

（一）生理的障碍

包括生病、疲劳、疼痛、躯体活动有障碍等，如，因腹泻而影响水、电解质的平衡以及食物摄入的需要。

（二）心理的障碍

人处于焦虑、恐惧、愤怒、兴奋或抑郁等状态时会影响基本需要的满足，如，引起食欲改变、失眠、精力不集中等。

（三）认知的障碍和知识缺乏

人要满足自身的基本需要是要具备相关知识的，如，营养知识、体育锻炼知识和安全知识等，人的认知水平较低时会影响对有关信息的接受、理解和应用。

（四）能力障碍

一个人具备多方面能力，如交往能力、动手能力、创造能力等。当个体某方面能力较差，就会导致相应的需要难以满足。

（五）性格障碍

一个人的性格与他的需要的产生和满足有密切关系。

（六）环境的障碍

如，空气污染、光线不足、通风不良、温度不适宜、噪声等，都会影响某些需要的满足。

（七）社会的障碍

缺乏有效的沟通技巧、社交能力差、人际关系紧张、与亲人分离等，会导致缺乏归属感和爱，也可影响其他需要的满足。

（八）物质的障碍

需要的满足需要一定的物质条件，当物质条件不具备时，以这些条件为支撑的需要就无法满足。如，生理需要的满足需要食物、水；自我实现需要的满足需要书籍、实验设备等。

（九）文化的障碍

如，地域风俗的影响、信仰、观念的不同、教育的差别等，都会影响某些需要的满足。

四、患者的基本需要

一个人在健康状态下能够由自己来满足各类需要，但在患病时，情况就发生了变化，许多需要不能自行满足。这就需要护理人员作为一种外在的支持力量，帮助患者满足需要。

（一）生理的需要

1. 氧气

缺氧、呼吸道阻塞、呼吸道感染等。

2. 水

脱水、水肿、电解质紊乱、酸碱失衡。

3. 营养

肥胖、消瘦、各种营养缺乏、不同疾病（如糖尿病、肾脏疾病）的特殊饮食需要。

4. 体温

过高、过低、失调。

5. 排泄

便秘、腹泻、大小便失禁等。

6. 休息和睡眠

疲劳、各种睡眠形态紊乱。

7. 避免疼痛

各种类型的疼痛。

（二）刺激的需要

患者在患病的急性期，对刺激的需要往往不是很明显，当处于恢复期时，此需要的满足日趋重要。如，长期卧床的患者，如果他心理上刺激的需要、生活上活动的需要不满足，那就意味着其心理上、生理上都在退化。因此，卧床患者需要翻身、肢体活动，以减轻或避免皮肤受损、肌肉萎缩等。

长期单调的生活不但引起体力衰退、情绪低落，智力也会受到影响。故应注意环境的美化，安排适当的社交和娱乐活动。长期住院的患者更应注意满足刺激的需要，如，布置优美、具有健康教育性的住院环境，病友之间的交流和娱乐等。

（三）安全的需要

患病时由于环境的变化、舒适感的改变，安全感会明显降低，如，担心自己的健康没有保障；寂寞和无助感；怕被人遗忘和得不到良好的治疗和护理；对各种检查和治疗产生恐惧和疑虑；对医护人员的技术不信任；担心经济负担问题；等等。具体护理内容包括以下两点：

1. 避免身体伤害

应注意防止发生意外，如，地板过滑、床位过高或没有护栏、病室内噪声、院内交叉感染等均会对患者造成伤害。

2. 避免心理威胁

应进行入院介绍和健康教育，增强患者自信心和安全感，使患者对医护人员产生信任感和可信赖感，促进治疗和康复。

（四）爱与归属的需要

患病住院期间，由于与亲人的分离和生活方式的变化，这种需要的满足受到影响，就变得更加强烈，患者常常希望得到亲人、朋友和周围人的亲切关怀、理解和支持。护理人员要通过细微、全面的护理，与患者建立良好的护患关系，允许家属探视，鼓励亲人参与护理患者的活动，帮助患者之间建立友谊。

（五）自尊与被尊敬的需要

在爱和所属的需要被满足后，患者也会感到被尊敬和被重视，因而这两种需要是相关的。患病会影响自尊需要的满足，觉得因生病而失去自身价值或成为他人的负担，护理人员在与患者交往中，始终保持尊重的态度、礼貌的举止。

注意帮助患者感到自己是重要的、是被他人接受的，如，礼貌称呼患者的名字，而不是床号；初次与患者见面时，护士应介绍自己的名字；重视、听取患者的意见；让患者做力所能及的事，使患者感到自身的价值。

在进行护理操作时，应注意尊重患者的隐私，减少暴露；为患者保密；理解和尊重患者的个人习惯、价值观、宗教信仰等，不要把自己的观念强加给患者，以增加其自尊和被尊感。

（六）自我实现的需要

个体在患病期间最受影响而且最难满足的需要是自我实现的需要。特别是有严重的能力丧失时，如，失明、耳聋、失语、瘫痪、截肢等对人的打击更大。但是，疾病也会对某些人的成长起到促进作用，从而对自我实现有所帮助。此需要的满足因人而异，护理的功能是切实保证低层次需要的满足，使患者意识到自己有能力、有潜力，并加强学习，为自我实现创造条件。

五、满足患者需要的方式

护理人员满足患者需要的方式以下有 3 种：

（一）直接满足患者的需要

对于暂时或永久丧失自我满足某方面需要能力的患者，护理人员应采取有效措施来满足患者的基本需要，以减轻痛苦，维持生存。

（二）协助患者满足需要

对于具有或恢复一定自我满足需要能力的患者，护理人员应有针对性地给予必要的帮助和支持，提高患者自护能力，促进早日康复。

（三）间接满足患者的需要

可通过卫生宣教、健康咨询等多种形式为护理对象提供卫生保健知识，避免健康问题的发生或恶化。

第三节 应激与适应理论

一、应激及其相关内容

（一）应激

应激，又称压力或紧张，是指内、外环境中的刺激物作用于个体而使个体产生的一种身心紧张状态。

应激可降低个体的抵抗力、判断力和决策力，例如，面对突如其来的意外事件或长期处于应激状态，可影响个体的健康甚至致病；但应激也可促使个体积极寻找应对方法、解决问题，如，面临高考时紧张复习、护士护理患者时遇到疑难问题设法查阅资料、请教他人等。人在生活中随时会受到各种刺激物的影响，因此，应激贯穿于人的一生。

（二）应激原

应激原又称压力原或紧张原，任何对个体内环境的平衡造成威胁的因素都称为应激原。应激原可引起应激反应，但并非所有的应激原对人体均产生同样程度的反应。常见的应激原分为以下三类：

1. 一般性的应激原

（1）生物性：各种细菌、病毒、寄生虫等。

（2）物理性：温度、空气、声、光、电、外力、放射线等。

（3）化学性：酸、碱，化学药品等。

2. 生理病理性的应激原

（1）正常的生理功能变化：如，月经期、妊娠期、更年期，或基本需要没有得到满足，如，饮食、性欲、活动等。

（2）病理性变化：各种疾病引起的改变，如，缺氧、疼痛、电解质紊乱、乏力等，以及手术、外伤等。

3. 心理和社会性的应激原

（1）一般性社会因素：如，生离死别、搬迁、旅行、人际关系纠葛及角色改变，如，结婚、生育、毕业等。

（2）灾难性社会因素：如，地震、水灾、战争、社会动荡等。

（3）心理因素：如，应付考试、参加竞赛、理想自我与现实自我冲突等。

（三）应激反应

应激反应是对应激原的反应，可分为以下两大类：

1. 生理反应

应激状态下身体主要器官系统产生的反应包括心率加快、血压增高、呼吸深快、恶心、呕吐、腹泻、尿频、血糖增加、伤口愈合延迟等。

2. 心理反应

如，焦虑，抑郁，使用否认、压抑等心理防卫机制等。

一般来说，生理和心理反应经常是同时出现的，因为身心是持续互相作用的。应激状态下出现的应激反应常具有以下规律：①一个应激原可引起多种应激反应的出现，如，当贵重物品被窃后，个体可能出现心悸、头晕，同时感觉愤怒、绝望，此时，头脑混乱无法做出正确决定；②多种应激原可引起同一种应激反应；③对极端的应激原如灾难性事件，大部分人都会以类似的方式反应。

二、有关应激学说

（一）警报反应期

这是应激原作用于身体的直接反应。应激原作用于人体，开始抵抗力下降，如果应激原过强，可致抵抗力进一步下降而引起死亡。但绝大多数情况下，机体开始防御，如，激活体内复杂的神经内分泌系统功能，使抵抗水平上升，并常常高于机体正常抵抗水平。

（二）抵抗期

若应激原仍然存在，机体将保持高于正常的抵抗水平与应激原抗衡。此时机体也处于对应激适应的阶段。当机体成功地适应了应激之后，GAS（全身适应性综合症）将在此期结束，机体的抵抗力也将由原有的水平有所提高；相反则由此期进入衰竭期。

（三）衰竭期

发生在应激原强烈或长期存在时，机体所有的适应性资源和能力被耗失殆尽，抵抗水平下降。表现为体重减轻，肾上腺增大，随后衰竭，淋巴腺增大，淋巴系统功能紊乱，激素分泌先增加后衰竭。这时若没有外部力量如治疗、护理的帮助，机体将产生疾病甚至死亡。

由此可见，为防止应激原作用于机体产生衰竭期的后果，运用内部或外部力量及时去除应激原、调整应激原的作用强度，保护和提高机体的抵抗水平是非常重要的。

三、适应与应对

（一）适应

适应是指应激原作用于机体后，机体为保持内环境的平衡而做出改变的过程。适应是生物体区别于非生物体的特征之一，而人类的适应又比其他生物更为复杂。适应是生物体调整自己以适应环境的能力，或促使生物体更能适于生存的一个过程。适应性是生命的最卓越特性，是内环境平衡和对抗应激的基础。

（二）应对

应对即个体对抗应激原的手段。它具有两个方面的功能：一个是改变个体行为或环境条件来对抗应激原；另一个是通过应对调节自身的情绪情感并维持内环境的稳定。

（三）适应的层次

人的适应层次不同于其他生物体，除生理层次的适应外，还有心理、社会文化、知识技术层次的适应。

1. 生理层次

生理适应是指发生在体内的代偿性变化。如，一个从事脑力劳动的人进行跑步锻炼，开始会感到肌肉酸痛，心跳加快，但坚持一段时间后，这些感觉就会逐渐消失，这是由于体内的器官慢慢地增加了强度和功效，适应了跑步对身体所增加的需求。

2. 心理层次

心理适应是指当人们经受心理应激时，如何调整自己的态度去认识情况和处理情况。如，癌症患者平静接受自己的病情，并积极配合治疗。

3. 社会文化层次

社会适应是调整个人的行为，使之与各种不同群体，如，家庭、专业集体、社会集团等信念、风俗及规范相协调。如，遵守家规、校规、院规等。

4. 知识技术层次

知识技术是指对日常生活或工作中涉及的知识及使用的设备、技术的适应。例如，电脑时代年轻人应学会使用电脑，护士能够掌握使用先进监护设备、护理技术的方法等。

（四）适应的特性

所有的适应机制，无论是生理的、心理的、文化的或技术的，都有共同特性。

1. 所有的适应机制都是为了维持最佳的身心状态，即内环境的平衡和稳定。

2. 适应是一种全身性的反应过程，可同时包括生理、心理、社会文化甚至技术各个层次。如，护士学生在病房实习时，不仅要有充足的体力和心理上的准备，还应掌握足够的专业知识和操作技能，遵守医院、病房的规章制度，并与医师、护士、患者和其他同学做好沟通工作。

3. 适应是有一定限度的，这个限度是由个体的遗传因素——身体条件、才智及情绪的稳定性决定的。如，人对冷热不可能无限制地耐受。

4. 适应与时间有关，应激原来得越突然，个体越难以适应；相反，时间越充分，个体越有可能调动更多的应对资源抵抗应激原，适应得就越好，如，急性失血时，易发生休克，而慢性失血则可以适应，一般不发生休克。

5. 适应能力有个体差异，这与个人的性格、素质、经历、防卫机能的使用有关。比较灵活和有经验的人，能及时对应激原做出反应，也会应用多种防卫机制，因而比较容易适应环境而生存。

6. 适应机能本身也具有应激性。如许多药物在帮助个体对付原有疾病时，药物产生的不良反应又成为新的应激原给个体带来危害。

（五）应对方式

面对应激原个体所使用的应对方式、策略或技巧是多种多样的。常用的应对方式如下：

1. 去除应激原

避免机体与应激原的接触，如，避免食用引起变态反应的食物，远离过热、过吵及不良气味的地方等。

2. 增加对应激的抵抗力

适当的营养、运动、休息、睡眠，戒烟、酒，接受免疫接种，定期做疾病筛查等，以便更有效地抵抗应激原。

3. 运用心理防卫机能

心理上的防卫能力决定于过去的经验、所受的教育、社会支持系统、智力水平、生活方式、经济状况以及出现焦虑的倾向等。此外，坚强度也应作为对抗应激原的一种人格特征。因为一个坚强而刻苦耐劳的人相信：人生是有意义的；人可以影响环境；变化是一种挑战。这种人在任何困境下都能知难而进，尽快适应。人的一生都在学习新的应对方法，以对抗和征服应激原。

4. 采用缓解紧张的方法

包括：①身体运动，可使注意力从担心的事情上分散开来而减轻焦虑；②按摩；③松弛术；④幽默等技术。

5. 寻求支持系统的帮助

一个人的支持系统是由那些能给予他物质上或精神上帮助的人组成的，常包括其家人、朋友、同事、邻居等；此外，曾有过与其相似经历并很好应对过的人，也是支持系统中的重要成员。当个体处于应激状态时，非常需要有人与他一起分担困难和忧愁，共同讨论解决问题的良策，支持系统在对应激的抵抗中起到强有力的缓冲剂的作用。

6. 寻求专业性帮助

包括医师、护士、理疗师、心理医师等专业人员的帮助。人一旦患有身心疾病，就必须及时寻找医护人员的帮助。由医护人员提供有针对性的治疗和护理，如，药物治疗、心理治疗、物理疗法等，并给予必要的健康咨询和教育来提高患者的应对能力，以利于疾病的痊愈。

四、应激与适应在护理中的应用

应激原作用于个体，使其处于应激状态时，个体会选择和采取一系列的应对方法对应激进行适应。若适应成功则机体达到内环境的平衡；适应失败，会导致机体产生疾病。为帮助患者提高应对能力，维持身心平衡，护理人员应协助住院患者减轻应激反应，措施如下：①评估患者所受应激的程度、持续时间、过去个体应激的经验等；②分析患者的具体情况，协助患者找出应激原；③安排适宜的住院环境。减少不良环境因素对患者的影响；④协助患者适应实际的健康状况，应对可能出现的心理问题；⑤协助患者建立良好的人际关系，并与家属合作减轻患者的陌生、孤独感。

第四节　护理工作方法与程序

一、临床护理路径

临床护理路径是一种科学、高效的医学护理管理模式，是综合多学科的医疗护理管理计划，属于临床路径的范畴。临床护理路径和临床路径两者是相辅相成的，对临床路径的全面理解和学习能更好地促进对临床护理路径的掌握。

（一）临床路径

在工业生产中应用广泛的关键路径技术被引入临床工作中，临床路径因而诞生。其基本原则是根据疾病严重程度的标准和医疗护理强度的标准，政府根据相应的疾病只对医院提供的适当的临床健康服务项目补偿医疗费用，以调控医院临床服务的适当性，控制过度利用。其基础是由耶鲁大学研发的"诊断关联群（DRGS）"。因此，医院只能改变内部结构和运作方式，不断寻求提高医院的营运效率，提高医疗服务质量，降低医疗成本的措施。

临床路径是经过医护人员仔细调查、核准，经医疗专家科学论证并经多学科组成员共同商讨制定的疾病康复路径图，是针对某一个病种（或手术），以时间为横轴，以入院指导、诊断、检查、治疗、护理、教育和出院计划等手段为纵轴，制定标准化的治疗护理流程（临床路径表）。它以缩短平均住院日，减少医疗费用支出，节约医疗资源为目的，增强了诊疗活动的计划性，从而有效地降低医疗成本和有效运用资源；同时也有利于医疗服务质量的控制和持续改进。

医院拥有领导的重视和支持，并且做好充分的思想动员与培训后方可开展临床路径。开展临床路径应遵循以下步骤：

1.充分尊重患者的意见。

2.选择要推行的疾病或手术。

3.选择开展临床路径的团队人员。

4.制定临床路径图。

5.确定预期目标、建立评价标准。

6.资料的收集与记录。

7.阶段评估与分析。

（二）临床护理路径

临床护理路径是患者住院期间的护理模式，是有计划、有目的、有预见性的护理工作。它通过依据每日护理计划标准，为患者制订从入院到出院的一整套医疗护理整体工作计划和健康教育的路线图或表格，使护理工作更加标准化、规范化。

1.临床护理路径的实施

（1）临床护理路径的制定

临床护理路径是指导临床护理工作的有效工具，它的制定必须满足以下条件：

①体现以患者为中心的原则。

②由多学科组成的委员会共同制定护理路径。

③以取得最佳护理效果为基本水准。

④依据现有的国际、国内疾病护理标准。

⑤有委员会签署发布的文字资料，能结合临床实践及时予以修改。

⑥由委员会定期修订，以保证符合当前的护理标准。

（2）临床护理路径的内容

临床护理路径通常包括：查看前一日护理路径记录、实验室检查，实施治疗护理措施、用药、饮食、健康教育等。

（3）临床护理路径的步骤

①患者入院后由主管医生、责任护士对患者进行评估，建立良好的护患关系，解释临床护理路径（Clinical Nursing Pathway，CNP）的有关内容、目的和注意事项等，患者和家属同意实施后与之签订知情同意书。

②护理小组长协同责任护士 24 h 内制订护理计划。

③ CNP 护理篇放于护理病历中，便于当班护士按照 CNP 上的参考时间落实措施，将临床护理路径（Clinical Nursing Pathway，CNP）患者篇悬挂于床尾，告知患者在各时间段医师和护士将要为他们做的治疗和护理。

④护理小组长按每阶段内容认真执行和评估，病区医生、护士共同参与 CNP 实施，并得到科主任的指导。

⑤护士长通过每天的护理查房督查是否达到预期目标并进行指导，科护士长不定时检查与指导。对不能达到预期目标者，质量控制小组人员共同分析，给予修改、补充或重新制订护理计划和措施，完善和更新 CNP。

⑥出院前护士长对 CNP 成效指标进行总结评价。

2.临床护理路径的作用

CNP 作为一种提高医疗护理质量，降低医疗护理成本的全新医疗护理服务模式，现已受到越来越多的医院管理者和医护人员的青睐并接受。

临床护理路径主要有以下 5 个作用：

（1）有利于健康教育的规范化，显著地提高护理效果

CNP 实施之后，使护士有更多的时间深入病房，按设置好的程序有序执行，保证临床护理工作持续改进和提高，使健康教育做到有章可循，明显提高了整体护理质量。和以往对患者单纯的灌输式的单一教育不同，临床护理路径教育方式是通过个别指导、讲解、操作示范、观看录像等方法，使健康教育模式向多向式交流转化。

（2）有利于提高患者的生活质量

CNP 的制定须遵循以患者为中心的原则，在具体的临床工作中护理人员也应以患者为中心指导、协调护理工作。临床护理路径以严格的时间框架为指导，使患者明确自己的

护理目标，充分尊重了患者的知情权和监督权。不同的护理人员在临床护理路径的帮助下也能很好地交流、传递信息，保证患者护理工作的延续性。

（3）有利于护理工作的标准化，提高护理质量

临床护理路径是经多学科委员会审定的科学、实用、表格化的护理路线图，护理人员有预见性、计划性、主动性、连续性地实施护理，帮助患者以最快的速度完成各项检查、诊疗，掌握好相关健康知识，对疾病发展、转归、预后进一步了解，使患者变被动为主动地配合治疗和护理，并能有效地减少护理疏漏。CNP 使记录简单、一目了然，减少了护理文件书写记录的时间，护士有更多的时间，按设置好的程序有序执行。CNP 克服了部分护理人员知识的缺陷，有章可循，明显提高了整体护理质量。

（4）有利于增强医护人员团结协作精神

CNP 让护理人员能够全面、准确地观察患者病情，能及时向医师提供患者的全面、准确分析的信息，从而减少不必要的医疗处置，避免资源浪费，同时减少病患住院时因医护人员处理程序不同而产生的各种变异情况。医护人员团结协作精神得到增强，保证了患者住院期间医护工作的连续性和协调性，从而提高了服务质量和工作效率。

（5）有利于有效地减少护理差错，提高患者对医院工作的满意度

CNP 可使单病种的诊疗过程更加标准化、规范化、程序化，医务人员可以按照规程指导为患者提供医疗服务，以此来规范医疗行为。由于患者在住院期间能得到最有效、最有利的医疗护理服务，因此，在很大程度上能杜绝护理人员由于遗忘或个人疏忽造成的护理差错，从而避免医疗纠纷或医疗事故的发生。

CNP 已在我国很多地区进行了尝试，不少患者在其中接受人性化的护理服务，能真切感受到护士的关爱与亲情，无论从生理还是心理上均能使其获得极大的满足感和安全感，充分体现了"以人为本"的护理内涵。

（三）变异的处理

患者在住院期间不一定完全都能按照预先设计好的路径接受诊疗和护理，个别患者在假设的标准中出现偏差或在沿着标准临床路径接受医疗照护的过程中有所变化的现象称为变异。

根据引起变异因素的来源不同，临床路径研究人员将变异分为三类，即与医院系统相关的变异、与医务人员相关的变异和与患者相关的变异。

一旦出现负性变异，医务人员应迅速分析其原因，科学而全面地分析变异原因，结合客观实际，找出解决变异的最佳措施，不断修改、完善临床路径，积累经验。变异处

理的成效如何，很大程度上取决于所有医疗服务人员对变异的认识和接受程度以及医院各个系统和部门的合作与协调。须特别强调的是，对于变异的处理应因人而异、因地制宜，任何情况下都不能偏离科学的论据与论断，只有这样，才能使临床路径得到不断的完善和发展。

二、循证护理

（一）循证护理的概念与内涵

1. 概念

循证护理又称实证护理或以证据为基础的护理，其定义为慎重、准确、明智地应用当前所获得的最佳的研究依据，并根据护理人员的个人技能和临床经验，考虑患者的价值、愿望与实际情况，将三者结合起来制订出完整的护理方案。其核心是运用现有最新最好的科学证据为服务对象提供服务，即以有价值的、可信的科学研究结果为证据，提出问题，寻找实证，并且运用实证，对患者实施最佳的护理。

2. 内涵

循证护理包含 3 个要素：①可利用的最适宜的护理研究依据；②护理人员的个人技能和临床经验；③患者的实际情况、价值观和愿望。护理人员在制订患者的护理计划时应将这 3 个要素有机地结合起来，树立以科学研究指导实践、以科学研究带动实践的观念，促进护理学科的发展。同时，专业护理人员的经验积累也是护理实践不可缺少的财富。整体护理的中心理念是以患者为中心，从患者的实际情况出发，这同样也是循证护理的基本出发点，如果只注重统一化的所谓最佳行为，就会忽视个体化的护理。

（二）循证护理的实践程序

1. 实践循证护理的原则

循证护理的操作原则是根据可靠信息决定护理活动，实践循证护理应遵循的原则包括以下五点：

（1）根据有关护理信息提出相应问题。

（2）根据最优资料和临床资料，搜索最佳证据。

（3）评价各种证据的科学性和可靠性。

（4）结合临床技能和患者的具体特点，将证据应用于临床实践。

（5）评价实践后的效果和效率并进行改进。

2. 循证护理的实践程序

一个完整的循证护理程序是由 5 个基本步骤组成的：①确定临床护理实践中的问题；②检索有关文献；③分析与评价研究证据；④应用最佳证据指导临床护理实践；⑤实践反馈，对应用的效果进行评价。

（三）循证护理对护理工作的促进

1. 促进护理科研成果在临床中的应用

循证护理的过程中，护理人员在临床实践中查找期刊资料和网络资源的同时，也运用了相关问题的先进理念和科研成果，这些科研成果又在临床实践中得到验证推广及修正，并再次用于指导临床护理实践。

2. 促进护理人员知识更新及科研水平的提高

循证护理是科学指导护理实践的方法，促使以经验为基础的传统护理向以科学为依据的现代护理发展。在循证护理实践时，护理人员要打破基于习惯轻视研究的传统，这就要求护理人员具备扎实的医学知识、专业技能和临床护理知识，不断提高和丰富自己的专业水平，完善自身知识结构，才能准确把握，圆满完成护理任务。

3. 改进护理工作效率，提高护理服务质量

推行循证护理能提高临床护理工作质量和卫生资源配置的有效性。将证据应用于临床护理实践，可以避免一些不必要的工作步骤，一些低效率的操作也能被经过实践证明更有效的操作所取代，同时还可以减少不必要的试验性治疗。因此，花费在低效率操作和试验性干预上的时间和费用就可大大缩减，使护理实践工作在效率和效益两方面受益。

4. 促进护患关系的改善

循证护理改变了以往医护人员掌握主动权而患者只能被动接受治疗护理的传统观念，要求护理人员有义务和责任将收集、获取的信息、证据告知患者及家人，使其了解当前有效诊疗方法、不良反应及费用等，护患双方相互交流互动，使患者及家人根据自己的意愿和支付能力酌情进行选择，增强了患者自我意识和能力，有利于获得患者及亲属的信任，达到最佳护理效果。因此，循证护理使传统的护患关系发生了质的变化。

5. 循证护理促进护理学科的发展

许多护理手段停留在约定俗成的习惯与经验阶段，缺乏科学依据。循证护理理念的出现打破了传统的思维和工作模式，为护理学的发展指明了方法论，使临床护理发展科学化，

它以科学的方式促使经验向理论升华，从而促进了护理学科的发展。

6. 具有很大的经济学价值和法律意义

循证护理的理念是将科学与技术结合起来，为成本－效益提供依据，有利于节约资源，控制医疗费用的过快增长，具有经济学价值。此外，循证护理是通过正确利用及分析大量的临床资料来制定护理决策的，在此基础上进一步做出判断以指导临床各项治疗、护理措施，这一过程有着严格的事实依据。在法律规范日臻完善和患者维权意识日益增强的今天，将循证护理运用于临床不失为临床护理人员维护患者利益和保护自身合法权益的有力措施。

循证护理是 20 世纪 90 年代护理领域中兴起的新观点、新思维，这个观念同整体性护理一样，应渗透到护理的各个领域，一旦为护理人员所认同和接受，将使护士行为产生巨大的转变。

三、护理程序

（一）护理程序的步骤

1. 评估

评估是指有组织地、系统地收集资料并对资料的价值进行判断的过程。评估是护理程序的第一步，也是护理程序的最基本的一步和非常关键的一步，是做好护理诊断和护理计划的先决条件。收集到的资料是否全面、准确将直接影响护理程序的其他步骤。因此，评估是护理程序的基础。

（1）收集资料

①资料的分类

护理评估所涉及的资料依照资料来源的主客体关系，可分为主观资料和客观资料两类。主观资料是指源于护理对象的主观感觉、经历和思考而得来的资料。如，患者主诉"我头晕、头痛""我感觉不舒服""我一定得了不治之症"等。客观资料是指通过观察、体格检查或各种辅助检查而获得的资料。如，"患者体温 39℃，寒战""患者双下肢可凹性水肿"等。

②资料的来源

第一，患者本人。

第二，患者的家庭成员或与护理对象关系密切的人，如，配偶、子女、朋友、邻居等。

第三，其他健康保健人员，如，医师、护士、营养师等人员。

第四，既往的病历、检查记录：通过对既往健康资料的回顾，及时了解护理对象病情动态变化的信息。

第五，文献资料：通过检索有关医学、护理学的各种文献，为基础资料提供可参考的信息。

③资料的内容

收集的资料不仅涉及护理对象的身体情况，还应包括心理、社会、文化、经济等方面。

第一，一般资料，包括姓名、性别、年龄、民族、职业、婚姻状况、受教育水平、家庭住址、联系人等。

第二，现在健康状况，包括此次发病情况、目前主要不适的主诉及目前的饮食、营养、排泄、睡眠、自理、活动等日常生活形态。

第三，既往健康状况，包括既往患病史、创伤史、手术史、过敏史、既往日常生活形态、烟酒嗜好，护理对象为女性时还应包括月经史和婚育史等。

第四，家族史，家庭成员是否有与护理对象类似的疾病或家族遗传病史。

第五，护理对象体检的检查结果。

第六，实验室及其他检查结果。

第七，护理对象的心理状况：包括对疾病的认识和态度、康复的信心、病后精神、行为及情绪的变化、护理对象的人格类型、对应激事件的应对能力等。

第八，社会文化情况：包括护理对象的职业及工作情况、目前享受的医疗保健待遇、经济状况、家庭成员对疾病的态度和对疾病的了解、社会支持系统状况等。

④收集资料的方法

第一，交谈法：护理评估中的交谈是一种有目的、有计划的交流或谈话。通过交谈，一方面，可以获得有关护理对象的资料和信息；另一方面，可以促进护患关系的发展，有利于治疗与护理工作的顺利进行，还可以使护理对象获得有关病情、检查、治疗、康复的信息。

第二，观察法：运用感官获得有关信息的方法。通过观察可以获得有关护理对象的生理、心理、社会、文化等多方面的信息。

第三，身体评估：是指护士通过视、触、叩、听等体格检查技术，对护理对象的生命体征及各个系统进行全面检查，收集有关护理对象身体状况方面的资料。

第四，查阅：指通过查阅医疗病历、护理病历、各种实验室及其他辅助检查结果，获取有关护理对象的资料。

（2）整理资料

①资料的核实

第一，核实主观资料：主观资料常常来源于护理对象的主观感受，因此，难免会出现一定的偏差，如，患者自觉发热，而测试体温时却显示正常。核实主观资料不是对护理对象不信任，而是核实主、客观资料相符与否。

第二，澄清含糊的资料：如果在资料的收集整理过程中发现有些资料内容不够完整或不够确切时，应进一步进行收集和补充。

②资料分类

第一，按马斯洛的需要层次理论分类：将收集到的各种资料按照马斯洛的 5 个需要层次进行分类。分别对应于生理需要、安全需要、爱与归属需要、尊敬与被尊敬需要和自我实现的需要。

第二，按人类反应形态分类：北美护理诊断协会（NANDA）将所有护理诊断按 9 种形态分类，即交换、沟通、关系、赋予价值、选择、移动、感知、认识、感觉 / 情感 9 种。收集到的资料可以按此方法进行分类。

第三，按麦乔琳·高登（Majory Gordon）的 11 个功能性健康形态分类。Majory Gordon 将人类的功能分为 11 种形态，即：健康感知 – 健康管理形态；营养 – 代谢形态；排泄形态；活动 – 运动形态；睡眠 – 休息形态；认知 – 感知形态；自我认识 – 自我概念形态；角色 – 关系形态；性 – 生殖形态；应对 – 应激耐受形态；价值 – 信念形态。此分类方法通俗易懂，便于临床护士掌握，应用较为广泛。

（3）分析资料

①找出异常所在

分析资料时应首先将收集到的患者相关资料与正常人体资料进行对照，发掘其中的差异，这是进行护理诊断的关键性的前提条件。因此，需要护理人员能熟练运用医学、护理学及人文科学知识，具备进行综合分析判断的能力。

②找出相关因素和危险因素

通过对资料的分析比较后，能够发现异常所在，但这只是对资料的初步分析，更重要的是要对引起异常的原因进行进一步的判断，找出导致异常的相关因素和危险因素，为后期进行护理计划的制订提供依据。

（4）资料的记录

资料的记录格式可以根据资料的分类方法不同和各地区的特点自行设计。但资料的记录应遵循以下几个原则：

第一，资料要客观地反映事实，实事求是，不能带有主观判断和结论。

第二，资料的记录要完整，并遵循一定的书写格式。

第三，要正确使用医学术语进行资料的记录。

第四，语言简明扼要，准确无误。

2.护理诊断

（1）护理诊断的定义

护理诊断是关于个人、家庭、社区对现存的或潜在的健康问题或生命过程的反应的一种临床判断，是护士为达到预期结果选择护理措施的基础，这些预期结果是应由护士负责的。

（2）护理诊断的组成

NANDA 的每个护理诊断均由名称、定义、诊断依据和相关因素四部分组成。

①名称

名称是对护理对象健康状态或疾病的反应的概括性描述，一般可用改变、减少、缺乏、缺陷、不足、过多、增加、功能障碍、受伤、损伤、无效或低效等特定术语来描述健康问题，但不能说明变化的程度。根据护理诊断名称的判断，可将护理诊断分为三类。

第一，现存的，是对个人、家庭或社区的健康状况或生命过程的反应的描述。如，"体温过高""焦虑""疼痛"等。

第二，有……危险的，是对一些易感的个人、家庭或社区对健康状况或生命过程可能出现的反应的描述。此类反应目前尚未发生，但如不及时采取有效的护理措施，则可能出现影响健康的问题。因此，要求护士要有预见性，能够预测到可能出现的护理问题。如，长期卧床的患者存在"有皮肤完整性受损的危险"，移植术后的患者"有感染的危险"等。

第三，健康的，是对个人、家庭或社区具有加强健康以达到更高水平健康潜能的描述。健康是生理、心理、社会各方面的完好状态，护理工作的任务之一是促进健康。健康的护理诊断是护士为健康人群提供护理时可以使用的护理诊断。如，"执行治疗方案有效"等。

②定义

定义是对护理诊断的一种清晰、准确的描述，并以此与其他护理诊断相区别。每个护理诊断都有其特征性的定义。如，"便秘"是指"个体处于一种正常排便习惯发生改变的状态，其特征为排便次数减少和（或）排出干、硬便"。

③诊断依据

诊断依据是做出该诊断的临床判断标准。诊断依据常常是患者所应具有的一组症状和体征以及有关病史，也可以是危险因素。诊断依据有 3 种，第一种称"必要依据"，即做出某一护理诊断时必须具备的依据；第二种称"主要依据"，即做出某一诊断时通常需要存在的依据；第三种称"次要依据"，即对做出某一诊断有支持作用，但不一定每次做出该诊断时都存在的依据。3 种依据的划分不是随意的，而是通过严谨的科研加以证实的。

④相关因素

相关因素是指促成护理诊断成立和维持的原因或情境。相关因素包括以下 5 个方面：

第一，生理方面，指与患者的身体或生理有关的因素。

第二，心理方面，指与患者的心理状况有关的因素。

第三，治疗方面，指与治疗措施有关的因素。

第四，情境方面，即涉及环境、有关人员、生活经历、生活习惯、角色等方面的因素。

第五，成长发展方面：指与年龄相关的认知、生理、心理、社会、情感的发展状况，比单纯年龄因素所包含的内容更广。

（3）护理诊断的陈述方式

护理诊断的陈述包括 3 个要素，即问题、原因、症状与体征。主要有以下 3 种陈述方式：

①三部分陈述

具有诊断名称、相关因素和临床表现这 P、E、S 3 个部分，即 PES 公式，多用于现存的护理诊断。

②两部分陈述

只有护理诊断名称和相关因素，而无临床表现，即 PE 公式，多用于"有……危险"的护理诊断。

③一部分陈述

只有 P，这种陈述方式用于健康的护理诊断。

（4）医疗诊断与护理诊断的区别

①使用人员不同

医疗诊断是医师使用的名词，用于确定一个具体疾病或病理状态。护理诊断是护士用的名词，是对个体、家庭或社区现存的、潜在的健康问题或生命过程反应的一种临床判断。

②研究重点不同

医疗诊断侧重于对患者的健康状态及疾病的本质做出判断，特别是对疾病做出病因诊断、病理解剖诊断和病理生理诊断。护理诊断侧重于对患者现存的或潜在的健康问题或疾病反应做出判断。

③诊断数目不同

每个患者的医疗诊断数目较少，且在疾病发展过程中相对稳定，护理诊断数目一般较多，并随患者反应不同而发生变化。

④解决问题的方法不同

医疗诊断做出后须通过用药、手术等医疗方法解决；而护理诊断是通过护理措施解决健康问题。

⑤适用对象不同

医疗诊断只适于个体情况，而护理诊断既适于个体，也适于家庭和社区人群。

（5）护理诊断与合作性问题的区别

对护理诊断，护士需要做出一定的处理以求达到预期的结果，是护士独立采取措施可以解决的问题；而合作性问题是护士需要与其他健康保健人员，尤其是与医师共同合作解决的问题。对于合作性问题，护理的措施较为单重点在于监测潜在并发症的发生。

（6）护理诊断的有关注意事项

第一，护理诊断的名称应使用 NANDA 认可的专业护理诊断名称，不允许随意编造。

第二，应用统一的书写格式。如，相关因素的陈述，应统一使用"与……有关"的格式。再如，有关"知识缺乏"的护理诊断陈述格式应为"知识缺乏：缺乏……方面的知识"。

第三，陈述护理诊断时，应避免将临床表现误认为是相关因素。如，"疼痛、胸痛、与心绞痛有关"的陈述是错误的，正确陈述应为"疼痛、胸痛、与心肌缺血缺氧有关"。

第四，贯彻整体护理观念。护理诊断应涉及患者的生理、心理、社会各个方面。

第五，避免价值判断，如，"卫生自理缺陷：与懒惰有关""知识缺乏：与智商低有关"等。

3. 护理计划

制订护理计划是护理程序的第三步。当对患者进行全面的评估和分析、做出护理诊断后，应根据患者的具体病情制订和书写护理计划。护理计划的制订体现了护理工作的有组织性和科学性。

（1）排列护理诊断的优先次序

当患者有多个护理诊断时需要对这些护理诊断进行排序，以便统筹安排护理工作。排序时要考虑护理诊断的紧迫性和重要性，把对患者生命和健康威胁最大的问题放在首位，其他的诊断依次排列。在优先顺序上将护理诊断分为以下三类。

①首要问题

首要问题是指会威胁患者生命、需要及时行动解决的问题。

②中优问题

中优问题是指虽不直接威胁患者生命，但也能造成身体上的不健康或情绪上变化的问题。

③次优问题

次优问题是指与患者此次发病关系不大，不属于此次发病的反应的问题。这些问题并非不重要，只是在安排护理工作时可以稍后考虑。

护理诊断的排序，并不意味着只有前一个护理诊断完全解决才进行下一个护理诊断，而是护理人员可以同时解决几个护理问题，只是把重点放在需要优先解决的首要问题上。

（2）制定护理目标

护理目标是指患者在接受护理后，期望其能达到的健康状态，即最理想的护理效果。

①护理目标的陈述方式

第一，主语，指护理对象，是患者，也可以是患者的生理功能或患者机体的一部分。

第二，谓语，即行为动词，指患者将要完成的内容。

第三，行为标准，即护理对象行为要达到的程度。

第四，条件状语，指主语完成某活动时所处的条件状况。

第五，时间状语，是指护理对象在何时达到目标中陈述的结果。

②护理目标的种类

第一，长期目标，是指需要相对较长的时间才能实现的目标。

第二，短期目标，是指在相对较短的时间内（几小时或几天）要达到的目标。

长期目标和短期目标在时间上没有明确的分界，有些诊断可能只有短期目标或长期目标，有些则可能同时具有长期目标和短期目标。

③制定护理目标时应注意的问题

第一，目标主语一定是患者也可以是患者相关的生理功能或身体的某一部分，而不是护士。

第二，一个目标中只能出现一个行为动词，否则评价时无法判断目标是否实现。

第三，目标应是可测量的、可评价的，其行为标准应尽量具体。

第四，目标应是护理范畴内的，且可通过护理措施实现的。

第五，目标应具有现实性、可行性，要在患者能力可及的范围内。

（3）制定护理措施

护理措施是帮助护理人员为达到预期目标所采取的具体方法。护理措施的制定是建立在护理诊断所陈述的相关因素基础上，结合护理评估所获得的护理对象的具体情况，运用知识和经验做出决策的过程。

①护理措施的类型

第一，依赖性的护理措施，即来自医嘱的护理措施，如遵医嘱给药等。

第二，相互合作的护理措施，是护士与其他健康保健人员相互合作采取的行动。如，护士与营养师等共同协商患者的营养补充方案，以纠正患者出现的"营养失调：低于机体需要量问题"。

第三，独立的护理措施，指不依赖于医师的医嘱，护士能够独立提出和采取的护理措施。如，护士通过音乐疗法或放松疗法缓解患者的疼痛问题等。在临床护理工作中，护理人员独立的护理措施很多，除一些常规的独立护理措施外，需要护士勤于思考和创新，用科学的方法探讨更多有效果的独立护理措施。

②制定护理措施的注意事项

第一，措施必须与目标相一致，即护理措施应是能实现护理目标具体护理活动。

第二，护理措施应具有可行性，应结合患者、工作人员和医院等的具体情况而制定。

第三，护理措施的制定要以保障患者的安全为前提，要符合伦理道德要求。

第四，护理措施应与其他医务人员的健康服务活动相协调。

第五，护理措施应以科学理论为指导，每项护理措施都应有依据。

第六，护理措施应具体而易于执行。

（4）验证护理计划

护理计划的制订过程中，尤其在实施之前，应对计划的具体内容进行不断验证，以确保措施的安全有效，且符合患者的具体情况。护理计划的验证可由制订者自己验证，也可由其他健康保健人员协助验证。只有护理计划经过反复验证，确保护理措施适合患者情况时，才可进入具体实施阶段。

（5）书写护理计划

护理计划制订后应作为一种医疗护理文件执行和保存。因此，护理计划书写应符合医疗护理文件书写的基本要求，以确保其能在医务人员之间相互沟通，促进教学、科研的发展进程，能提供护理质量检查依据，并具有法律效力。

4.实施

实施是护理程序的第四步，是执行护理计划中各项措施的过程。通过实施可以解决护理问题，并可以验证护理措施是否切实可行。实施应发生于护理计划之后，包括实施前准备、实施和实施后记录3个部分。

（1）实施前准备

要求护士在实施之前要考虑与实施有关的以下4个问题：

①做什么

在实施前应全面回顾制订好的护理计划，并且须对护理计划的内容进行进一步的整理和组织，使之得到统筹兼顾和有秩序的进行。

②谁去做

确定哪些护理措施应由护士自己做，哪些应由辅助护士做，哪些需要指导患者或其家属参与完成以及哪些需要与其他健康保健人员共同完成等。

③怎么做

即实施时应采用何种技术或技巧，如何按护理计划实施等。还应考虑到实施过程可能出现的问题及解决方法。

④何时做

根据患者的具体情况和健康状态选择最佳的执行护理措施的时间。

（2）实施

护理实施阶段是护士综合运用专业理论知识、操作技术、病情观察能力、语言表达能力、沟通技巧、协调管理能力及应变能力等执行护理计划的过程。这一阶段不仅可以解决患者的护理问题，也同时培养和提高了护士的综合素质和能力。在实施的同时，护士对患者的病情及对疾病的反应进行评估，并对护理照顾的效果进行评价，因此，实施阶段还是评估和评价的过程。

（3）实施后记录

实施护理计划后，护士应对执行护理计划的过程及过程中遇到的问题进行记录。其意义在于：可以作为护理工作的阶段性的总结；利于其他医护人员了解实施护理计划的全过程；为今后的护理工作提供经验性资料；并且可以作为护理质量评价的内容。

（二）护理病历的书写

运用护理程序护理患者过程中，要求有系统、完整、能反映护理全过程和护理效果的记录，包括有关患者的资料、护理诊断、护理目标、护理计划及效果评价的记录，这些记录构成护理病历。其书写应按照医疗护理文件的书写要求进行。包括记录内容详细完整、突出重点、主次分明、符合逻辑、文从字顺及正确应用医学术语等。

1.护理评估单

护理评估单是护理人员对护理对象进行评估后将收集的资料进行整理、概括而形成的规范化的医疗护理文件。护理评估单应将评估资料系统、完整地记录出来，据此提出护理诊断。

（1）护理评估单的种类

①入院护理评估单

护理人员对于新入院的患者进行的护理评估记录。

②住院护理评估表

患者住院后根据患者的情况随时进行护理评估的记录。

（2）入院护理评估单的主要内容

目前，国内常用的护理评估单主要是以人的需求理论为框架设计的评估表，其内容如下：

①患者的一般情况。

②简要病史。

③心理状态与社会支持系统情况。

④护理体检。

⑤主要的护理诊断/问题。

（3）护理评估单的记录方式

①将护理评估内容按照一定的顺序直接书写记录。

②在标准的护理评估单上进行选项，并在个性化资料栏内进行特殊资料的记录。

（4）在记录中的注意事项

①反映客观，不可存在任何主观偏见。

②从患者及其家属处取得的主观资料要用引号标明。

③避免难以确定的用词，如，"尚可""稍差""尚好"等字眼。

④除必须了解的共性项目外，还应根据护理对象的情况进一步收集资料，以求收集个性化的护理评估资料。

2. 护理诊断/问题项目单

护理诊断/问题项目单用于对患者评估后，将确定的护理诊断按优先次序进行排序于表上，便于护理人员清晰掌握及随时增加新出现的或删除已不存在的护理诊断。

3. 护理计划单

护理计划的书写，目前尚无统一的格式要求，但书写一般的护理计划都包括护理诊断、护理目标、护理措施和护理评价4项，有的医院还有诊断依据和护理措施依据等。目前，临床上有3种护理计划的书写方法。

（1）将护理诊断、目标、措施、评价等直接书写在预制的空白表格内。此种方法的优点是可以充分结合患者的个体化特点制定完全适合的护理措施；但其缺点是护士须花费较多时间进行书写，且对于专业知识和经验不足的护士不易掌握。

（2）标准化护理计划：事先根据护理对象的共同护理需要制订好标准护理计划，并印制成护理计划表格，结合具体患者的实际情况在表格内对护理诊断、目标、措施等进行选择和补充。其优点是减少了书写护理病历的时间，有利于集中更多时间做好患者的临床护理；缺点是常忽视患者的个体性。

（3）计算机化护理计划：计算机化护理计划是将标准护理计划存入计算机存储器中，护士在计算机终端可以根据护理评估结果自动进行护理诊断，并可结合患者的具体情况，随时调阅和选择标准护理计划中的可选项目，制订符合标准的个体化护理计划。其优点是高效、准确、方便、经济、快捷、页面整洁，并易于修改和补充；缺点是需要计算机资源投入，在一些地区暂时还不能广泛推广应用。

4. 护理健康教育计划与出院指导

（1）健康教育计划内容

①疾病的诱发因素、发生与发展过程。

②可采取的治疗护理方案。

③有关检查的目的与注意事项。

④饮食与活动的注意事项。

⑤疾病的预防与康复措施。

（2）出院指导

其内容主要为患者出院后活动、饮食、服药、其他治疗、自我保健、护理、复诊时间等提供帮助。

第二章 预防与控制医院感染

第一节 医院感染

医院环境中，人员密集、病原体种类繁多且耐药性强，由于患者的免疫功能存在不同程度的下降或缺陷，增加了医院感染的机会。医院感染的发生严重影响患者的安全，制约医疗护理质量的提升，所以，应提高医务人员对医院感染的认识，健全医院感染管理机构和管理制度，加强对医院感染的控制和监测。

一、医院感染的概念与分类

医院感染的定义、诊断与分类随着医院感染预防、控制和管理的发展，而不断地演变与完善。

（一）医院感染的概念

医院感染（Nosocomial infection）又称医院获得性感染（Hospital-acquired infection）、医院内感染（Hospital infection）。广义地讲，任何人在医院活动期间由于遭受病原体侵袭而引起的诊断明确的感染或疾病均称为医院感染。由于门诊急诊患者、陪护人员、探视人员及其他流动人员在医院内停留时间相对短暂，常常难以确定其感染是否来自医院，所以，医院感染的对象主要为住院患者。

医院感染的确定主要依据临床诊断，同时须力求做出病原学诊断。医院感染的诊断标准：①无明确潜伏期的感染，入院48 h后发生的感染；②有明确潜伏期的感染，住院日超过平均潜伏期后发生的感染；③本次感染直接与上次住院有关；④在原有感染基础上出现其他部位新的感染（慢性感染的迁徙病灶除外），或在已知病原体基础上又分离出新的病原体（排除污染和原来的混合感染）的感染；⑤新生儿在分娩过程中和产后获得的感染；⑥由于诊疗操作激活的潜在性感染，如，疱疹病毒、结核杆菌等的感染；⑦医务人员在医院工作期间获得的感染。医院感染的排除标准：①皮肤黏膜开放性伤口只有细菌定植而无炎症表现；②由于创伤或非生物性因子刺激而产生的炎症表现；③新生儿经胎盘获得（出生后48 h内发病）的感染，如，单纯疱疹、弓形虫病等；④患者原有的慢性感染在医院内急性发作。

（二）医院感染的分类

1.根据病原体的来源分类可将医院感染分为内源性感染和外源性感染。

（1）内源性感染（Endogenous infections）：又称自身感染（Autogenous infections），指各种原因引起的患者在医院内遭受自身固有病原体侵袭而发生的医院感染。病原体来自患者自身，为患者体表或体内的常居菌或暂居菌，正常情况下不致病，只有当个体的免疫功能受损、健康状况不佳或抵抗力下降时才会成为条件致病菌而致患者感染。

（2）外源性感染（Exogenous infections）：又称交叉感染（Cross infections），指各种原因引起的患者在医院内遭受非自身固有病原体侵袭而发生的医院感染。病原体来自患者体外，通过直接或间接的途径，导致机体发生感染。

2.根据病原体的种类可将医院感染分为细菌感染、真菌感染、病毒感染、支原体感染、衣原体感染及原虫感染等，其中以细菌感染最常见。每一类感染又可根据病原体的具体名称分类，如，铜绿假单胞菌感染、耐甲氧西林的金黄色葡萄球菌感染、白假丝酵母菌感染、柯萨奇病毒感染、肺炎支原体感染、沙眼衣原体感染、阿米巴原虫感染等。

3.全身各系统、各器官、各组织都可能发生医院感染。

二、医院感染发生的原因

（一）机体内在因素

机体内在因素包括生理因素、病理因素及心理因素，这些因素可使个体抵抗力下降、免疫功能受损，从而导致医院感染的发生。

1.生理因素

包括年龄、性别等。婴幼儿和老年人医院感染发生率高，主要原因为婴幼儿尤其是低体重儿、早产儿等自身免疫系统发育不完善、防御功能低下；老年人脏器功能衰退、抵抗力下降。医院感染是否因性别不同而存在差异，目前尚无定论。但在女性特殊生理时期如月经期、妊娠期、哺乳期，个体敏感性增加，抵抗力下降，是发生医院感染的高危时期；而且某些部位的感染存在性别差异，如尿道感染女性多于男性。

2.病理因素

由于疾病使患者对病原微生物的抵抗力降低，如，恶性肿瘤、血液病、糖尿病、肝脏疾病等造成个体自身抵抗力下降；放疗、化疗、皮质激素的应用等对个体的免疫系统功能产生抑制甚至是破坏作用；皮肤或黏膜的损伤，局部缺血，伤口内有坏死组织、异物、血肿、渗出液积聚等均有利于病原微生物的生长繁殖，易诱发感染。个体的意识状态也会影响医院感染的发生，如，昏迷或半昏迷患者易发生误吸而引起吸入性肺炎。

3.心理因素

个体的情绪、主观能动性、暗示作用等在一定程度上可影响其免疫功能和抵抗力。如，患者情绪乐观、心情愉快、充分调动自己的主观能动性可以提高个体的免疫功能，从而减少医院感染的机会。

（二）机体外在因素

机体外在因素主要包括诊疗活动、医院环境和医院管理体制等，这些因素可为医院感染的发生创造条件。

1.诊疗活动

现代诊疗技术和先进的药物应用对医学的发展具有强大的推动作用，在造福人类健康的同时，也增加了医院感染的危险性。

（1）侵入性诊疗机会增加：现代诊疗技术尤其是各种侵入性诊疗的增加，如，器官移植、中心静脉插管、气管插管、血液净化、机械通气等破坏了机体皮肤和黏膜的屏障功能，损害了机体的防御系统，把致病微生物带入机体或为致病微生物侵入机体创造了条件，从而导致医院感染。

（2）抗菌药物使用不合理：治疗过程中不合理使用抗菌药物，如，无适应证的预防性用药、术前用药时间过早、术后停药过晚、用药剂量过大或联合用药过多等，均易破坏体内正常菌群，导致耐药菌株增加、菌群失调和二重感染。由于抗菌药物滥用引起的医院感染，其病原体多以条件致病微生物、机会致病微生物和多重耐药细菌为主。

2.医院环境

医院是各类患者聚集的场所，其环境易受各种病原微生物的污染，从而会增加医院感染的机会。如，某些建筑布局不合理、卫生设施不良、污物处理不当等会增加医院空气中病原微生物浓度，医院的设备、器械等受污染后适合病原体的生长繁殖和变异。而且居留愈久的病原体，由于其耐药、变异，病原微生物的毒力和侵袭性更强，常成为医院感染的共同来源或持续存在的流行菌株。

3.医院管理机制

医院感染管理制度不健全，或者虽然建立了医院感染管理组织，但只是流于形式；医院感染管理资源不足，投入缺乏；医院领导和医务人员缺乏医院感染的相关知识，对医院感染的严重性认识不足、重视不够等都会影响医院感染的发生。

三、医院感染发生的条件

医院感染的发生包括 3 个环节即感染源、传播途径和易感宿主。三者同时存在并互相联系，就构成了感染链，缺少或切断任一环节，将不会发生医院感染。

（一）感染源

感染源（Source of infection），又称病原微生物贮源，是指病原体自然生存、繁殖并排出的宿主（人或动物）或场所。内源性感染的感染源是患者自身，寄居在患者身体某些特定部位（皮肤、泌尿生殖道、胃肠道、呼吸道及口腔黏膜等）或来自外部环境并定植在这些部位的正常菌群，也包括身体其他部位感染的病原微生物，在一定条件下，个体的抵抗力下降或发生菌群易位时，可能引起患者自身感染或传播感染。外源性医院感染的感染源主要有：

1. 已感染的患者及病原携带者

病原微生物侵入人体所引起的局部组织和全身性炎症反应称为感染。感染后可表现为有临床症状的患者或无症状的病原携带者。

已感染的患者是最重要的感染源，一方面，患者不断排出大量病原微生物；另一方面，排出的病原微生物致病力强，常具有耐药性，并且容易在另一易感宿主体内定植。

病原携带者（包括携带病原体的患者、医务人员、探陪人员）是医院感染中另一重要感染源，其临床意义重大。一方面，病原微生物不断生长繁殖并经常排出体外；另一方面携带者本身因无自觉症状而常常被忽视。

2. 环境贮源

医院的空气、水源、设备、器械、药品、食品以及垃圾等容易受各种病原微生物的污染而成为感染源，如，铜绿假单胞菌、沙门菌等兼有腐生特性的革兰阴性杆菌可在潮湿的环境或液体中存活并繁殖达数月以上。

3. 动物感染源

各种动物，如，鼠、蚊、蝇、蟑螂、蜱、螨等都可能感染或携带病原微生物而成为动物感染源，其中，以鼠类的危害最大。鼠类在医院的密度高，不仅是沙门菌的重要宿主，而且是鼠疫、流行性出血热等传染病的感染源。

（二）传播途径

传播途径（Route of transmission）是指病原体从感染源传播到易感宿主的途径。内源性感染主要通过病原体在机体的易位而实现，属于自身直接接触感染；外源性感染的发生可有一种或多种传播途径，主要的传播途径有：

1. 接触传播（Contact transmission）

指病原体通过手、媒介物直接或间接接触导致的传播，是医院感染中最常见也是最重要的传播方式之一。

（1）直接接触传播：感染源直接将病原微生物传播给易感宿主，如，母婴间风疹病毒、巨细胞病毒、艾滋病病毒等传播感染；患者之间、医务人员与患者之间可通过手的直接接触而感染病原体。

（2）间接接触传播：感染源排出的病原微生物通过媒介传递给易感宿主。①最常见的传播媒介是医务人员的手；②通过各种医疗设备如侵入性诊治器械和病室内物品传播，如呼吸机相关性肺炎、导管相关血流感染、输血导致的丙型肝炎；③还可因医院水源或食物被病原微生物污染，通过消化道传播，如，脊髓灰质炎、霍乱、狂犬病、炭疽，病原体通过饮水源、食物进行传播常可导致医院感染暴发流行；④通过动物或昆虫携带病原微生物作为人类感染性疾病传播的中间宿主的传播方式又称为生物媒介传播。病原体在动物或昆虫中感染、繁殖并传播，通过接触、叮咬、刺蜇、注毒、食入等方式使易感宿主致病。如，蚊子通过叮咬传播的病原体包括疟原虫、乙型脑炎病毒、登革热病毒、血丝虫等。

2. 空气传播（Airborne transmission）

指带有病原微生物的微粒子如飞沫、菌尘，通过空气流动导致的疾病传播。如含出血热病毒的啮齿类动物、家禽通过排泄物污染尘埃后形成气溶胶颗粒传播流行性出血热；开放性肺结核患者排出结核杆菌通过空气传播给易感人群。

3. 飞沫传播（Droplet transmission）

指带有病原微生物的飞沫核在空气中短距离（1 m 内）移动到易感人群的口、鼻黏膜或眼结膜等导致的传播。个体在咳嗽、打喷嚏、谈笑时可从口、鼻腔喷出许多小液滴；医务人员进行某些诊疗操作如吸痰时也可产生许多液体微粒，这些液滴或液体微粒都称为飞沫。飞沫含有呼吸道黏膜的分泌物及病原体，液滴较大，在空气中悬浮时间不长，只能近距离地传播给周围的密切接触者。如，猩红热、白喉、麻疹、急性传染性非典型肺炎（SARS）、流行性脑脊髓膜炎、肺鼠疫等主要通过飞沫传播。

（三）易感宿主

易感宿主（Susceptible host）指对某种疾病或传染病缺乏免疫力的人。如将易感者作为一个总体，则称为易感人群。医院是易感人群相对集中的地方，易发生感染且感染容易流行。

病原体传播到宿主后是否引起感染主要取决于病原体的毒力和宿主的易感性。病原体的毒力取决于其种类和数量；而宿主的易感性取决于病原体的定植部位和宿主的防御功能。影响宿主防御能力的因素包括：①年龄、性别、种族及遗传；②正常的防御机制（包括良好的生理、心理状态）是否健全；③疾病与治疗情况；④营养状态；⑤生活形态；⑥精神面貌；⑦持续压力等。

由此可见，医院感染常见的易感人群主要有：①婴幼儿及老年人；②机体免疫功能严重受损者；③营养不良者；④接受各种免疫抑制剂治疗者；⑤不合理使用抗生素者；⑥接受各种侵入性诊疗操作者；⑦手术时间长者；⑧住院时间长者；⑨精神状态差，缺乏主观能动性者。

四、医院感染的预防与控制

为保障医疗安全、提高医疗质量，各级各类医院应将医院感染管理纳入医院日常管理工作中，建立医院感染管理责任制，制定并落实医院感染管理的规章制度和工作规范，严格执行有关技术操作规范和工作标准，有效预防和控制医院感染，防止传染病病原体、耐药菌、条件致病菌及其他病原微生物的传播。

（一）建立医院感染管理机构，加强三级监控

医院感染管理机构应有独立完整的体系，住院床位总数在 100 张以上的医院通常设置三级管理组织，即：医院感染管理委员会、医院感染管理科、各科室医院感染管理小组；住院床位总数在 100 张以下的医院应当指定分管医院感染管理工作的部门，其他医疗机构应当有医院感染管理专（兼）职人员。

医院感染管理委员会由医院感染管理部门、医务部（或医务科）、护理部、临床科室、消毒供应室、手术室、临床检验部门、药事管理部门、设备管理部门、后勤管理部门及其他有关部门的主要负责人组成，主任委员由医院院长或者主管医疗工作的副院长担任。医院感染管理部门、分管部门及医院感染管理专（兼）职人员具体负责医院感染预防与控制方面的管理和业务工作。

应在医院感染管理委员会的领导下，建立层次分明的三级医院感染护理管理体系（一级管理——病区护士长和兼职监控护士；二级管理——科护士长；三级管理——护理部副主任，为医院感染管理委员会的副主任）加强医院感染管理，做到预防为主，及时发现、及时汇报、及时处理。

（二）健全各项规章制度，依法管理医院感染

依照国家卫生行政部门颁发的法律法规、规范及标准来健全医院感染各项管理制度，建立和完善医院感染监测网络，建立健全医院感染暴发流行应急处置预案，做好医院感染的预防、日常管理和处理。发现医院感染病例或疑似病例，及时进行病原学检查及药敏试验，查找感染源、感染途径，控制蔓延，积极治疗患者，隔离其他患者，并及时、准确地报告感染管理科，协助调查。发现法定传染病，按《传染病防治法》中有关规定报告。

与医院感染管理有关的法律法规主要包括：《中华人民共和国传染病防治法》《医院感染管理办法》《消毒管理办法》《医疗废物管理条例》《艾滋病防治条例》《医疗卫生机构医疗废物管理办法》《医疗废物管理行政处罚办法（试行）》《医疗机构传染病预检分诊管理办法》《医疗机构管理条例》《突发公共卫生事件应急条例》《一次性使用无菌医疗器械监督管理办法》等；规范及行业标准主要包括：《消毒技术规范》《医院隔离技术规范》《医院感染监测规范》《医务人员手卫生规范》《医院感染暴发报告及处置管理规范》《医疗废物分类目录》《医院消毒供应中心管理规范》《医院消毒供应中心清洗消毒及灭菌技术操作规范》《医院消毒供应中心清洗消毒及灭菌效果监测标准》《抗菌药物临床应用指导原则》等。

（三）落实医院感染管理措施，阻断感染链

落实医院感染管理措施必须严格执行消毒技术规范、隔离技术规范，切实做到控制感染源、切断传播途径、保护易感人群，加强对重点部门、重点环节、高危人群及主要感染部位的感染管理。

具体措施主要包括：医院环境布局合理，二级以上医院必须建立规范合格的感染性疾病科；加强重点部门如 ICU、手术室、母婴同室病房、消毒供应室、导管室、门诊和急诊等的消毒隔离；做好清洁、消毒、灭菌及其效果监测；加强抗菌药物临床使用和耐药菌监测管理；开展无菌技术、洗手技术、隔离技术的监督监测；加强重点环节的监测如各种内镜、牙钻、接触血及血制品的医疗器械、医院污水、污物的处理等；严格探视与陪护制度、对易感人群实施保护性隔离，加强主要感染部位如呼吸道、手术切口等的感染管理。

（四）加强医院感染知识的教育

重视医院感染管理学科的建设，建立专业人才培养制度，充分发挥医院感染专业技术人员在预防和控制医院感染工作中的作用。

卫生行政部门应当建立医院感染专业人员岗位规范化培训和考核制度，加强继续教

育，及时引入医院感染防控的新理念，提高医院感染专业人员的业务技术水平；医疗机构应当制订对本机构工作人员的培训计划，对全体工作人员进行医院感染相关法律法规、医院感染管理相关工作规范和标准、专业技术知识的培训；医院感染专业人员应当具备医院感染预防与控制工作的专业知识，并能够承担医院感染管理和业务技术工作。

医务人员应当掌握与本职工作相关的医院感染预防与控制方面的知识，落实医院感染管理规章制度、工作规范和要求，严格执行标准预防制度，重视职业暴露的防护。工勤人员应当掌握有关预防和控制医院感染的基础卫生学和消毒隔离知识，并在工作中正确运用。

第二节 清洁、消毒、灭菌

清洁、消毒、灭菌是预防与控制医院感染的关键措施之一。

清洁（Cleaning）是指通过除去尘埃和一切污垢以去除和减少微生物数量的过程。适用于医院地面、墙壁、家具、医疗护理用品等物体表面的处理，也是物品消毒、灭菌前的必要步骤。常用的清洁方法包括：水洗、清洁剂或去污剂去污、机械去污、超声清洗等。

消毒（Disinfection）是指用物理、化学或生物的方法清除或杀灭环境中和媒介物上除芽孢以外的所有病原微生物的过程。生物消毒灭菌法主要是采用具有体外杀菌作用的生物制品如天然植物提取物、生物酶类、微生物制品等作为消毒剂进行消毒灭菌的方法，目前应用报道不多，应用范围也比较局限。

灭菌（Sterilization）是指用物理或化学方法杀灭或者消除传播媒介上的一切微生物，包括致病微生物和非致病微生物，也包括细菌芽孢和真菌孢子。

一、消毒灭菌的方法

常用的消毒灭菌方法有两大类：物理消毒灭菌法和化学消毒灭菌法。物理消毒灭菌法是利用物理因素如热力、辐射、过滤等清除或杀灭病原微生物的方法；化学消毒灭菌法是采用各种化学消毒剂来清除或杀灭病原微生物的方法。

（一）物理消毒灭菌法

1.**热力消毒灭菌法**（Heat disinfection sterilization）

主要利用热力使微生物的蛋白质凝固变性、酶失活、细胞膜和细胞壁发生改变而导致其死亡，达到消毒灭菌的目的。热力消毒灭菌法是效果可靠、使用最广泛的方法，分干热法和湿热法两类。干热法由空气导热，传热较慢；湿热法由空气和水蒸气导热，传热较快，穿透力强。相对于干热法消毒灭菌，湿热法所需的时间短，温度低。

（1）干热法

①燃烧法：是一种简单、迅速、彻底的灭菌方法。适用于：a.不须保存的物品，如，病理标本、尸体、废弃衣物、纸张以及医疗垃圾等的处理，可在焚烧炉内焚烧或直接点燃；b.微生物实验室接种环、试管口的灭菌，直接在火焰上烧灼；c.急用某些金属器械（锐利刀剪禁用此法以免锋刃变钝）、搪瓷类物品时：灭菌前须洗净并干燥，金属器械可在火焰上烧灼 20 s；搪瓷类容器可倒入少量 95% 以上的乙醇，慢慢转动容器后使乙醇分布均匀，点火燃烧直至熄灭，注意不可中途添加乙醇，不得将引燃物投入消毒容器中，同时要远离易燃、易爆物品等以确保安全。

②干烤法：利用专用密闭烤箱进行灭菌。适用于耐热、不耐湿、蒸汽或气体不能穿透物品的灭菌，如，油剂、粉剂和玻璃器皿等的灭菌；不适用于纤维织物、塑料制品等的灭菌。干烤灭菌所需的温度和时间应根据物品种类和烤箱的类型来确定，一般为：160 ℃，2 h；170 ℃，1 h；180 ℃，0.5 h。干烤灭菌时须注意：a.灭菌前处理：物品应清洁，玻璃器皿须保持干燥；b.物品包装：体积通常不超过 10 cm × 10 cm × 20 cm；油剂、粉剂的厚度不超过 0.6 cm，凡士林纱布条厚度不超过 1.3 cm；c.装载要求：高度不超过烤箱内腔高度的 2/3，不与烤箱底部及四壁接触，物品间留有充分的空间；d.有机物灭菌：温度不超过 170 ℃，以防炭化；⑤灭菌时间：从达到灭菌温度时算起，同时须打开进风柜体的排风装置，中途不可打开烤箱放入新的物品；f.灭菌后：待温度降到 40 ℃ 以下时才能打开烤箱。

（2）湿热法

①压力蒸汽灭菌法：是热力消毒灭菌法中效果最好的一种方法，在临床应用广泛。主要利用高压饱和蒸汽的高热所释放的潜热灭菌（潜热：当 1 克 100 ℃ 水蒸气变成 1 克 100 ℃ 的水时，释放出 2255 J 的热能）。常用于耐高压、耐高温、耐潮湿物品的灭菌，如，各类器械、敷料、搪瓷、橡胶、玻璃制品及溶液等的灭菌；不能用于凡士林等油类和滑石粉等粉剂的灭菌。根据排放冷空气的方式和程度的不同，将压力蒸汽灭菌器分为下排气式压力蒸汽灭菌器和预真空压力蒸汽灭菌器两种。

下排气式压力蒸汽灭菌器：利用重力置换的原理，使热蒸汽在灭菌器中从上而下将冷空气由下排气孔排出，排出的冷空气全部由饱和蒸汽取代，再利用蒸汽释放的潜热灭菌。可分为手提式压力蒸汽灭菌器和卧式（或立式）压力蒸汽灭菌器。

预真空压力蒸汽灭菌器：利用机械抽真空的方法，使灭菌柜室内形成 2.0 ~ 2.7 kPa 的负压，蒸汽得以迅速穿透到物品内部进行灭菌。可分为预真空法和脉动真空法两种，后者因多次抽真空，灭菌效果更可靠。

压力蒸汽灭菌法注意事项。a. 安全操作：操作人员要经过专门训练，合格后才能上岗；严格遵守操作规程；设备运行前每日进行安全检查并预热，预真空灭菌器每日开始灭菌运行前还应空载进行 B-D 试验。b. 包装合适：包装前将待灭菌器械或物品清洗干净并擦干或晾干；包装材料和包装方法符合要求，器械包重量不宜超过 7 kg，敷料包重量不宜超过 5 kg；物品捆扎不宜过紧，外用化学指示胶带贴封，灭菌包每包内放置化学指示物。c. 装载恰当：使用专用灭菌架或篮筐装载灭菌物品，灭菌包之间留有空隙；宜将同类材质的物品置于同一批次灭菌，如材质不同，将纺织类物品竖放于上层，金属器械类放于下层；手术器械包、硬式容器应平放，盘、盆、碗等开口朝向一致并斜放，底部无孔的物品倒立或侧放；下排气式压力蒸汽灭菌法的物品体积不超过 30 cm × 30 cm × 25 cm，装载体积不得超过柜室容量的 80%；采用预真空压力蒸汽灭菌的物品体积不超过 30 cm × 30 cm × 50 cm，装填量不得超过 90%，但不小于柜室容量的 10%；如使用脉动真空压力蒸汽灭菌器，装填量不得小于柜室容量的 5%。d. 密切观察：灭菌时随时观察压力和温度并准确计时，加热速度不宜过快，只有当柜室的温度达到要求时才开始计算灭菌时间。e. 灭菌后卸载：从灭菌器卸载取出的物品冷却时间应 > 30 min，温度降至室温时才能移动；每批次应检查灭菌是否合格，若灭菌不彻底或有可疑污染，如，破损、湿包、有明显水渍、掉落地上等则不做无菌包使用；快速压力蒸汽灭菌后的物品 4 h 内使用，不能储存。f. 定期监测灭菌效果。

压力蒸汽灭菌法的效果监测。a. 物理监测法：每次灭菌应连续监测并记录灭菌时的温度、压力和时间等参数，温度波动范围在 3 ℃ 以内，时间能满足最低灭菌时间要求。同时应记录所有临界点的时间、温度和压力值，结果应符合灭菌要求。b. 化学监测法：通过观察化学指示物颜色的变化判定是否达到灭菌要求。分为包外、包内化学指示物监测，具体要求为灭菌包包外应有化学指示物，高度危险性物品包内应于最难灭菌的部位放置包内化学指示物；采用快速压力蒸汽灭菌程序灭菌时，应直接将一片包内化学指示物置于待灭菌物品旁边进行化学监测。c. 生物监测法：应每周监测一次。通常将含对热耐受力较强的非致病性嗜热脂肪杆菌芽孢的菌片制成标准生物测试包或生物 PCD（灭菌过程挑战装置），或使用一次性标准生物测试包，放入标准试验包的中心部位或待灭菌容器内最难灭菌的部位，并设阳性对照和阴性对照，灭菌后取出培养，如无指示菌生长则表明达到灭菌效果。

②煮沸消毒法：是应用最早的消毒方法之一，也是家庭常用的消毒方法。在 1 个大气压下，水的沸点是 100 ℃，煮沸 5 ~ 10 min 可杀灭细菌繁殖体，煮沸 15 min 可杀灭多数细菌芽孢，某些热抗力极强的细菌芽孢须煮沸更长时间，如，肉毒芽孢须煮沸 3 h 才能杀灭。煮沸消毒法简单、方便、经济、实用，适用于耐湿、耐高温的物品，如，金属、搪瓷、玻

璃和橡胶类制品等的消毒。

方法：物品刷洗干净后全部浸没在水中，加热煮沸。消毒时间从水沸后算起，如中途加入物品，则在第二次水沸后重新计时。

注意事项：a. 消毒前物品刷洗干净，全部浸没水中，要求大小相同的容器不能重叠、放入总物品不超过容量的 3/4，同时注意打开器械轴节或容器盖子、空腔导管腔内预先灌满水；b. 根据物品性质决定放入水中的时间，如，玻璃器皿、金属及搪瓷类物品通常冷水放入，橡胶制品用纱布包好，水沸后放入；c. 水的沸点受气压影响，海拔高的地区，气压低，水的沸点低，一般海拔每增高 300 m，消毒时间须延长 2 min；d. 为增强杀菌作用、去污防锈，可将碳酸氢钠加入水中，配成 1% ~ 2% 的浓度，沸点可达到 105 ℃；e. 消毒后应将物品及时取出，置于无菌容器内，及时应用，4 h 内未用需要重煮消毒。

③其他：除压力蒸汽灭菌法和煮沸消毒法外，湿热消毒还可选择低温蒸汽消毒法和流通蒸汽消毒法。低温蒸汽消毒法是用较低温度杀灭物品中的病原菌或特定微生物，可用于不耐高热的物品如内镜、塑料制品等的消毒，将蒸汽温度控制在 73 ~ 80 ℃，持续 10 ~ 15 min 进行消毒；用于乳类、酒类消毒时又称巴氏消毒法，将液体加热到 61.1 ~ 62.8℃、保持 30 min 或加热到 71.7 ℃、保持 15 ~ 16 s。流通蒸汽消毒法是在常压下用 100 ℃的水蒸气消毒，15 ~ 30 min 即可杀灭细菌繁殖体，常用于餐饮具、便器的消毒。

2. 辐射消毒法主要利用紫外线或臭氧的杀菌作用，使菌体蛋白质光解、变性而致细菌死亡。

（1）日光曝晒法：利用日光的热、干燥和紫外线作用达到消毒效果。常用于床垫、被服、书籍等物品的消毒。将物品放在直射阳光下暴晒 6 h，并定时翻动，使物品各面均能受到日光照射。

（2）紫外线消毒法：紫外线属于波长在 100 ~ 400 nm 的电磁波，根据波长可分为 A 波、B 波、C 波和真空紫外线。消毒使用的是 C 波紫外线，其波长范围为 200 ~ 275 nm，杀菌作用最强的波段为 250 ~ 270 nm。

紫外线可杀灭多种微生物，包括杆菌、病毒、真菌、细菌繁殖体、芽孢等。其主要杀菌机制为：①作用于微生物的 DNA 使菌体 DNA 失去转换能力而死亡；②破坏菌体蛋白质中的氨基酸，使菌体蛋白光解变性；③降低菌体内氧化酶的活性；④使空气中的氧电离产生具有极强杀菌作用的臭氧。由于紫外线辐照能量低，穿透力弱，因此，主要适用于空气、物品表面和液体的消毒。

目前，常用的紫外线灯有普通直管热阴极低压汞紫外线消毒灯、高强度紫外线消毒灯、低臭氧紫外线消毒灯和高臭氧紫外线消毒灯 4 种；紫外线消毒器是采用臭氧紫外线杀菌灯制成的，主要包括紫外线空气消毒器、紫外线表面消毒器、紫外线消毒箱 3 种。

消毒方法：①用于空气消毒，首选紫外线空气消毒器，不仅消毒效果可靠，而且可在室内有人时使用，一般开机消毒 30 min；也可用室内悬吊式紫外线消毒灯照射，室内安装紫外线消毒灯（30 W 紫外线灯，在 1 m 处的强度 > 7 μ W/cm²）数量为平均每立方米不小于 1.5 W，照射时间不少于 30 min。②用于物品表面消毒，最好使用便携式紫外线表面消毒器近距离移动照射；小件物品可放入紫外线消毒箱内照射；也可采取紫外线消毒灯悬吊照射，有效距离为 25 ~ 60 cm，物品摊开或挂起，使其充分暴露以受到直接照射，消毒时间为 20 ~ 30 min。③用于液体消毒，可采用水内照射法或水外照射法，紫外光源应装有石英玻璃保护罩，水层厚度应小于 2 cm，并根据紫外线的辐照的强度确定水流速度。

紫外线灯管消毒时注意事项。①保持灯管清洁：一般每两周 1 次用无水乙醇纱布或棉球轻轻擦拭以除去灰尘和污垢。②消毒环境合适：清洁干燥，电源电压为 220 V，空气适宜温度为 20 ~ 40 ℃、相对湿度为 40% ~ 60%。③正确计算并记录消毒时间：紫外线的消毒时间须从灯亮 5 ~ 7 min 后开始计时，若使用时间超过 1000 h，须更换灯管。④加强防护：紫外线对人的眼睛和皮肤有刺激作用，直接照射 30 s 就可引起眼炎或皮炎，照射过程中产生的臭氧对人体亦不利，故照射时人应离开房间，必要时戴防护镜、穿防护衣，照射完毕后应开窗通风。⑤定期监测灭菌效果：由于紫外线灯使用过程中辐照强度逐渐降低，故应定时检测灯管照射强度。

（3）臭氧消毒法：臭氧在常温下为强氧化性气体，是一种广谱杀菌剂，可杀灭细菌繁殖体、病毒、芽孢、真菌，并可破坏肉毒杆菌毒素。主要用于空气、医院污水、诊疗用水及物品表面的消毒。注意事项：①臭氧对人有毒，国家规定大气中臭氧浓度不能超过 0.2 mg/m³。臭氧具有强氧化性，可损坏多种物品，且浓度越高对物品损坏越重；②温湿度、有机物、水的浑浊度、pH 值等多种因素可影响臭氧的杀菌作用；③空气消毒时，人员必须离开，待消毒结束后 20 ~ 30 min 方可进入。

3. 电离辐射灭菌法

利用放射性同位素发射高能 γ 射线或电子加速器产生的 γ 射线进行辐射灭菌，电离辐射作用可分为直接作用和间接作用。直接作用指射线的能量直接破坏微生物的核酸、蛋白质和酶等；间接作用指射线的能量先作用于水分子，使其电离，电离后产生的自由基再作用于核酸、蛋白质、酶等物质。

电离辐射灭菌法适用于不耐热的物品，如，一次性医用塑料制品、食品、药品和生物制品等在常温下的灭菌，故又称"冷灭菌"。注意事项：①应用机械传送物品以防放射线对人体造成伤害；②为增强 γ 射线的杀菌作用，灭菌应在有氧环境下进行；③湿度越高，杀菌效果越好。

4. 微波消毒法

微波是频率在 30 ~ 300 000 MHz、波长在 0.001 ~ 1 m 的电磁波，消毒中常用的是 915 ± 25 MHz 与 2450 ± 50 MHz 微波。在电磁波的高频交流电场中，物品中的极性分子发生极化进行高速运动，并频繁改变方向，互相摩擦，使温度迅速上升，达到消毒作用。微波可以杀灭各种微生物，包括细菌繁殖体、病毒、真菌和细菌芽孢、真菌孢子等。常用于食物及餐具的消毒、医疗药品及耐热非金属器械的消毒。

注意事项：①微波对人体有一定的伤害，应避免小剂量长期接触或大剂量照射；②盛放物品时不用金属容器，物品高度不超过柜室高度的 2/3，宽度不超过转盘周边，不接触装置四壁；③微波的热效应需要有一定的水分，用湿布包裹物品或待消毒物品含水量适当会提高消毒效果；④被消毒的物品应为小件或不太厚。

5. 机械除菌法

指用机械的方法，如，冲洗、刷、擦、扫、抹、铲除或过滤等，以除掉物品表面、水中、空气中及人畜体表的有害微生物，减少微生物数量和引起感染的机会。常用层流通风和过滤除菌法。层流通风主要使室外空气通过孔隙小于 0.2 pm 的高效过滤器以垂直或水平两种气流呈流线状流入室内，再以等速流过房间后流出，使室内产生的尘粒或微生物随气流方向排出房间；过滤除菌可除掉空气中 0.5 ~ 5 pm 的尘埃，达到洁净空气的目的。

（二）化学消毒灭菌法

凡不适用于物理消毒灭菌的物品，都可以选用化学消毒灭菌法，如，对患者的皮肤、黏膜、排泄物及周围环境、光学仪器、金属锐器以及某些塑料制品的消毒。化学消毒灭菌法能使微生物的蛋白凝固变性、酶蛋白失去活性，或能抑制微生物的代谢、生长和繁殖。能杀灭传播媒介上的微生物使其达到消毒或灭菌要求的化学制剂称为化学消毒剂。

1. 理想的化学消毒剂

应具备下列条件：杀菌谱广；有效浓度低；性质稳定；作用速度快；作用时间长；易溶于水；可在低温下使用；不易受有机物、酸、碱及其他物理、化学因素的影响；无刺激性和腐蚀性；不引起过敏反应；无色、无味、无臭、毒性低且使用后易于去除残留药物；不易燃烧和爆炸；用法简便、价格低廉、便于运输等。

2. 化学消毒剂的种类

各种化学消毒剂按其消毒效力可分为以下四类：

（1）灭菌剂（sterilant）：指可杀灭一切微生物，包括细菌芽孢，使物品达到灭菌要求的制剂。如，戊二醛、环氧乙烷等。

（2）高效消毒剂（High-efficiency disinfectant）：指可杀灭一切细菌繁殖体（包括分枝杆菌）、病毒、真菌及其孢子，并对细菌芽孢有显著杀灭作用的制剂。如，过氧乙酸、过氧化氢、部分含氯消毒剂等。

（3）中效消毒剂（Moderate-efficiency disinfectant）：指仅可杀灭分枝杆菌、细菌繁殖体、真菌、病毒等微生物，达到消毒要求的制剂。如，醇类、碘类、部分含氯消毒剂等。

（4）低效消毒剂（Low-efficiency disinfectant）：指仅可杀灭细菌繁殖体和亲脂病毒，达到消毒要求的制剂。如，酚类、双胍类、季铵盐类消毒剂等。

3. 化学消毒剂的使用原则

（1）合理使用，能不用时则不用，必须用时则尽量少用，能采用物理方法消毒灭菌的，尽量不使用化学消毒灭菌法。

（2）根据物品的性能和各种微生物的特性选择合适的消毒剂。

（3）严格掌握消毒剂的有效浓度、消毒时间及使用方法。

（4）消毒剂应定期更换，易挥发的要加盖，并定期检测，调整浓度。

（5）待消毒的物品必须先洗净、擦干。

（6）消毒剂中不能放置纱布、棉花等物，以防降低消毒效力。

（7）消毒后的物品在使用前须用无菌生理盐水冲净，以避免消毒剂刺激人体组织。

（8）熟悉消毒剂的毒副作用，做好工作人员的防护。

4. 化学消毒剂的使用方法

（1）浸泡法（Immersion）：是将被消毒的物品洗净、擦干后浸没在规定浓度的消毒液内一定时间的消毒方法。注意浸泡前要打开物品的轴节或套盖，管腔内要灌满消毒液。浸泡法适用于大多数物品、器械。

（2）擦拭法（Rubbing）：是蘸取规定浓度的化学消毒剂擦拭被污染物品的表面或皮肤、黏膜的消毒方法。一般选用易溶于水、穿透力强、无显著刺激性的消毒剂。

（3）喷雾法（Nebulization）：是在规定时间内用喷雾器将一定浓度的化学消毒剂均匀地喷洒于空间或物品表面进行消毒的方法。常用于地面、墙壁、空气、物品表面的消毒。

（4）熏蒸法（Fumigation）：是在密闭空间内将一定浓度的消毒剂加热或加入氧化剂，使其产生气体在规定的时间内进行消毒的方法。如，手术室、换药室、病室的空气消毒以及精密贵重仪器、不能蒸煮、浸泡物品的消毒。在消毒间或密闭的容器内，也可用熏蒸法对被污染的物品进行消毒灭菌。

5.临床常用的化学消毒剂。

二、医院清洁、消毒、灭菌工作

医院清洁、消毒、灭菌工作是指根据一定的规范、原则对医院环境、各类用品、患者分泌物及排泄物等进行消毒处理的过程，其目的是尽最大可能地减少医院感染的发生。

（一）消毒、灭菌方法的分类

根据消毒因子的浓度、强度、作用时间和对微生物的杀灭能力，可将消毒灭菌方法分为4个作用水平：

1.灭菌法

可杀灭一切微生物以达到灭菌水平的方法。包括干热灭菌、压力蒸气灭菌、电离辐射灭菌等物理灭菌法以及用戊二醛、环氧乙烷、甲醛、过氧乙酸、过氧化氢等灭菌剂进行的化学灭菌法。

2.高水平消毒法

可杀灭一切细菌繁殖体（包括结核分枝杆菌）、病毒、真菌及其孢子和绝大多数细菌芽孢的消毒方法。包括上述的灭菌法以及臭氧消毒法、紫外线消毒法、部分含氯消毒剂和一些复配的化学消毒剂等进行消毒的方法。

3.中水平消毒法

可杀灭和清除细菌芽孢以外的各种病原微生物的消毒方法。包括煮沸消毒法、流通蒸汽消毒法以及碘类、醇类、复方氯己定、复方季铵盐类消毒剂等进行消毒的方法。

4.低水平消毒法只能杀灭细菌繁殖体（结核分枝杆菌除外）和亲脂病毒的消毒方法。包括通风换气、冲洗等机械除菌法和苯扎溴铵、氯己定、金属离子消毒剂等化学消毒方法。

（二）选择消毒、灭菌方法的原则

医院清洁、消毒、灭菌工作应严格遵守消毒程序，通常遵循先清洗后消毒灭菌的程序；但是被朊毒体、气性坏疽及原因不明的突发传染性病原体污染的诊疗器械、器具和物品应先消毒，再按常规清洗消毒灭菌。

1.根据医院用品的危险性选择消毒、灭菌的方法

医院用品的危险性是指物品污染后对人体造成危害的程度，通常分为以下三类：

（1）高度危险性物品：是指穿过皮肤、黏膜而进入无菌的组织或器官内部的器械，或与破损的组织、皮肤黏膜密切接触的器材和用品。如，手术器械、注射器、注射的药物和液体、血液和血液制品、透析器、脏器移植物、导尿管、膀胱镜等。高度危险性物品必

须选用灭菌法以杀灭一切微生物。

（2）中度危险性物品：是指仅和皮肤、黏膜相接触，而不进入无菌组织内的物品。如，体温表、压舌板、呼吸机管道、胃肠道内镜、气管镜、喉镜、避孕环等。中度危险性物品一般情况下达到消毒即可，要求致病性微生物不得检出。通常根据不同要求选择中水平消毒法或高水平消毒法。

（3）低度危险性物品：是指不进入人体组织、不接触黏膜，仅直接或间接地和健康无损的皮肤相接触的物品。这类物品虽有微生物污染，但一般情况下无害，只有当受到一定量致病菌污染时才造成危害，包括生活卫生用品和患者、医务人员生活和工作环境中的物品。如，毛巾、面盆、痰盂（杯）、地面、墙面、桌面、床面、被褥、一般诊断用品（听诊器、血压计等）等。低度危险性物品一般可用低水平消毒法或只做一般的清洁处理即可，但如存在病原微生物污染，必须针对所污染的病原微生物种类选择有效的消毒方法。

2. 根据污染微生物的特性选择消毒、灭菌的方法

依据污染微生物种类、数量及其对消毒因子的敏感性选择消毒、灭菌方法。

（1）对受到致病性芽孢、真菌孢子和抵抗力强、危险程度大的病毒污染的物品，选用灭菌法或高水平消毒法。

（2）对受到致病性细菌、真菌、亲水病毒、螺旋体、支原体、衣原体污染的物品，选用中水平以上的消毒法。

（3）对受到一般细菌和亲脂病毒污染的物品，可选用中水平或低水平消毒法。

（4）消毒物品存在较多有机物或微生物污染特别严重时，应加大消毒剂的剂量并延长消毒时间。

3. 根据消毒物品的性质选择消毒、灭菌的方法

既要保护物品不被破坏，又要使消毒方法易于发挥作用。

（1）耐热、耐湿物品和器材，应首选压力蒸汽灭菌法；耐高温的玻璃器材、油剂类和干粉类可选用干热灭菌法。

（2）怕热、忌湿和贵重物品，可选择环氧乙烷气体或低温甲醛蒸汽消毒、灭菌。

（3）金属器械的浸泡灭菌，应选择腐蚀性小的灭菌剂，同时注意防锈。

（4）物品表面消毒时，应考虑到表面性质：光滑表面可选择紫外线消毒器近距离照射，或用化学消毒剂擦拭；多孔材料表面可选择喷雾消毒法。

（三）医院日常的清洁、消毒、灭菌

清洁、消毒、灭菌工作贯穿于医院日常的诊疗护理活动和卫生处理工作中，主要包括

医院环境的清洁消毒、患者日常用品的消毒、皮肤黏膜的消毒、器械物品的清洁消毒灭菌以及医院污物污水的处理等。

1. 预防性消毒和疫源性消毒

根据有无明确感染源，医院消毒分为预防性和疫源性消毒。

（1）预防性消毒（Preventive disinfection）：指在未发现明确感染源的情况下，为预防感染的发生对可能受到病原微生物污染的物品和场所进行的消毒。例如，医院的医疗器械灭菌，诊疗用品的消毒，餐具的消毒和一般患者住院期间和出院后进行的消毒等。

（2）疫源性消毒（Disinfection of epidemic focus）：指对医院内存在着或曾经存在着感染性疾病传染源的场所进行的消毒，包括随时消毒和终末消毒。①随时消毒（Concurrent disinfection）指对医院存在的疫源地内的传染源在住院期间进行的病室或床边消毒，随时杀灭或清除由感染源排出的病原微生物，应根据病情做到"三分开""六消毒"：分居室、分饮食、分生活用具；消毒分泌物或排泄物、消毒生活用具、消毒双手、消毒衣服和床单、消毒患者居室、消毒生活用水和污物。陪护人员应加强防护。②终末消毒（Terminal disinfection）指传染源离开疫源地后进行的彻底的消毒。如，医院内的感染症患者出院、转院或死亡后对其住过的病室及污染物品进行的消毒。应根据消毒对象及其污染情况选择适宜的消毒方法，消毒人员应做好充分的准备工作并加强自我防护。

2. 环境消毒

医院环境常被患者、隐性感染者或带菌者排出的病原微生物所污染，成为感染的媒介。因此，医院环境的清洁与消毒是控制医院感染的基础。医院环境要清洁，无低洼积水、蚊蝇滋生地，及时清除垃圾，做到无灰尘、无蛛网、无蚊蝇、窗明几净，环境和物品表面的消毒符合规范。

（1）环境空气消毒：从空气消毒的角度可将医院环境分为四类，可采用的空气消毒方法如下。①Ⅰ类环境包括层流洁净手术室、层流洁净病房和无菌药物制剂室等，要求空气中的菌落总数 ≤ 10 cfu/m³，且未检出致病菌。采用层流通风法使空气净化。②Ⅱ类环境包括普通手术室、产房、婴儿室、早产儿室、普通保护性隔离室、烧伤病区、重症监护病区等，要求空气中的菌落总数 < 200 cfu/m³，且未检出致病菌。采用低臭氧紫外线灯制备的循环风紫外线空气消毒器或静电吸附式空气消毒器进行空气消毒，循环风量（m³/h）必须达到房间体积的 8 倍以上。Ⅱ类环境均为有人房间，必须采用对人无毒无害，且可连续消毒的方法。③Ⅲ类环境包括儿科病区、妇产科检查室、治疗室、注射室、换药室、急诊室、化验室、各类普通病区和诊室等，要求空气中的菌落总数 ≤ 500 cfu/m³，且未检出致病菌。除可采用Ⅱ类环境中的空气消毒方法外，还可应用臭氧、紫外线灯、化学消毒

剂熏蒸或喷雾、中草药空气消毒剂喷雾等空气消毒方法，消毒时要求人离开房间。④Ⅳ类环境包括传染病科及病区，可采用Ⅲ类环境中的空气消毒方法。

（2）环境和物品表面消毒：医疗环境中的各种物体表面的消毒要符合细菌学检测要求，根据规定，要求Ⅰ类、Ⅱ类环境物品表面的细菌总数 < 5 cfu/cm²，不得检出金黄色葡萄球菌、大肠埃希菌及铜绿假单胞菌；另外，母婴同室、早产儿室、婴儿室、新生儿及儿科病区的物品表面不得检出沙门菌；Ⅲ、Ⅳ类环境物品表面的细菌总数分别要求 ≤ 10 cfu/cm²、15 cfu/cm²，均不得检出金黄色葡萄球菌及大肠埃希菌。消毒方法包括：①地面消毒，如无明显污染，可每日 1 ~ 2 次湿式清扫以清除地面的污秽和部分微生物，如受病原微生物污染，选择一定浓度的含氯消毒剂或过氧乙酸进行湿拖擦洗或喷洒地面；②墙面消毒，通常不须常规消毒，如受到病原微生物污染，可用一定浓度的含氯消毒剂或过氧乙酸喷洒或擦拭，墙面消毒高度一般 2 ~ 2.5 m；③病室内各类用品物品表面消毒，如床头柜、桌子、凳子等一般用清洁湿抹布或蘸取消毒液的抹布每日 2 次擦拭，如受到病原微生物污染，可用一定浓度的含氯消毒剂或过氧乙酸喷洒或擦拭，还可用紫外线灯照射消毒；④病室床单位消毒，包括病床、毯子、棉胎、枕芯、床垫、床单等，可用紫外线灯照射消毒或床单位臭氧消毒器消毒；⑤其他物品表面消毒，如病历夹、门把手、水龙头、洗手池、面盆、门窗、便池等一般每天用洁净水擦抹刷洗处理，保持清洁，如受到病原微生物污染，可根据物品性质选择化学消毒剂喷洒或擦拭消毒。另外，Ⅲ类环境中的治疗室、注射室、换药室、化验室的各种物体表面及台面等须每日用含氯消毒剂擦拭，湿拖把拖地。

3. 被服类消毒

包括全院患者衣服和被单、医务人员的工作服帽和值班被服的清洗消毒，主要在洗衣房进行。每个病区应有 3 个衣被收集袋，分别收放有明显污染的患者衣被、一般患者衣被及医务人员的工作服帽、值班被服。一次性使用衣被收集袋用后焚烧。非一次性使用者采用不同的清洗、消毒方法。①患者的一般衣被如床单、病员服等用 1% 洗涤液，70 ℃热水（化纤衣被 40 ~ 50℃）在洗衣机中清洗 25 min，再用清水漂洗。②感染患者的被服应专机洗涤，用 1% ~ 2% 洗涤剂于 90 ℃以上洗 30 min 或 70 ℃含有效氯 500 mg/L 的消毒洗衣粉溶液洗涤 30 ~ 60 min，然后用清水漂净。烈性传染病患者的衣服应先用压力蒸气灭菌后，再送洗衣房洗涤或烧毁。③患者的污染衣被应先去除有机物，然后按感染患者的被服处理；婴儿衣被应单独洗涤；工作人员的工作服及值班被服应与患者的被服分机或分批清洗消毒。另外，还应注意加强工作人员的防护以及衣被的收集袋、接送车、洗衣机、洗衣房、被服室等的消毒。

4. 饮水、茶具、餐具和卫生洁具等消毒

①饮水符合国家饮用水标准，细菌总数 < 100 个 /mL，大肠埃希菌数 < 3 个 /1000 mL；②患者日常使用的茶具和餐具等要严格执行一洗、二刷、三冲、四消毒，五保洁的工作程序，消毒处理后要求清洁、干爽、无油垢、不油腻、无污物，不得检出大肠埃希菌、致病菌和 HBsAg；③痰杯、便器等分泌物和排泄物盛具以及抹布、拖把等洁具应按照污染程度及其潜在危险性，采用清洁或消毒处理。

5. 皮肤和黏膜消毒

皮肤和黏膜是人体的防御屏障，其表面有一定数量的微生物，其中有一些是致病性微生物或条件致病菌。对皮肤和黏膜进行消毒时应注意：①医务人员应加强手卫生，以有效避免交叉感染；②患者皮肤、黏膜的消毒应根据不同的部位、病原微生物污染的情况选择相应的消毒剂和消毒方法。

6. 器械物品的清洁、消毒、灭菌

医疗器械及其他物品是导致医院感染的重要途径之一，必须严格执行医疗器械、器具的消毒技术规范，并达到以下要求：进入人体组织、无菌器官的医疗器械、器具和物品必须达到灭菌水平；接触皮肤、黏膜的医疗器械、器具和物品必须达到消毒水平；各种用于注射、穿刺、采血等有创操作的医疗器具必须一用一灭菌。疑似或确诊朊毒体、气性坏疽及突发原因不明的传染病病原体感染者宜选用一次性诊疗器械、器具和物品，使用后进行双层密闭封装焚烧处理；可重复使用的污染器械、器具及物品应双层密闭封装后由消毒供应中心单独回收并处理。普通患者污染的可重复使用诊疗器械、器具和物品与一次性使用物品分开放置；可重复使用的应直接置于封闭容器内，由消毒供应中心回收、清洗消毒与灭菌；一次性使用的不得重复使用。灭菌后的器械物品不得检出任何微生物；消毒时要求不得检出致病性微生物，对试验微生物的杀灭率 ≥ 99.9%，对自然污染的微生物杀灭率 ≥ 90%；如使用化学消毒剂消毒灭菌，应定期检测消毒液中的有效成分，使用中的消毒液染菌量 ≤ 100 cfu/mL，致病性微生物不得检出；消毒后的内镜，细菌总数 ≤ 20 cfu/ 件，致病性微生物不得检出。

7. 医院污物、污水的处理

（1）医院污物的处理：医院污物主要指：①医疗垃圾：在诊疗、卫生处理过程中产生的废弃物，包括感染性废物、病理性废物、损伤性废物、药物性废物、化学性废物等五类；②生活垃圾：指患者生活过程中产生的排泄物及垃圾，包括剩余饭菜、果皮、果核、罐头盒、饮料瓶、手纸、各种包装纸、粪、尿等排泄物。这些污物均有被病原微生物污染的可能，所以应分类收集，通常设置黑黄红 3 种颜色的污物袋，要求黑色袋装生活垃圾，黄色袋装医用垃圾，红色袋装放射性垃圾，损伤性废物置于医疗废物专用的黄色锐器盒内。垃圾袋应坚韧耐用，不漏水；并建立严格的污物入袋制度。可燃性污物应密闭运送，及时焚烧；非可燃性污物应按要求分别处理以防止污染扩散。

（2）医院污水的处理：医院污水指排入医院化粪池的污水和粪便，包括医疗污水、生活污水和地面雨水。医院污水经预处理和消毒后，最终排入城市下水道网络，污泥供作农田肥料，如不加强管理，可能会含有各种病原微生物和有害物质，将造成环境污染和社会公害。所以，医院应建立集中污水处理系统并按污水种类分别进行排放，排放质量应符合《污水综合排放标准》。综合医院的感染病区和普通病区的污水应实行分流，分别进行消毒处理。

第三节　无菌技术

无菌技术是预防医院感染的一项基本而重要的技术，其基本操作方法根据科学原则制定，任何一个环节都不能违反，每个医务人员都必须熟练掌握并严格遵守。

一、概述

（一）概念

1. 无菌技术（Aseptic technique）

指在医疗、护理操作过程中，防止一切微生物侵入人体和防止无菌物品、无菌区域被污染的技术。

2. 无菌区（Aseptic area）

指经灭菌处理且未被污染的区域。

3. 非无菌区（Non-aseptic area）

指未经灭菌处理，或虽经灭菌处理但又被污染的区域。

4. 无菌物品（Aseptic supplies）

指通过灭菌处理后保持无菌状态的物品。

5. 非无菌物品（Non-aseptic supplies）

指未经灭菌处理，或虽经灭菌处理后又被污染的物品。

（二）无菌技术操作原则

1. 操作环境清洁且宽敞

①操作室应清洁、宽敞、定期消毒；无菌操作前半小时停止清扫、减少走动，避免尘埃飞扬。②操作台清洁、干燥、平坦，物品布局合理。

2. 工作人员仪表符合要求

无菌操作前，工作人员应着装整洁、修剪指甲、洗手、戴口罩，必要时穿无菌衣、戴无菌手套。

3. 无菌物品管理有序规范

①存放环境：适宜的室内环境要求温度低于 24 ℃，相对湿度 < 70%，机械通风换气 4 ~ 10 次 /h；无菌物品应存放于无菌包或无菌容器内；并置于高出地面 20 cm、距离天花板超过 50 cm、离墙远于 5 cm 处的物品存放柜或架上，以减少来自地面、屋顶和墙壁的污染。②标志清楚：无菌包或无菌容器外须标明物品名称、灭菌日期；无菌物品必须与非无菌物品分开放置，并且有明显标志。③使用有序：无菌物品通常按失效期先后顺序摆放取用；必须在有效期内使用，疑有污染、污染或过期应重新灭菌。④储存有效期：如符合存放环境要求，使用纺织品材料包装的无菌物品有效期宜为 14 d，否则一般为 7 d；医用一次性纸袋包装的无菌物品，有效期宜为 1 个月；使用一次性医用皱纹纸、一次性纸塑袋、医用无纺布或硬质容器包装的无菌物品，有效期宜为 6 个月；由医疗器械生产厂家提供的一次性使用无菌物品应遵循包装上标记的有效期。

4. 操作过程中加强无菌观念

进行无菌操作时，应培养并加强无菌观念：①明确无菌区、非无菌区、无菌物品、非无菌物品，非无菌物品应远离无菌区；②操作者身体应与无菌区保持一定距离；③取、放无菌物品时，应面向无菌区；④取用无菌物品时应使用无菌持物钳；⑤无菌物品一经取出，即使未用，也不可放回无菌容器内；⑥手臂应保持在腰部或治疗台面以上，不可跨越无菌区，手不可接触无菌物品；⑦避免面对无菌区谈笑、咳嗽、打喷嚏；⑧如无菌物品疑有污染或已被污染，即不可使用，应予以更换；⑨一套无菌物品供一位患者使用。

二、无菌技术基本操作方法

（一）使用无菌持物钳法

1. 目的

取放和传递无菌物品，保持无菌物品的无菌状态。

2．操作前的准备

（1）护士准备：衣帽整洁、修剪指甲、洗手、戴口罩。

（2）环境准备：清洁、宽敞、明亮、定期消毒。

（3）用物准备：无菌持物钳、盛放无菌持物钳的容器。

第一，无菌持物钳的种类：临床常用的无菌持物钳有卵圆钳、三叉钳和长镊子、短镊子4种。①卵圆钳：下端有两个卵圆形小环，分直头和弯头，可夹取刀、剪、镊、治疗碗等；②三叉钳：下端较粗呈三叉形，并以一定弧度向内弯曲，常用于夹取较大或较重物品，如，瓶、罐、盆、骨科器械等；③镊子：分长、短两种，其尖端细小，轻巧方便，适用于夹取针头、棉球、纱布等。

第二，无菌持物钳的存放：每个容器只放一把无菌持物钳，目前，临床主要使用干燥保存法，即将盛有无菌持物钳的无菌干罐保存在无菌包内，使用前开包，4 h更换一次。

3．操作步骤

步骤要点与说明如下：

（1）查对

检查并核对名称、有效期、灭菌标志。

（2）取钳

打开盛放无菌持物钳的容器盖，手持无菌持物钳上1/3处，闭合钳端，将钳移至容器中央，垂直取出，关闭容器盖。

（3）使用

保持钳端向下，在腰部以上视线范围内活动，不可倒转向上。

（4）放钳

用后闭合钳端，打开容器盖，快速垂直放回容器，关闭容器盖。

4．注意事项

（1）严格遵循无菌操作原则。

（2）取、放无菌持物钳时应闭合钳端，不可触及容器口边缘。

（3）使用过程中：①始终保持钳端向下，不可触及非无菌区；②就地使用，到距离较远处取物时，应将持物钳和容器一起移至操作处。

（4）不可用无菌持物钳夹取油纱布，防止油粘于钳端而影响消毒效果；不可用无菌持物钳换药或消毒皮肤，以防被污染。

（5）无菌持物钳一旦污染或可疑污染应重新灭菌。

（6）干燥法保存时应4 h更换1次。

（7）无菌持物钳如为湿式保存，除注意上述 1～5 外，还须注意：①盛放无菌持物钳的有盖器底部垫有布，容器深度与钳的长度比例适合，消毒液面须浸没持物钳轴节以上 2～3 cm 或镊子长度 1/2；②无菌持物钳及其浸泡容器每周清洁、消毒 2 次，同时更换消毒液；③使用频率较高的部门应每天清洁、灭菌（如，门诊换药室、注射室、手术室等）；④取、放无菌持物钳时不可触及液面以上部分的容器内壁；⑤放入无菌持物钳时须松开轴节以利于钳与消毒液充分接触。

（二）使用无菌容器法

1. 目的

用于盛放无菌物品并保持其无菌状态。

2. 操作前的准备

（1）用物准备

①盛有无菌持物钳的无菌罐、盛放无菌物品的容器。

②常用的无菌容器有无菌盒、罐、盘等。无菌容器内盛灭菌器械、棉球、纱布等。

（2）环境准备：清洁、宽敞、明亮、定期消毒。

（3）护士准备：衣帽整洁、修剪指甲、洗手、戴口罩。

3. 操作步骤

（1）查对检查并核对无菌容器名称、灭菌日期、失效期、灭菌标识。

（2）开盖取物时，打开容器盖，内面向上置于稳妥处或拿在手中。

（3）取物用无菌持物钳从无菌容器内夹取无菌物品。

（4）关盖取物后，立即将盖盖严。

（5）手持容器手持无菌容器（如治疗碗）时，应托住容器底部。

4. 注意事项

（1）严格遵循无菌操作原则。

（2）移动无菌容器时，应托住底部，手指不可触及无菌容器的内壁及边缘。

（3）从无菌容器内取出的物品，即使未用，也不可再放回无菌容器中。

（4）无菌容器应定期消毒灭菌；一经打开，使用时间不超过 24 h。

第四节 隔离技术

一、概述

隔离是预防医院感染的重要措施之一，医院建筑设计应符合卫生学要求，布局合理，具备隔离预防的功能。在隔离工作中护理人员应自觉遵守隔离制度，严格遵循隔离原则，认真执行隔离技术，同时，应加强隔离知识教育，使出入医院的所有人员理解隔离的意义并能主动配合隔离工作。

（一）基本概念

1.清洁区（Cleaning area）

指进行呼吸道传染病诊治的病区中不易受到患者血液、体液和病原微生物等物质污染及传染病患者不应进入的区域。包括医务人员的值班室、卫生间、男女更衣室、浴室以及储物间、配餐间等。

2.潜在污染区（Potentially contaminated area）

也称半污染区，指进行呼吸道传染病诊治的病区中位于清洁区与污染区之间，有可能被患者血液、体液和病原微生物等物质污染的区域。包括医务人员的办公室、治疗室、护士站、患者用后的物品、医疗器械等的处理室、内走廊等。

3.污染区（Contaminated area）

指进行呼吸道传染病诊治的病区中传染病患者和疑似传染病患者接受诊疗的区域，包括被其血液、体液、分泌物、排泄物污染物品暂存和处理的场所，如，病室、处置室、污物间以及患者入院、出院处理室等。

4.两通道（Two passages）

指进行呼吸道传染病诊治的病区中的医务人员通道和患者通道。医务人员通道、出入口设在清洁区一端，患者通道、出入口设在污染区一端。

5.缓冲间（Buffer room）

指进行呼吸道传染病诊治的病区中清洁区与潜在污染区之间、潜在污染区与污染区之间设立的两侧均有门的小室，为医务人员的准备间。

6. 负压病区（Negative pressure ward）

也称负压病室（negative pressure room），指通过特殊通风装置，使病区（病室）的空气按照由清洁区向污染区流动，使病区（病室）内的压力低于室外压力。负压病区（病室）排出的空气须经处理，确保对环境无害。

7. 标准预防措施（Standard precaution）

是基于患者的血液、体液、分泌物（不包括汗液）、非完整皮肤和黏膜均可能含有感染性因子的原则，针对医院所有患者和医务人员采取的一组预防感染措施。

（二）医院建筑布局与隔离要求

根据患者获得感染危险性的程度，医院可分成 4 个区域：①低危险区域，包括行政管理区、教学区、图书馆、生活服务区等；②中等危险区域，包括普通门诊、普通病房等；③高危险区域，包括感染疾病科（门诊、病房）等；④极高危险区域，包括手术室、重症监护病房、器官移植病房等。高危险区域的科室宜相对独立，宜与普通门诊和病区分开，远离食堂、水源和其他公共场所。应明确服务流程，保证洁、污分开，通风系统区域化，并配备合适的手卫生设施。

1. 呼吸道传染病病区的布局与隔离要求

适用于经呼吸道传播疾病患者的隔离。

（1）建筑布局：呼吸道传染病病区应设在医院相对独立的区域，分为清洁区、潜在污染区和污染区，设立两通道和三区之间的缓冲间。各区域之间宜用感应自控门，缓冲间两侧的门不应同时开启，以减少区域之间空气流通。经空气传播疾病的隔离病区，应设置负压病室。病室的气压宜为 $-30\,Pa$，缓冲间的气压宜为 $-15\,Pa$。

（2）隔离要求：①各区之间界线清楚，标志明显；②病室内有良好的通风设备，安装适量的非手触式开关的流动水洗手池；③不同种类传染病患者分室安置，疑似患者单独安置，受条件限制的医院，同种疾病患者可安置于一室，两病床之间距离不少于 $1.1\,m$。

2. 感染性疾病病区的布局与隔离要求

适用于主要经接触传播疾病患者的隔离。

（1）建筑布局：感染性疾病病区应设在医院相对独立的区域，远离儿科病区、重症监护病区和生活区。设单独入、出口和入、出院处理室，设清洁区、半污染区、污染区，三区设缓冲间。中小型医院可在建筑物的一端设立感染性疾病病区。

（2）隔离要求：①分区明确，标志清楚；②病区通风良好，自然通风或安装通风设施，配备适量非手触式开关的流动水洗手设施；③不同种类的感染性疾病患者应分室安置，每间病室不应超过 4 人，病床间距应不少于 1.1 m。

3. 普通病区、门诊、急诊的布局与隔离要求

（1）普通病区：在病区的末端，设一间或多间隔离病室；感染性疾病患者与非感染性疾病患者宜分室安置；受条件限制的医院，同种感染性疾病、同种病原体感染患者可安置于一室，病床间距宜大于 0.8 m；病情较重的患者宜单人间安置。

（2）门诊：普通门诊应单独设立出入口，设置问讯、预检分诊、挂号、候诊、诊断、检查、治疗、交费、取药等区域；儿科门诊应自成一区，出入方便，并设预检分诊、隔离诊查室等；感染疾病科门诊符合国家相关规定。各诊室应通风良好，配备适量的流动水洗手设施和（或）配备速干手消毒剂；建立预检分诊制度，发现传染病患者或疑似传染病患者，应到专用隔离诊室或引导至感染疾病科门诊诊治，可能污染的区域应及时消毒。

（3）急诊：应设单独出入口、预检分诊、诊查室、隔离诊查室、抢救室、治疗室、观察室等；有条件的医院宜设挂号、收费、取药、化验、X 线检查、手术室等；严格预检分诊制度，及时发现传染病患者及疑似患者，及时采取隔离措施；各诊室内应配备非手触式开关的流动水洗手设施和（或）配备速干手消毒剂；急诊观察室床间距不小于 1.2 m。

（三）隔离管理与隔离原则

隔离管理和隔离原则的目的是严格管理感染源、阻断感染传播途径、保护易感人群，以切断感染链，降低外源性感染的发生和暴发。隔离的实施应遵循"标准预防"和"基于疾病传播途径的预防"原则。一种疾病可能有多种传播途径时，应在标准预防的基础上，结合医院的实际情况，采取相应传播途径的隔离与预防。

1. 医院建筑布局合理，符合隔离要求

医院建筑设计和服务流程满足医院感染控制要求，区域划分明确，标志清楚，能防止病原微生物扩散和污染环境。

2. 隔离标志明确，卫生设施齐全

①隔离病区设有工作人员与患者各自的进出门、梯道，通风系统区域化；隔离区域标志清楚，入口处配置更衣、换鞋的过渡区，并配有必要的卫生、消毒设备等；②隔离病室门外或患者床头安置不同颜色的提示卡（卡正面为预防隔离措施，反面为适用的疾病种类）以表示不同性质的隔离；门口放置用消毒液浸湿的脚垫，门外设立隔离衣悬挂架（柜或壁橱），备隔离衣、帽子、口罩、鞋套以及手消毒物品等。

3. 严格执行服务流程，加强三区管理

明确服务流程，保证洁、污分开，防止因人员流程、物品流程交叉导致污染：①患者

及患者接触过的物品不得进入清洁区；②患者或穿隔离衣的工作人员通过走廊时，不得接触墙壁、家具等；③各类检验标本应放在指定的存放盘和架上；④污染区的物品未经消毒处理，不得带到他处；⑤工作人员进入污染区时，应按规定穿隔离衣，戴帽子、口罩，必要时换隔离鞋，穿隔离衣前，必须将所需的物品备齐，各种护理操作应有计划并集中执行以减少穿脱隔离衣的次数和刷手的频率；⑥离开隔离病区前脱隔离衣、鞋，并消毒双手，脱帽子、口罩；⑦严格执行探视制度，探陪人员进出隔离区域应根据隔离种类采取相应的隔离措施，接触患者或污染物品后均必须消毒双手。

4. 隔离病室环境定期消毒，物品处置规范

①隔离病室应每日进行空气消毒和物品表面的消毒，应用Ⅳ类环境的消毒方法，根据隔离类型确定每日消毒的频次。②患者接触过的物品或落地的物品应视为污染，消毒后方可给他人使用；患者的衣物、稿件、钱币等消毒后才能交予家人。③患者的生活用品如脸盆、痰杯、餐具、便器各人专用，每周消毒；衣服、床单、被套等消毒后清洗；床垫、被、褥等定期消毒；排泄物、分泌物、呕吐物须经消毒处理后方可排放。④须送出病区处理的物品分类置于黄色污物袋内，袋外要有明显标记。

5. 实施隔离教育，加强隔离患者心理护理

①定期进行医务人员隔离与防护知识的培训，为其提供合适、必要的防护用品，正确掌握常见传染病的传播途径、隔离方式和防护技术，熟练掌握隔离操作规程；同时开展患者和探陪人员的隔离知识教育，使其能主动协助、执行隔离管理。②了解患者的心理情况，合理安排探视时间，尽量解除患者因隔离而产生的恐惧、孤独、自卑等心理反应。

6. 掌握解除隔离的标准，实施终末消毒处理

①传染性分泌物 3 次培养结果均为阴性或已度过隔离期，医生开出医嘱后，方可解除隔离；②对出院、转科或死亡患者及其所住病室、所用物品及医疗器械等进行的消毒处理，包括患者的终末处理、病室和物品的终末处理。患者的终末处理：患者出院或转科前应沐浴，换上清洁衣服，个人用物须消毒后才能带离隔离区；如患者死亡，衣物原则上一律焚烧，尸体须用中效以上消毒剂进行消毒处理，并用浸透消毒液的棉球填塞口、鼻、耳、阴道、肛门等孔道，一次性尸单包裹后装入尸袋内密封再送太平间。病室及物品的终末处理：关闭病室门窗、打开床旁桌、摊开棉被、竖起床垫，用消毒液熏蒸或用紫外线照射；打开门窗，用消毒液擦拭家具、地面；体温计用消毒液浸泡，血压计及听诊器放熏蒸箱消毒；被服类消毒处理后再清洗。

二、隔离种类及措施

目前，隔离预防主要是在标准预防的基础上，实施两大类隔离：一是基于传染源特点切断疾病传播途径的隔离；二是基于保护易感人群的隔离。

（一）基于切断传播途径的隔离预防

确认的感染性病原微生物的传播途径主要有3种：接触传播、空气传播和飞沫传播。通过多种传播途径传播的感染性疾病应联合采取多种隔离预防措施。

1.接触传播的隔离与预防

是对确诊或可疑感染了经接触传播的疾病如肠道感染、多重耐药菌感染、皮肤感染等采取的隔离与预防。在标准预防的基础上，隔离措施还有：

（1）隔离病室使用蓝色隔离标志。

（2）限制患者的活动范围，根据感染疾病类型确定入住单人隔离室，还是同病种感染者同室隔离。原则上禁止探陪，探视者需要进入隔离室时，应采取相应的隔离措施。

（3）减少患者的转运，如需要转运时，应采取有效措施，减少对其他患者、医务人员和环境表面的污染。

（4）进入隔离室前必须戴好口罩、帽子，从事可能污染工作服的操作时，应穿隔离衣；离开病室前，脱下隔离衣，按要求悬挂，每天更换清洗与消毒；或使用一次性隔离衣，用后按医疗废物管理要求进行处置。接触甲类传染病应按要求穿脱、处置防护服。

（5）接触隔离患者的血液、体液、分泌物、排泄物等物质时，应戴手套；离开隔离病室前、接触污染物品后应脱下手套，洗手和（或）手消毒。手上有伤口时应戴双层手套。

（6）患者接触过的一切物品，如被单、衣物、换药器械等均应先灭菌，然后再进行清洁、消毒、灭菌。被患者污染的敷料应装袋标记后送焚烧处理。

2.空气传播的隔离与预防

是对经空气传播的呼吸道传染疾病如肺结核、水痘等采取的隔离与预防。在标准预防的基础上，隔离措施还有：

（1）隔离病室使用黄色隔离标志。

（2）相同病原引起感染的患者可同居一室，通向走道的门窗须关闭。有条件时尽量使隔离病室远离其他病室或使用负压病室。无条件收治时，应尽快转送至有条件收治呼吸道传染病的医疗机构进行治疗，并注意转运过程中医务人员的防护。

（3）当患者病情允许时，应戴外科口罩，定期更换，并限制其活动范围。同时，为患者准备专用的痰杯，口鼻分泌物须经消毒处理后方可丢弃。被患者污染的敷料应装袋标记后焚烧或做消毒—清洁—消毒处理。

（4）严格空气消毒。

（5）医务人员严格按照区域流程，在不同的区域穿戴不同的防护用品，离开时按要求摘脱，并正确处理使用后物品。

（6）进入确诊或可疑传染病患者房间时，应戴帽子、医用防护口罩；进行可能产生喷溅的诊疗操作时，应戴防护目镜或防护面罩，穿防护服；当接触患者及其血液、体液、分泌物、排泄物等物质时应戴手套。

3.飞沫传播的隔离与预防

是对经飞沫传播的疾病如百日咳、流行性感冒、病毒性腮腺炎等采取的隔离与预防。在标准预防的基础上，隔离措施还有：

（1）隔离病室使用粉色隔离标志。

（2）同空气传播的隔离与预防的第（2）、第（3）项。

（3）患者之间，患者与探视者之间相隔距离在1 m以上，探视者应戴外科口罩。

（4）加强通风或进行空气消毒。

（5）医务人员严格按照区域流程，在不同的区域穿戴不同的防护用品，离开时按要求摘脱，并正确处理使用后物品。

（6）与患者近距离（1 m以内）接触时，应戴帽子、医用防护口罩；进行可能产生喷溅的诊疗操作时，应戴护目镜或防护面罩，穿防护服；当接触患者及其血液、体液、分泌物、排泄物等物质时应戴手套。

4.其他传播途径疾病的隔离与预防

应根据疾病的特性，采取相应的隔离与防护措施。

（二）基于保护易感人群的隔离预防

保护性隔离（Protective isolation）以保护易感人群作为制定措施的主要依据而采取的隔离，也称反向隔离，适用于抵抗力低下或极易感染的患者，如，严重烧伤、早产儿、白血病、脏器移植及免疫缺陷等患者。其隔离的主要措施有：

1.设专用隔离室

患者应住单间病室隔离，室外悬挂明显的隔离标志。病室内空气应保持正压通风，定时换气；地面、家具等均应每天严格消毒。

2. 进出隔离室要求

凡进入病室内人员应穿戴灭菌后的隔离衣、帽子、口罩、手套及拖鞋；未经消毒处理的物品不可带入隔离区域；接触患者前、后及护理另一位患者前均应洗手。

3. 污物处理

患者的引流物、排泄物、被其血液及体液污染的物品，应及时分装密闭，标记后送指定地点。

4. 探陪要求

凡患呼吸道疾病者或咽部带菌者，包括工作人员均应避免接触患者；原则上不予探视，探视者需要进入隔离室时应采取相应的隔离措施。

第三章 手术室护理技术

第一节 手术室常用无菌技术

一、外科手消毒

（一）目标

清除及杀灭手部暂居菌，减少常居菌，创造无菌条件，防止手部细菌进入手术切口所致手术部位感染。

（二）目的

清除或杀灭双手、前臂的暂居菌，尽可能将常居菌减少到最低限度，抑制微生物的快速再生。

（三）用物

手术专用鞋、洗手衣裤、口罩、手术帽、指甲剪、洗手池、感应水龙头、手清洁液、外科手消毒液、无菌擦手巾。

（四）操作者准备

操作者洗手，戴手术帽、口罩，着装整洁、规范，指甲平短、清洁。不涂指甲油，不戴耳环、戒指、手镯、手链等饰物。

（五）操作程序及方法

1.洗手方法

（1）在流动水下充分淋湿双手掌→前臂→上臂下 1/3 段。

（2）取适量清洁液，均匀涂抹至双手掌、手背、手指、指缝及前臂和上臂下 1/3 处，彻底去除油脂及污垢。

（3）认真揉搓双手至少15 s，应注意清洗双手所有皮肤，包括指背、指尖和指缝，具体揉搓步骤如下：

①掌心相对，手指并拢，相互揉搓。

②手心对手背沿指缝相互揉搓，交换进行。

③掌心相对，双手交叉指缝相互揉搓。

④弯曲手指关节使关节在另一掌心旋转揉搓，交换进行。

⑤右手握住左手大拇指旋转揉搓，交换进行。

⑥将5个手指尖并拢放在另一手掌心旋转揉搓，交换进行。

⑦环形揉搓双手腕部、前臂至上臂下1/3。

（4）流水冲洗双手→前臂→上臂下1/3。

（5）使用擦手巾擦干双手、前臂和上臂下1/3：取无菌擦手巾→擦干双手掌、手背→将三角巾放左侧前臂→右手握两角向上擦干前臂和上臂下1/3→将三角巾翻转放右侧前臂→左手握住两角向上擦干前臂和上臂下1/3。

2. 外科手消毒方法

取适量手消毒剂涂抹至双手的每个部位、前臂和上臂下1/3，并认真揉搓2～6 min。

（1）取适量外科手消毒液于左掌心。

（2）右手指尖于左手掌内揉擦。

（3）左手掌将外科手消毒液均匀涂抹于右手背→手腕→前臂→上臂下1/3。

（4）取适量外科手消毒液于右掌心。

（5）左手指尖于右手掌内揉擦。

（6）右手掌将外科手消毒液均匀涂抹于左手的手背→手腕→前臂→上臂下1/3。

（7）取外科手消毒液，掌心相对，手指并拢，相互揉搓；手心对手背沿指缝相互揉搓，交换进行。掌心相对，双手交叉指缝相互揉搓；弯曲手指关节使关节在另一掌心旋转揉搓，交换进行；右手握住左手大拇指旋转揉搓，交换进行；将5个手指尖并拢放在另一手掌心旋转揉搓，交换进行；环形揉搓双手腕部至消毒液干燥。

（六）终末处理

1. 无菌擦手巾使用后，无论有无污渍，都应清洁后再灭菌使用。

2. 洗手池、水龙头每日自来水清洗处理。

（七）注意事项

1.按七步洗手法搓洗双手、前臂至上臂下 1/3 处，尤其注意甲沟、指尖、腕部搓洗时，双手稍抬高，每次应低于前次洗手平面。

2.流水冲洗手臂时，水从指尖、手掌、前臂至肘部淋下、手掌处于较高位，以避免臂部的水返流到手掌，造成污染。

3.用清洁液清洗双手并擦干才能取消毒液。

4.用擦手巾擦干双手时，先擦干手掌，依次擦干前臂及上臂 1/3 处，擦手巾一用一灭菌。

5.使用消毒液要均匀地揉搓至消毒液干燥方能戴无菌手套。

6.消毒手及前臂时不能触碰他物，如，触及其他部位或怀疑污染应重新消毒。

（八）结果标准

1.护士知晓手卫生概念，熟悉外科手消毒步骤。

2.护士操作过程规范、准确。

3.严格执行外科手消毒时以减少手术部位感染的发生。

二、穿脱封闭式无菌手术衣

（一）目标

穿封闭式手术衣，建立无菌屏障，创造无菌条件，树立手术人员无菌观念，明确无菌区域及活动范围。

（二）目的

手术人员穿封闭式无菌手术衣，形成无菌区域以实施手术，避免手术部位感染。

（三）用物

无菌器械台、手术衣、持物钳、手套。

（四）操作者准备

操作者洗手，戴手术帽及口罩，着装整洁、规范，指甲平短、清洁，进行外科手消毒。

（五）操作程序及方法

1.穿封闭式无菌手术衣

（1）检查无菌手术衣外包装有无破损、潮湿，检查包外灭菌指示胶带是否已灭菌。

（2）打开无菌手术衣外包布，观察包内指示卡变色达到灭菌要求。

（3）操作者实施外科手消毒后，单手取无菌手术衣；提衣领反面，面向无菌区退后一步抖开手术衣，沿衣领顺序展开找到左右袖口。

（4）将手术衣整体向上轻抛，双手快速插入衣袖内，两臂向前平行伸直，手不可伸出袖口外，不可高举过肩，也不可向左右侧外展，不可下垂过腰。

（5）采用无触摸式方法戴无菌手套，手套将袖口边缘压紧。

（6）巡回护士在其身后协助向后拉衣，系颈部、背部系带，轻推操作者示意系带完毕。

（7）操作者解开前胸系带，右侧系带末端递巡回护士，巡回护士用无菌持物钳夹持腰带，操作者原地逆时针旋转，于腰前系结。

（8）未执行操作时，双手放置于胸前。

2.脱手术衣

（1）他人协助脱手术衣：手术人员抱肘，巡回护士将手术衣肩部向肘部翻转，再向手掌方向脱下手术衣，如此将手套腕部翻转于手心丢弃于医疗垃圾袋内。

（2）个人脱手术衣：右手翻转手套，缩回袖口内，右手脱出解开后背及衣领系带，左手抓住手术衣右肩拉下，同法脱下左侧袖口，使手术衣外翻，污染面对污染面，保护手臂及其他部位不被污染。

（六）终末处理

1.手术衣脱下后，无论有无污渍，布类衣物应清洗、消毒、灭菌后再使用。

2.布类手术衣应放入蓝色污衣袋内集中处理。

3.感染性手术应使用一次性手术衣，用后按医疗垃圾处理。

（七）注意事项

1.手术衣必须清洁干燥、完整无破损。

2.穿无菌手术衣必须在手术间内进行，有足够的操作空间，不得触及周围的人或物，巡回护士向后拉衣领时，双手不可伸出衣袖外。

3.穿好手术衣、戴好手套，双手不得下垂至腰以下，高举不得超过锁骨连线，左右不得超过腋前线。

（八）结果标准

1.知晓穿脱无菌手术衣的方法，熟悉操作步骤。

2. 穿脱无菌手术衣过程规范、准确。

3. 严格穿脱无菌手术衣可以减少医院感染概率。

三、无菌手术手套

（一）目标

防止医护人员手部细菌进入手术切口，防止污染医护人员，从而保护患者及医护人员避免受到感染。

（二）目的

在进行严格的无菌操作时确保无菌效果。

（三）用物

无菌手术台、手术衣、手套。

（四）操作者准备

操作者外科手消毒，穿无菌手术衣。

（五）操作程序及方法

1. 无触摸式戴无菌手套

（1）洗手、戴手术帽及口罩。

（2）选择合适的手套型号，检查灭菌有效期、包装有无潮湿、破损。

（3）打开手套外包装，用持物钳取无菌手套置于无菌手术台上。

（4）操作者经外科手消毒，穿无菌手术衣后戴无菌手套。

（5）双手在衣袖内打开手套的内层包装纸，右手隔衣袖取左手手套，将手套指端朝向手臂，拇指相对，放在左手衣袖上，两手拇指隔衣袖插入手套反折部并将之翻转包裹于袖口，同法戴右手手套，平整手套。

2. 开放式戴无菌手套

（1）双手在衣袖外打开手套内层包装，不可触及手套的外层。

（2）左手捏住两只手套的反折部，右手先伸入手套内，再用戴好手套的手伸入左手手套翻折内，帮助左手伸入手套内。

（3）最后将手套反折部翻转回盖住手术衣的袖口。

3. 脱手套

（1）操作完毕，洗净手套上的污迹。

（2）脱手套：一手捏住另一手套腕部外面，翻转脱下，再以脱下手套的手插入另一手套内，将其翻转脱下。

（六）终末处理

一次性无菌手套使用后，无论有无污渍，均应按医疗废物处理。

（七）注意事项

1. 未戴手套的手不可触及手套的外面，戴手套的手则不可触及未戴手套的手或另一手套的内面。

2. 发现手套破损，应立即更换。

（八）结果标准

1. 护士知晓戴脱无菌手套方法及操作步骤，操作过程规范、准确。

2. 严格执行戴脱无菌手套可减少医院感染概率。

四、无菌台的建立与整理

（一）目标

建立无菌区域，创造无菌条件，树立手术人员无菌观念，明确无菌物品与非无菌物品、无菌区域和非无菌区域的概念。

（二）目的

建立无菌区域，规范放置无菌器械及物品，供手术治疗使用；建立无菌区的时间与开始手术的时间越接近越好。

（三）用物

器械车、无菌器械包、持物钳、洗手盆、托盘。

（四）操作者准备

操作者经外科手消毒，戴手术帽、口罩，着装整洁、规范。不戴耳环、戒指、手镯、手链等饰物，指甲平短、清洁、不涂指甲油。

（五）操作程序及方法

1. 铺无菌器械台

（1）将器械车摆放在宽敞、明亮的手术间，踩下刹车制动，检查器械车清洁、干净、无尘。

（2）检查敷料包灭菌有效，斜放器械车左上角，按对角、左角、右角和内侧角的顺序依次打开外包布，使左右下垂部分相等，使之平行覆盖器械车台面。

（3）用双手抓住敷料包内层包布的两端，提起放置在器械车的左上角，放下手中包布，避免跨越无菌区。将无菌包的上层桌布扇形折叠，开口向外，检查包内指示卡符合灭菌要求，建立无菌区。

（4）将无菌洗手盆或器械、敷料包托举开包，按对角、左角、右角和内侧角的顺序依次打开外包布，右手抓住外包布的四角，将包内物品放入无菌区。

（5）分区放置手术用物：在无菌区的右下角放置无菌器械及敷料，左下角放无菌洗手盆。弯盘、洗手盆与器械间添加各类无菌物品：弯盘内放入手术刀片、缝针、缝线、无纺小纱布、小纱布等小件物品；洗手盆与器械间放置电刀笔、灯柄、纱布垫、手套、吸引管等，便于取用。

（6）三步法关闭敷料包：第一步，向内拉下扇形折叠的桌布左侧齐无菌桌内侧缘，开口向外；第二步，同法拉下右侧；第三步，双手同时拉住扇形折叠的外侧面，将桌布完全展开并下垂至器械车平面以下。

2. 整理无菌器械台

（1）洗手护士外科手消毒后，由巡回护士打开无菌台。

（2）洗手护士穿手术衣，戴无菌手套后将纱布垫放于无菌器械车右下角。

（3）整理治疗巾，依次将治疗巾放在器械车右上角。

①放备用治疗巾2张。

②叠切口保护巾2张，若使用手术贴膜则将此治疗巾改为备用治疗巾。

③叠4张切口巾，第一张折边向内，其余3张折边向外。传递给医生时，第一张治疗巾的折边面向自己，其余3张的折边面向医生。

④将一张治疗巾打开对折，将吸引管、电刀笔、灯柄放入打包备用。

⑤展开洗手盆内的治疗巾横向对折，铺在器械车左侧。洗手盆置于治疗巾下方，洞巾、

中单、手术衣竖放此治疗巾上方，手套放洗手盆旁。

（4）打开器械包，检查包内指示卡是否达到灭菌要求。

（5）将包内治疗巾打开对折后，裹成条状，用来摆放备用器械。

（6）整理手术器械，将消毒钳放在洗手盆内。

（7）常用器械放在器械车的左下角。

（8）各类拉钩、特殊器械竖放器械台中间的正上方。

（9）刀柄装好手术刀片，并将刀柄放在弯盘下。

（10）将多余的包布叠好放在右上角治疗巾下。包裹器械的中单折叠好放在拉钩上面备用。

（11）整理、折叠、检查纱布垫，放在器械车右下角。

（12）小纱布用巾钳夹好放在治疗巾与纱布垫之间。

（六）终末处理

1.无菌器械台使用后，器械、敷料、一次性用物分类处理。

2.手术器械每台使用后密闭送供应室清洗、消毒、灭菌。

3.布类敷料投入蓝色污衣袋密闭送洗衣房清洗、消毒再送供应室包装、灭菌。

4.一次性手术衣及其他用物按医疗垃圾分类处理。

（七）注意事项

1.铺无菌台应在手术间进行，避开回风口、出入通道处，停止卫生清扫工作，操作轻。

2.检查器械车桌面清洁、干燥；检查无菌包名称、灭菌日期、有效期。

3.开启无菌包，检查包内指示卡的灭菌效果。

4.用双手开启和关闭敷料包时，应在器械车的两侧进行，检测无菌包的开口，分清包布的内外面，双手只能触及无菌包的外层，不接触及内层。

5.整理无菌台时，无菌平面应在器械车平面上，器械、敷料超出无菌台视为污染，不得使用。

6.铺好的无菌台超过 4 h 不能再用。

（八）结果标准

1.护士知晓建立无菌器械台的方法及无菌操作概念。

2. 护士建立和整理无菌器械台操作过程规范、准确。

3. 建立无菌器械台，形成无菌区域，可供存放无菌手术器械和无菌用物。

五、传递无菌手术用物

（一）目标

准确、快速地提供手术用物，确保手术顺利进行，防止职业伤害，保护医护人员避免受到感染。

（二）目的

采用无菌技术传递手术用物，为手术提供方便，确保手术顺利开展。

（三）用物

无菌器械托盘、手术器械、传递盘、一次性用物。

（四）操作者准备

操作者外科手消毒、穿手术衣、戴无菌手套，戴手术帽及口罩，着装整洁、规范。

（五）操作程序及方法

1. 传递手术刀片

手持刀柄背，刀刃面向下，柄尾向术者水平传递或用弯盘传递。

2. 止血钳、手术剪传递方法

右手拇指握器械凸侧上 1/3 处，食指、中指、无名指握器械凹侧中部，器械的尖端向上，通过前臂带动腕部将器械柄环部拍打在术者掌心上。

3. 手术镊传递方法

右手握镊子尖端，闭合开口，尖端向下，通过腕力垂直传递。

4. 持针钳传递方法

缝针的针孔朝向医生的虎口，缝线搭在手背上或用左手夹持缝线传递。

5. 拉钩传递方法

传递拉钩前用生理盐水浸湿，达到减少摩擦的目的，右手握住拉钩的前端，将柄平行传递给术者。

6. 纱布垫的传递方法

纱布垫浸湿后打开，用镊子夹其一角传递。

7. 脑棉片的传递方法

脑棉片浸湿，分开放在治疗碗内，一手用无齿尖镊夹持非带线端，一手牵住带线端，术者用镊子夹持棉片的非带线端使用。

（六）终末处理

1. 复用手术器械术后清点正确，密闭送供应室清洗、消毒、灭菌。

2. 手术刀片、缝针等锐器物品放锐器盒集中处理。

3. 纱布垫、脑棉片等一次性手术用物按医疗废弃物处理。

（七）注意事项

1. 传递速度快、方法准、器材正确，术者无须调整方向即可使用。

2. 传递力度适当，达到提醒术者的注意力为度。

3. 根据手术进展，及时调整手术器械。

4. 传递手术器械时应快递快收，及时整理切口周围的器械，擦净血迹，防止落地。

5. 传递器械时，有弧度的弯侧向上；有手柄的朝向术者；单面器械垂直传递；锐利器械刃口向下水平传递或用弯盘传递。

6. 污染的器械应放入指定容器，不宜再用。

7. 传递敷料（大纱布垫）时，应浸湿、拧干再展开后成角传递。

（八）结果标准

1. 护士知晓各种手术器械及用物的传递方法。

2. 护士传递器械物品过程规范、准确、迅速。

3. 正确传递器械用物可减少或杜绝医护人员职业伤害。

六、取无菌溶液

（一）目标

保持无菌溶液的无菌状态，防止细菌进入手术切口，保护患者避免受到感染。

（二）目的

为手术提供无菌溶液。

（三）用物

无菌溶液、取瓶器、无菌持物钳、无菌棉签、消毒液、笔、时钟。

（四）操作者准备

操作者洗手，戴帽子、口罩，着装整洁、规范。不戴耳环、戒指、手镯、手链等饰物，指甲平短、清洁，不涂指甲油。

（五）操作程序及方法

1. 洗手、戴口罩。

2. 核对无菌溶液及药名、浓度、剂量、有效期。

3. 检查瓶口铝盖有无松动，瓶体有无裂隙，对光检查无菌溶液有无沉淀、浑浊、变色及絮状物等。

4. 开启铝盖。

5. 消毒瓶塞，右手使用无菌持物钳夹持瓶塞，翻起并取出瓶塞。

6. 另一手握溶液瓶，瓶签向掌心，顺时针倒出少量溶液冲洗瓶口，再由原处倒出所需溶液至无菌治疗碗内。

7. 无菌持物钳放回瓶塞，消毒瓶口盖上瓶塞。

8. 再次核对药名、浓度、剂量、有效期。

9. 记录开瓶日期、时间并签名。

10. 将开启的无菌溶液放置在操作台上。

（六）终末处理

1. 无菌溶液使用后，倒入污水桶内集中处理。

2. 无菌溶液瓶集中存放回收处理。

3. 一次性包装按医疗废物处理。

（七）注意事项

1. 严格执行查对制度和无菌技术操作原则。

2. 无菌液倒出后，不可再倒回瓶中。

3. 不可将无菌敷料堵塞瓶口倾倒无菌溶液，也不可直接伸入无菌溶液内蘸取无菌液。

4. 已开启的溶液，可保存 24 h。

（八）结果标准

1. 护士知晓无菌溶液的倾倒方法，熟悉操作步骤。

2. 护士操作过程规范、准确。

3. 严格无菌操作，可减少或杜绝无菌溶液受污染，从而杜绝医院感染的发生。

七、干式无菌持物钳的使用

（一）目标

使用无菌持物钳取用和传递无菌物品，以维持无菌物品及无菌区域的无菌状态。

（二）目的

保持无菌持物钳的无菌状态，防止细菌进入无菌区域。

（三）用物

无菌持物钳和持物钳容器。

（四）操作者准备

操作者洗手，戴帽子、口罩，着装整洁、规范，不戴耳环、戒指、手镯、手链等饰物，指甲平短、清洁，不涂指甲油。

（五）操作程序及方法

1. 操作者洗手、戴口罩。

2. 检查无菌罐外包装及指示带符合要求。

3. 打开外包装，检查包内指示卡达到灭菌要求，打开容器盖，检查容器内干燥、无冷凝水、无杂物，方可使用。

4. 取无菌持物钳的方法：拇指、中指提持物钳双环，食指固定钳柄根部，闭合钳端，将钳移到容器中间，垂直提取，不可触碰容器口边缘及内壁，直线取出。

5. 使用无菌持物钳时，始终保持钳端向下，在胸、腹水平操作，不可过高或过低，到远处取物品，应将持物钳放容器内一同搬移。

6. 放持物钳的方法：持物钳使用后，应闭合钳端，垂直放入容器内，关闭容器盖子。

（六）终末处理

1. 使用后的无菌容器和持物钳，无论有无污渍，都应清洁后再灭菌使用。

2. 无菌容器和持物钳送供应室清洗、灭菌。

（七）注意事项

1. 容器盖处于关闭状态时，不可直接从盖孔取放无菌钳，手不可触及容器口及无菌持物钳的下 2/3 部分，以免污染。

2. 使用无菌持物钳，钳端不可高举，避免污染。

3. 无菌持物钳只能夹取无菌物品，不能触碰未经消毒的物品，也不能用于换药、消毒皮肤或做他用。

4. 不可从无菌持物钳上直接用手拿取物品，不能夹取油纱。

5. 保持无菌持物钳的无菌状态，一个容器只能放一把无菌持物钳，使用 4 h 更换一次。

（八）结果标准

1. 护士知晓无菌持物钳的使用方法，熟悉使用步骤和使用范围。

2. 护士操作过程规范、准确。

3. 使用无菌持物钳，可以传递和添加无菌器械和物品，保持手术用物的无菌性，避免意外污染。

八、无菌容器的使用

（一）目标

保持无菌容器的无菌性，以便储存或转运无菌器械及用物，保持手术用物不被污染。

（二）目的

经灭菌处理的盛放无菌物品的器具。如，无菌储槽、无菌罐、无菌盒等，用于储存与运送灭菌器械和手术用物。

（三）用物无菌容器

无菌容器。

（四）操作者准备

操作者洗手，戴帽子、口罩，着装整洁、规范。不戴耳环、戒指、手镯、手链等饰物，指甲平短、清洁，不涂指甲油。

（五）操作程序及方法

1. 操作者洗手、戴口罩。

2. 检查无菌容器外包装是否达到灭菌条件，外包布是否符合无菌包要求，是否在有效期内，检查无菌容器标志。

3. 打开外包装，检查包内灭菌指示卡符合灭菌要求，打开容器盖，检查容器内干燥、无冷凝水、无杂物，方可使用。

4. 盛装无菌物品或器械时应在容器底部垫无菌的棉布，并保持干燥。

5. 从无菌容器内取物时，先拿取容器盖平移离开容器，内面向上置于清洁的桌面，或内面向下拿在手中。

6. 取物完毕，立即将容器盖反转，使内面向下，移至容器口，小心盖严。

7. 手持无菌容器时，应托住底部，推车运送时，手扶容器一并推移。

（六）终末处理

1. 无菌容器使用后，无论有无污渍，都应清洁后再灭菌使用。
2. 集中清洗、包装、灭菌。

（七）注意事项

1. 防止容器盖口污染或灰尘落入容器。

2. 防止盖内面触及任何非无菌区域。

3. 手拿盖时，勿触及盖的内面及边缘。

4. 避免容器内无菌物品在空气中暴露过久。

5. 手指不可触及容器边缘及内壁。

（八）结果标准

1. 护士知晓无菌容器的使用，熟悉方法。

2. 护士使用无菌容器过程规范。

第二节 手术室常用护理操作技术

一、安置手术体位

手术体位是指患者为适应手术检查、治疗、诊断的需要而采取的一种强迫体位，由患者的卧姿、体位垫的使用、手术床的操作等组成。正确地摆放手术体位，既要充分暴露手术野、方便手术医生操作，又要维持患者的正常生命体征，增进舒适度，避免组织损伤；反之，则会影响手术操作，造成组织损伤。在临床工作中，应根据患者的实际情况采取正确、合理的手术体位，保持患者舒适确保手术顺利完成。

（一）手术体位安置原则

1. 根据不同的手术和要求准备体位物品。

2. 患者安全舒适，骨隆突处衬软垫或防压疮垫，以防压伤；在摩擦较大的部位，衬以棉垫、油纱，以减小剪切力。

3. 充分暴露手术部位，保持手术体位固定，防止术中移位影响手术。

4. 保持呼吸道通畅，呼吸运动不受限，俯卧位在胸腹部下方放置软棉枕，棉枕间留一定空间，以便暴露胸或腹部，利于患者呼吸。

5. 大血管、神经不能受压，保持静脉血液回流良好，肢体固定时要加衬垫，不可过紧。

6. 上肢外展不得超过 90°，以免损伤臂丛神经；保护下肢腓总神经，腓总神经不可受压；俯卧位时小腿垫高，使足尖自然下垂。

7. 四肢不可过分牵引，以防脱位或骨折。

8. 安置体位，告知麻醉医生做好相应准备；移位时应动作轻缓，用力协调一致，以防体位性低血压或血压骤然升高以及颈椎脱位等严重意外的发生。

9. 清醒患者使用约束带应提前告知，约束带应松紧适宜。

10.重视患者的尊严与心理护理，不过分暴露手术部位外的其他部位。

（二）手术体位物品

根据手术体位，选择适宜的体位物品，防止患者的皮肤、血管、神经、肌肉等损伤。

常见体位物品有：棉枕、沙袋、支手板、四肢约束带、压腿带、护手板、体位胶布、各型体位垫、腿架、头圈、硅胶压疮垫等。

（三）常见手术体位安置方法

1.仰卧位

常用于头、面、颈、胸、腹、四肢等手术。上肢外展不得超过 90°，压腿带固定于患者膝关节上 3 ~ 5 cm。

（1）头部手术

①颅脑手术：患者向上移，以方便安置专用头架，使用头托固定头部，托盘放头端，若头部侧偏大于 45°，在肩下垫薄枕；将患者双手自然放置身体两侧，中单包裹固定，护手板保护；双腿自然伸直，膝下放置中棉枕，足跟处放置硅胶垫保护；压腿带妥善固定于膝关节上将护眼凝胶贴遮盖于患者双眼部。

②眼科手术：协助患者自然平卧于手术床上，双手自然放于身体两侧，以中单包裹固定，护手板保护；视情况可在头下放置头圈，婴幼儿在肩下垫 10 cm 左右棉枕，使头颈后仰，以利保持呼吸道通畅；双腿自然伸直，膝下放置中棉枕，足跟处放置硅胶垫保护；压腿带妥善固定于膝关节上。

③耳鼻喉科手术：患者平卧于手术床上，放置头圈使头偏向健侧；患侧肩下放置小软垫，头略抬高 10 ~ 15°、将患者双手自然放置身体两侧，以中单包裹固定，护手板保护；双腿自然伸直，膝下放置中棉枕，足跟处放置硅胶垫保护；压腿带妥善固定于膝关节上。

（2）颈部手术

①枕部垫头圈，根据患者脖颈长短在肩下垫软枕使颈根部抬高，或将手术床的胸板抬高，头板降低，使颈伸直，头后仰。

②颈下垫一长圆形小枕以保持体位舒适。

③头颈两侧置小沙袋，保持头颈部正中央位。

④器械托盘放于头端，托盘位于下颌上方 5 ~ 6 cm，腿部放一托盘。手术床应保持头高脚位 15 ~ 20°，消毒前须用清洁治疗巾包裹头部。

（3）胸部手术

①胸心外科手术：协助患者自然平卧于手术床上，双手自然放于身体两侧，以中单包裹固定，护手板保护；头下放置头圈，根据手术需要用软垫将胸骨正中纵向垫高；双腿自然伸直，膝下放置中棉枕，足跟处放置硅胶垫保护；压腿带妥善固定于膝关节上。

②乳腺手术：协助患者平卧于手术床上，头下放置头圈；患侧肩下放置中软垫，患侧手腕以棉垫包裹后用绷带悬吊于头架上，肘部高于肩 10 cm；健侧上肢自然放于身体一侧，用中单包裹妥善固定；双腿自然伸直，膝下放置中棉枕，足跟处放置硅胶垫保护；压腿带妥善固定于膝关节上。

（4）腹部手术

①一般腹部手术：平卧，手臂自然置于体侧，或固定于支手板上，足跟处放置硅胶垫保护；压腿带妥善固定于膝关节上。

②肝癌切除、分流术：于右背部肋下垫小软垫，使患侧抬高 15° 左右。脾切除术、脾肾静脉分流术，左背部肋下垫沙袋。足跟处放置硅胶垫保护；压腿带妥善固定于膝关节上。

（5）四肢手术

①上肢手术：平卧，健侧上肢置于体侧，压腿带固定下肢，患肢外展置于手部手术台上。

②下肢牵引复位手术：静脉通道建于健侧上肢。患者平卧于手术床上，穿厚棉袜，安装牵引床，患者下移，棉垫垫于会阴部，防止压伤会阴部，妥善固定尿管，将患侧脚固定于牵引床鞋套内；健侧上肢外展，患侧上肢内屈固定在头架上。

2. 俯卧位

（1）将护眼凝胶贴遮盖于患者双眼部。

（2）胸、腹部置俯卧位固定垫，保持胸腹部悬空，利于呼吸。

（3）头转向一侧。

（4）小腿下垫软枕使膝关节微屈，用压腿带固定下肢。

（5）双手自然交叉放于头侧，颈部手术俯卧位时，可用护手板固定双上肢于身体两侧。

（6）骨科颈部手术及脑外科手术，男性患者悬空会阴部，防止压迫阴囊。

（7）脑外科手术使用专用头架，防止面部受压。

（8）非头颈部手术可将头部垫高，并垫头圈，使头部自然偏向一侧。

3.膀胱截石位

（1）仰卧，两腿分开，套上腿套，臀部尽量移至手术床边缘，臀下垫中棉枕，以抬高臀部，利于手术部位显露。

（2）双腿放于截石位腿架上，支托患者小腿肌肉丰满处，膝关节弯曲，根据患者下肢长度调节腿架高度，防止压、拉伤腓总神经；双腿外展适度，防止拉伤内收肌。

（3）器械托盘放于右腿上方。

4.侧卧位

（1）胸部手术

①健侧上肢建立静脉通道。

②患者患侧在上，健侧与手术床成90°，背侧靠床缘。

③头下放头圈，保护耳郭不受压。

④将患者健侧腋窝下垫一软枕，以能伸入一拳为宜，以防下侧手臂腋神经、血管受压，患侧腿屈膝位，健侧腿伸直，足下放置软垫，两膝之间放置大软垫。

⑤大软垫两侧放置大沙袋，以保证上半身的稳定。

⑥健侧手臂前伸固定于支手板上。

⑦挡板或沙袋固定躯干，体位胶布过髂嵴固定（使用挡板时除外），用压腿带固定双下肢。

（2）肾脏手术

①健侧上肢建立静脉通道。

②患者患侧在上健侧与手术床成90°，背侧靠床缘。

③头下放头圈，保护耳郭不受压。

④两腿之间放置大软垫，健侧腿膝关节屈90°，患侧腿伸直，防止下肢重叠受压，踝部放置足跟硅胶垫保护，压腿带固定膝关节。

⑤在胸背两侧中单下置入大沙袋（使用挡板时除外），避开腰桥，腰桥下缘对准患者的髂嵴。

⑥两侧用挡板或沙袋固定，体位胶布过髂嵴固定。

⑦调手术床为头高脚低位30~35°，再放低床头30~35°。摇起腰桥，使腰与髂嵴在同一水平。

5.麻花位

适用于食管中段癌手术患者，需3个切口，即左颈、右胸、腹正中完成手术。

（1）患者头端放一托盘，头下置头圈，头偏右侧。

（2）输液通道建立在右上肢，右上肢固定于支手板并抬高 30 ~ 45°，右背部垫大沙袋或棉枕使其抬高 30°。

（3）左上肢固定于体侧，左侧用侧卧位专用挡板固定。

（4）双腿自然伸直，膝下放置中棉枕，足跟处放置硅胶垫保护；将压腿带妥善固定于双腿膝关节上。

6. 坐位

（1）麻醉前，抬高患者下肢，用绷带或弹性绷带缠好双下肢，以增加回心血量。

（2）待麻醉后，将手术床上半部摇高 80°，使患者坐在手术床上，使头前倾，枕颈部伸直，前额颞不用头架固定。

（3）双下肢膝关节处垫大棉枕，防止患者下滑及维持功能位。

（4）双手固定于身体两侧的支手架上。

（5）后背和前胸用棉枕垫好，托盘置于额前。

（四）用物处理

1. 体位垫使用后，用 0.05% 含氯消毒液擦拭清洁晾干备用。

2. 手术床术后清洁整理。

3. 更换床单。

二、麻醉后留置导尿

（一）留置导尿的目的

1. 盆腔器官手术前，为患者导尿，以排空膀胱，避免手术中误伤膀胱。

2. 泌尿系统手术后常规留置导尿，以便了解术后病灶恢复情况及便于引流和冲洗，并可减轻手术切口的张力，有利于愈合。

3. 尿道、会阴术后定时引流尿液，可保护创面及切口清洁不受污染。

4. 用于某些大手术后或大面积烧伤，以及危重患者的抢救，正确记录尿量、比重，以观察肾功能。

5. 手术前留置导尿管利于术中及时观察每小时尿量，为正确判断患者病情提供依据。

6. 预防术后尿潴留。

（二）操作步骤

1. 女患者导尿

（1）麻醉前为患者做解释工作，麻醉后脱对侧腿裤盖于近侧腿上。臀下垫治疗巾。

（2）操作者站于患者右侧，双腿屈膝外展，显露外阴。

（3）打开导尿包，添加尿管、消毒液、灭菌注射用水和润滑软膏。

（4）戴无菌手套后按顺序整理用物，乳膏润滑导尿管，检查尿管气囊有无破损。

（5）消毒会阴部：右手持无菌镊夹消毒棉球消毒会阴→对侧大阴唇→近侧大阴唇→左手分开大阴唇→消毒对侧小阴唇→近侧小阴唇→换无菌镊消毒尿道口→消毒尿道口至肛门。消毒顺序由外向内，自上而下消毒。

（6）再消毒：铺无菌孔巾，消毒尿道口→消毒对侧小阴唇→近侧小阴唇→换无菌镊再次消毒尿道口。持无菌镊夹尿管轻柔插入，见尿后再插入 1 ~ 2 cm，注适量液体使气囊充盈，轻拉尿管稍有阻力即可。

（7）连接尿管与尿袋，使尿袋低于膀胱水平面。

（8）整理用物。

2. 男患者导尿

（1）麻醉前做好解释工作，麻醉后脱对侧腿裤盖于近侧腿上，臀下垫一治疗巾。

（2）操作者站在患者右侧，打开棉被双腿屈膝外展，显露外阴。

（3）打开导尿包，添加尿管，倾倒消毒液、灭菌注射用水和润滑软膏。

（4）戴无菌手套后按顺序整理用物，乳膏润滑导尿管，检查尿管气囊有无破损。

（5）消毒会阴部：手持无菌镊夹消毒棉球消毒阴茎前端。换无菌镊→左手持消毒液纱布包裹阴茎后推包皮，充分显露冠状沟→右手持消毒液棉球由内向外呈螺旋形向下消毒尿道口。龟头至冠状沟→最后消毒阴茎背面及阴囊→在阴茎和阴囊之间垫一张小纱布。

（6）再消毒：铺无菌孔巾，左手取纱布提阴茎使之与腹壁成60°→将包皮后推露出尿道口，向外旋转擦拭消毒→换无菌镊→右手持镊夹尿管轻柔插入，见尿后再插入 1 ~ 2 cm，注适量液体使气囊充盈，轻拉尿管稍有阻力即可。

（7）连接尿管与尿袋，使其低于膀胱水平面。

（8）整理用物。

（三）注意事项

1. 防止消毒液浸湿床单，麻醉前用一治疗巾或橡皮单垫于患者臀部，导尿完毕后取出。

2. 根据患者性别、年龄、体形选择适宜的尿管型号，幼儿选择 6、8、10 号导尿管，青少年选择 12、14 号导尿管，成年人选择 14、16、18 号导尿管。导尿前检查导尿包及尿管有效期和气囊是否完好，检查时根据不同型号注入不同容量的注射用水，以确保气囊完好，同时冲洗尿管，检查尿管是否畅通。

3. 正确选择消毒液，通常使用0.05%醋酸氯己定溶液，消毒时，检查患者尿道口有无红、肿等感染征象，如有异常，报告手术医师。

4. 为防止尿液四处流散，可先将引流袋接好，插入尿管前，须再次消毒尿道口。

5. 女性患者导尿时，认真识别尿道口与阴道口，若误将尿管插入阴道，须立即拔出并更换尿管，重新消毒。男患者导尿时，为顺利插入尿管，提起阴茎与腹壁成60°。消毒时，翻开包皮，彻底清洁包皮内污垢，导尿结束后复原包皮，防止包皮压迫阴茎，影响血液循环。

6. 尿管插入深度：女性患者尿道长 3 ~ 5 cm，男性尿道长 18 ~ 20 cm。通常尿管插入稍深于尿道，再将注射用水缓慢均匀注入气囊，然后将尿管往外拔，直到感觉有阻力为止。

7. 术前患者已排空膀胱，导尿时若无尿液流出，检查尿管是否在膀胱内，判断方法：①压迫膀胱；②尿袋放置低于躯体；③用注射器注入适量生理盐水再抽出，观察有无尿液颜色。

8. 尿袋应置于较膀胱低的位置，尿袋与尿管连接后置于患者腿下，固定于手术床头，便于术中观察尿量，应特别注意防止尿管与尿袋连接处压伤患者，在提高尿袋或搬运过程中，应关闭尿管或使用抗反流尿袋，防止尿液倒流引起逆行感染，到病房后，认真做好交接班工作。

9. 为防止患者痛苦、尴尬，应在麻醉后导尿。导尿时严格无菌操作，消毒彻底，动作轻柔。

三、穿针引线

（一）目标

为手术提供合适的手术缝针、缝线。

（二）目的

为手术缝合做准备，快速为手术医生提供准确、有效的缝合针线，缩短手术时间，减少手术风险。

（三）用物

持针钳、缝针、缝线、线剪。

（四）操作者准备

操作者洗手，戴帽子、口罩，着装整洁、规范。穿无菌手术衣、戴无菌手套。

（五）操作程序及方法

1. 夹持缝针：右手握持针钳，持针钳尖端 2～4 mm 处夹持缝针针尾 1/3 处。

2. 左手握持针钳手柄中间部分，右手拇指、食指夹线。

3. 将线头对准针孔、右手中指靠在持针钳上，线穿过针孔后立即用拇指压住针眼。

4. 右手食指绕过持针钳与拇指拉出线头，拉回头线至持针钳长度的 1/3 处。

5. 线头绕过针尾，夹在持针钳尖端。

（六）用物处理

1. 缝针缝线使用后，按医疗废弃物处理。

2. 缝针放入锐器盒集中处理。

3. 缝线放医用垃圾袋内。

（七）注意事项

1. 根据缝针种类、型号选择不同的持针钳。小针选择精细的持针钳，大针选择粗头持针钳。

2. 穿好的持针钳针尖向上放置，防止扎穿无菌巾形成污染，线尾盘绕在持针钳下，防止缝线滑脱，缝线垂落无菌台面下视为污染。

（八）结果标准

1. 护士知晓穿针引线的方法，熟悉操作步骤。

2. 护士穿针引线过程规范、准确。

3. 正确、快速的穿针引线可为患者赢得手术时间，减少缝合对患者的伤害。

四、手术室常用仪器设备的操作

（一）手术灯的操作

1. 使用时先打开控制面板上的电源开关，再打开手术灯上的电源开关，手术灯照射于操作部位或手术视野，手术中根据手术部位的改变及时调整。

2. 无影灯聚焦。①将无菌灯柄装于无影灯柄支座上；②灯柄可向顺时针或逆时针转动，顺时针转动为聚焦，逆时针转动则为散光；③手术结束后及时关灯，保持手术灯的清洁。

（二）手术床的操作

1. 操作方法

（1）手术床由床板、头架、支手板组成，根据手术体位的需要可以任意装卸。床板包括头板、背板、腿板。头架包括头架支架、夹子。支手板包括支手板、支手板夹子、固定带。

（2）液压手术床4个踏板的作用分别为：床头左侧踏板——刹车，控制整个手术床的移动，向上则可移动，向下则固定；床头右侧踏板——摇床作用；床座圆踏板——调节整个床板的位置；如，头高脚低、右侧等；床板右侧踏板——降低床板。

（3）电动床遥控板：根据图示调整手术床。

（4）将手术床置于所需的位置，确保手术床约2m范围内的区域平整。

（5）检查手术床板下无任何物品。

（6）移动锁定杆以固定手术床。

（7）调节手术床。步骤为移动手术床→锁定手术床→高度调整→背板调整→头板调整→腿板调整。

2. 操作注意事项

（1）根据手术体位的需要装卸头架、支手板、腿板、截石位吊腿架、侧卧位支手板及头架。

（2）通过手术床的踏板（脚控床）、遥控板（电动床）、手柄（手控床），调节手术床升降、左右、头板腿板等功能。

（3）若移动位置：可抬高床头侧刹车踏板，移动至合适位置即踩下踏板固定手术床。

（4）电动手术床提示电池电量不足时，连接电源线，进行充电；使用遥控器调节手术床时，注意观察患者状况，防止伤及患者。

（5）手术结束后应将手术床复原位，再将手术床板降至最低点；否则手术床的液压位置始终处于工作状态，影响手术床的使用寿命。调整手术床时，确保周围没有障碍物。

（三）高频电刀的操作

1. 连接电源，打开开关。

2. 开机自检完毕，连接负极板导线，接口指示灯显示为绿色，即可使用。按下复位键"RESET"，显示输出功率，调节功率至30～50W。选择电刀、电凝模式。

3. 连接负极板导线，将负极板贴于患者肌肉组织丰富部位（如，臀部、大腿等）。

4. 连接高频电刀笔与主机。

5. 连台手术，应关闭高频电刀面板开关，卸下电刀笔。

6. 手术结束，关闭高频电刀面板开关，关闭电源。

（四）氩气刀的操作

1. 连接高频电刀和氩气刀电源，打开电源开关。

2. 将电刀转换器接头、氩气输出管分别与高频电刀主机、氩气刀主机相连接。

3. 连接负极板导线，将负极板贴于患者肌肉组织丰富部位。

4. 开机自检，负极板接口显示为绿色即可使用。按下复位键"RESET"，显示输出功率，调节功率为 30 ~ 50 W。选择电刀、电凝模式。打开氩气刀面板开关，连接氩气刀手柄连线和电刀主机连线，自检完毕。将机控氩气开关调至"Ar"，调节氩气流量 4 ~ 8 L/min 即可使用。

5. 接台手术，关闭高频电刀和氩气刀面板开关，卸下氩气刀手笔。

6. 关机，拔出中心氩气管，按氩气机排气键，将余气放出至压力显示为零，关闭氩气刀和高频电刀面板开关，关闭电源。

（五）便携式压力蒸汽灭菌器的操作

1. 使用前查看水箱水位，最高水位不得超过水箱内安全阀基座下沿。

2. 将多项阀旋钮顺时针方向调至"FILL WATER"（注水）位置，此时蒸馏水进入灭菌仓内，待水达到标志槽时进行下一步操作。

3. 将多项阀按钮调至"STE"（灭菌位置）。

4. 将需要灭菌的物品用专用盘盛装放入灭菌器内灭菌（切记放入指示卡），关上并旋紧舱门。

5. 设定温度：可在 100 ℃、1211 ℃、134 ℃之间调节，灭菌常选 134 ℃。

6. 设定灭菌时间，包裹灭菌时间设为 25 min，裸露灭菌时间为 20 min。

7. 开启"START"开关。

8. 定时器降至"0"时，将多项阀旋钮调至"EKH+DRY"（排气 / 干燥）的位置，进行快速排气。灭菌液体，则不能进行快速排气，可将多项阀旋钮保留在"SET"的位置。

9. 待压力表回至"0"时，关闭启动开关，打开舱门，取出物品。

10. 灭菌物品如须干燥，舱门把手旋松，将舱门保留 2.5 cm 的缝隙，调节定时旋钮至所需时间，并打开启动开关，待定时器回"0"后取出物品。

11. 灭菌结束后，将多项阀旋钮调至"0"位。

（六）医用灭菌器的操作

1. 连接总电源及进水管。

2. 打开面板上的电源开关。

3. 打开热水开关，水温加热至 70 ℃。

4. 按开盖键，打开机盖。

5. 将过滤棉放于药槽的过滤网上，再将灭菌剂药盒固定于药槽上，进水管对准药盒上的"W"标志，垂直插入放平。

6. 将清洗干净的器械放入器械盘内，器械不能超出盘沿，管腔类器械连接注水接头。

7. 关闭机盖：按下箱盖持续 3 s，箱盖自动锁紧。

8. 灭菌运行：按自动运行键，灭菌指示灯亮，机器自动灭菌。约 30 min 工作完成指示灯亮，过程处理时间显示"OP"，即完成灭菌，并打印出"达到灭菌条件"标志，开盖取出器械、物品。

9. 开机时间的设定：按"功能键"至"预约时间"灯亮，按下键调整至预约开机时间的小时数，即可使用。

10. 单项操作的选择：按单项操作部分"选择"键至所要选择的操作，指示灯亮即可。

11. 关机：关闭面板上的电源开关。

（七）超声清洗机的操作

1. 确认超声清洗机电源连接妥当。

2. 确认超声清洗机的进水电磁阀管与进水管路连接好。

3. 打开电源开关，自动进水。当水至机器设置的高度（150 mm，26 000 mL）后，自动停止进水。

4. 打开加热开关，清洗液加热至 40 ~ 45 ℃时，自动停止加热（加热开关指示灯熄灭），时间约 20 min。

5. 将待清洗器械放入清洗篮中，设定超声清洗时间（5 ~ 10 min），设定超声功率为 60 ~ 80 W。

6. 打开水泵开关，冲洗器械内孔。

7. 打开排水开关，自动将清洗液排完。

8. 关闭超声、加热、水泵、排水开关，拔出电源插头。

9. 紧急停机时，可直接关闭电源开关或拔出电源插头。

五、手术患者皮肤准备、消毒、铺巾

（一）手术患者皮肤准备

1. 目的

去除毛发和污垢，预防手术部位感染。

2. 方法

（1）术前一天嘱患者洗澡，更换病员服。

（2）用软毛刷蘸肥皂或肥皂水涂局部，清洗手术区域。

（3）腹部手术应用棉签蘸松节油，清除脐窝部污垢。

（4）会阴部用肥皂水清洗，保持清洁。

（5）必须剃除毛发部位应在手术前进行，同时避免皮肤损伤。

3. 特殊部位的备皮方法

（1）骨、关节、肌腱手术备皮方法

①术前 3 日的第 1、第 2 日用肥皂水刷洗备皮区域，并用 75% 乙醇消毒，用无菌巾包裹。

②术前 1 日剃备手术区域毛发，并用 75% 乙醇消毒，用无菌巾或无菌敷料包扎备皮区域。

③手术日晨再次检查，注意手术区域有无剃净，再用 75% 乙醇消毒后用无菌敷料包扎备皮区域。

（2）手或脚手术：入院指导患者每日用温水泡手脚 20 min，剪去指（趾）甲，避免损伤皮肤，足部手术者备皮后患者禁止下床。

（3）颅脑手术：术前 3 日剪短头发，并每天洗头 1 次（急诊例外），术前 2 h 剃净头发，剃后洗头，并戴清洁帽子。

（4）阴囊、阴茎手术：患者住院后每日温水浸泡，用肥皂洗净，术前 1 日备皮，范围同阴部手术。

（5）口腔手术：入院后经常保持口腔清洁卫生，进手术室前用复方硼酸液漱口。

（6）儿外科手术除在头部手术以外不必去毛。

（7）心血管手术、器官移植手术、人工组织植入术等术前需要用 3% 碘酊和 70% 乙醇涂擦。

（8）一般非急症手术，若发现患者皮肤切口处有红疹、毛囊炎、小脓肿等炎症，应延期手术，以免造成切口感染。

（9）烧伤后和其他病变的肉芽创面施行植皮术前须换药，尽量减轻感染和减少分泌物。

4. 注意事项

（1）备皮时注意保暖，尽量减少患者暴露。

（2）操作时动作平稳、轻柔，无皮肤划痕的发生。

（3）剃毛时顺着毛发生长的方向剃除毛发。

（4）操作时皮肤绷紧，剃毛刀应与皮肤成45°。

（5）注意备皮范围。

（二）手术野皮肤消毒

1. 目的

皮肤消毒的目的主要就是杀灭暂居菌，最大限度地杀灭或减少常居菌，避免手术部位感染。

2. 原则

（1）充分暴露消毒区域，以保证消毒效果。

（2）使用碘酊消毒待干后，再用 75% 乙醇脱碘。

（3）消毒顺序以切口为中心，由内向外、从上到下消毒。感染切口或肛门区消毒，应由外向内。已接触边缘的消毒纱布，不得返回中央涂擦。

（4）消毒范围以切口为中心向外 20 cm。

3. 方法

（1）检查皮肤清洁情况。

（2）手术医生待外科手消毒后，用无菌海绵钳夹持小纱布或棉球，在弯盘中蘸消毒液。

（3）常用 0.5% 聚维酮碘进行手术区皮肤消毒。因为该消毒剂有碘酊相同的杀菌能力，对皮肤的刺激性较小。

（4）用两把无菌海绵钳按产品说明书进行消毒。

4. 方式

（1）小手术野用环形或螺旋形方式消毒。

（2）大手术野常使用平行形或叠瓦形方式消毒。

（3）离心形消毒：清洁切口皮肤消毒应从手术野中心部开始向周围涂擦。

（4）向心形消毒，感染伤口或肛门、会阴部的消毒，应从手术外周围清洁部向感染伤口或肛门、会阴部涂擦。

5. 不同手术部位常用的消毒液

由于手术患者年龄和手术部位不同，手术野皮肤所用的消毒剂种类也会不同。

（1）婴幼儿皮肤消毒：婴幼儿皮肤柔嫩，一般用 70% 乙醇或 0.75% 碘伏消毒。

（2）颅脑外科、骨关节、心胸外科手术区皮肤消毒：0.5% 聚维酮碘消毒。

（3）普通外科手术皮肤消毒：0.5% 聚维酮碘消毒。

（4）会阴部、面部等处手术区，用 0.3% 或 0.5% 碘伏消毒。

（5）耳鼻喉、口手术消毒：面部皮肤用 75% 乙醇消毒两遍。口腔黏膜、鼻部黏膜消毒用 0.5% 碘伏。

（6）植皮手术供皮区皮肤消毒：70% 乙醇消毒擦涂 2 ~ 3 遍。

（7）皮肤受损感染者的消毒：烧伤清创和新鲜创伤的清创，用无菌生理盐水反复冲洗，至创面基本上清洁时拭干。烧伤创面按其深度处理。创伤伤口用 3% 过氧化氢和 1 ∶ 10 碘伏浸泡消毒，外周皮肤按常规消毒。创伤较重者在缝合伤口前还需要重新消毒铺巾。

6. 手术野皮肤消毒范围

手术切口周围 15 ~ 20 cm 的区域，四肢手术皮肤消毒范围：周围消毒，上下各超过一个关节。

7. 注意事项

（1）检查消毒区皮肤清洁情况，如油垢较多或有胶布痕迹，应用汽油或乙醚擦净。消毒区有感染伤口，应最后处理。

（2）外科手消毒后，持无菌海绵钳夹碘伏纱布消毒皮肤。

（3）涂擦各种无菌消毒溶液时，应稍用力，以切口为中心向四周涂擦，不得返回中心，消毒感染切口或肛门部时应从四周皮肤向切口或肛门涂擦。

（4）消毒腹部皮肤时，先向脐窝中滴消毒溶液，待皮肤消毒完毕再擦净。

（5）碘伏纱布溶液勿过多，消毒范围超过手术切口 15 ~ 20 cm。

（6）注意操作者双手勿与患者皮肤或其他物品接触，消毒钳不得再放回器械台上。

（7）床单浸湿，应更换或加铺无菌巾，避免术中皮肤损伤。

（8）注意脐部、腋下、会阴部等皮肤皱褶处的消毒。

（三）手术切口铺巾

1. 目的

显露手术切口所必需的最小区域皮肤外，遮盖手术患者其他部位，使手术区域成为一个较大范围的无菌区域，以避免和减少手术中的污染。

2. 原则

铺单时，既要避免手术切口暴露太小，又要尽量不使切口周围皮肤显露在外。手术区周围一般应有4～6层无菌巾遮盖，其外周至少有两层。小手术仅铺无菌孔巾一张即可。

3. 顺序

一般是先铺4张治疗巾。铺单顺序为：穿了手术衣，先铺近侧，再铺下侧、对侧、上侧。未穿手术衣，先铺下侧、对侧、上侧，最后铺近侧。从上方至下铺中单，最后铺无菌洞单。

4. 范围

头端要铺盖过患者头部和麻醉架，两侧及足端应下垂超过手术台边缘30 cm。

5. 手术铺巾

（1）开颅手术

①用物：开腹包，颅脑手术洞单。

②方法：中单对折，加治疗巾1张，铺至患者头下。4张治疗巾三分之一对折铺切口四周。从头端向脚端依次横拉中单3张。以切口为中心，铺2张脑外科洞单。根据器械车摆放的位置，酌情加铺中单在托盘上。9×28三角针4号丝线将切口巾与洞巾缝于头皮上保护切口，手术切口周围粘贴脑外科手术贴膜。治疗巾1张横折，用2把巾钳固定于托盘左右两侧用作布袋或专用收集袋。

（2）上肢手术

①用物：普通包，肢体包。

②方法：患者平卧于手术台上，患侧肢体抬高，二分之一横折中单横铺于手外科手术台上。在手外科手术台上，横铺大单一张。四分之一横折治疗巾围上肢根部，巾钳固定。切口以下用对折治疗巾或三分之一折治疗巾包裹后无菌绷带缠绕，将患肢放于手外科手术台上。沿患者身体纵铺大单一张，于患肢下大单连接处用两把巾钳固定，手术部位下铺一张中单。

（3）下肢手术

①用物：普通包，肢体包。

②方法：消毒好的患肢抬高，于会阴部塞一团状治疗巾。在患肢下横铺两张大单至患

肢根部。四分之一横折治疗巾包裹大腿根部，巾钳固定。无菌腿套包裹大腿下部，无菌胶布粘贴固定。在患者身体上方横铺一张大单，大单下缘应超过大腿根部，遮住治疗巾。铺U形单，将U形单牢固粘贴在患者下肢皮肤上，以达到严密封闭的目的。

（4）肱骨倒打钉手术

①用物：普通包，肢体包。

②方法：患侧上肢抬高，纵铺大单于手臂支撑架围绕肢体根部，铺切口巾。在患肢远端套上无菌袖套，用无菌胶布固定，胶布应低于肘关节。纵铺一张大单，斜拉一张中单，以遮盖患者头肩部。铺U形单，注意粘胶应粘贴于患者皮肤上，已达到严密封闭的效果。

（5）股骨倒打钉手术

①用物：普通包，肢体包。

②方法：患肢抬高，横向铺大单一张，在大腿根部铺4张切口巾。一次性腿套套至患者膝关节下方，用无菌胶布粘贴固定，注意胶布应低于膝关节。在患者腹部头部横铺一张大单。粘贴U形单，注意保护粘贴者的手部，避免污染。

（6）牵引床铺巾。

①用物：普通包，肢体包。

②方法：对折中单塞于患者臀下，在切口的上方和对侧铺三张切口巾。在患肢远端横铺一张大单，在患者身体和健肢纵铺一张中单，在切口上方横铺一张大单。铺近侧切口巾，切口巾远端用组织钳固定。在患肢上粘贴一张U形单，在躯干部粘贴另一张U形单。切口处粘贴脑外科贴膜。

（7）俯卧位手术

①用物：开腹包。

②方法：二分之一横折中单塞于患者两侧。四分之一横折治疗巾按近侧、下侧、对侧、上侧的顺序铺于切口四周。在切口上缘于麻醉头架之间横铺一张中单，在切口下缘与床尾横铺两张中单。用无菌纱布擦干手术切口周围皮肤，粘贴手术贴膜固定切口巾。铺洞巾，开口正对切口。洞巾短端向上打开铺于麻醉头架，下端打开铺于患者腿部。

（8）颈椎前路手术

①用物：开腹包。

②方法：治疗巾卷成球状塞于颈部两侧，在切口近侧、对侧、下侧铺切口巾。二分之一横折中单铺于切口上方。在切口上方左右交叉斜拉两张中单，从切口下方至手术床尾横铺中单三张，在手术区粘贴手术贴膜，铺洞巾。

（9）髋关节置换手术

①用物：开腹包。

②方法：二分之一横折中单塞于患者身体两侧，抬高患者下肢横铺一张大单。四张切口巾铺于患者大腿根部。将卷好的腿套套于患者下肢。注意保护双手不被污染。在切口上方横铺一张大单。粘贴手术贴膜。铺 U 形单。注意将 U 形单粘贴至患者皮肤上以达到密闭的效果。

（10）膝关节镜手术

①用物：一次性手术包，中单两张。

②方法：将患肢从一次性洞单中穿出，洞单长端朝向健侧，短端朝向患侧，收紧洞口，巾钳固定。在托盘上横铺一张一次性中单，在患腿下横铺一张一次性中单，两端分别放于健腿和托盘上。在托盘上横铺一张布中单，患腿下横铺一张布中单两端分别放于健腿上和托盘上。套好无菌袜套。两把巾钳将无菌袜套固定于布中单上。

（11）肩关节手术

①用物：普通包，肢体包。

②方法：将一大单打开纵铺于患肢手臂下方，在患者身体上纵铺一张大单，在患侧头肩部斜铺一张大单，用无菌袜套包裹患侧上肢，粘贴手术贴膜，粘贴 U 形单，将手臂放 U 形单上面，若肩关节置换手术，在小托盘上铺无菌台（对折治疗巾一张铺至小托盘，横铺两张中单，将小托盘移至患者患侧，将手臂放于小托盘上），以支撑患侧上臂。

（12）甲状腺手术铺巾

①用物：开腹包。

②方法：治疗巾卷成团塞于患者颈部两侧，治疗巾四分之一横折从近侧、下侧、对侧、上侧铺切口周围，巾钳固定。在头部托盘上横铺两张中单，在切口下缘器械托盘之间横铺两张中单，在器械托盘上横铺一张中单，必要时增加一张横铺的中单。铺洞单对准切口，按先近侧、后对侧，先上侧、后下侧的顺序打开洞单。

（13）直肠截石位手术

①用物：开腹包。

②方法：二分之一横折中单，四分之一横折治疗巾塞患者臀下。四分之一横折治疗巾铺于腹部切口的近侧、上侧、对侧，条状治疗巾铺于腹部切口下侧缘。四分之一横着切口巾铺于会阴部切口左右两侧。巾钳固定。二分之一横折中单铺于患者左腿，左腿上横铺两张中单。在切口与麻醉头架之间横铺两张中单，在患者右腿与器械托盘上横铺 4 张中单。铺洞单，将洞单开口对准腹部切口，短端展开铺于麻醉头架上，长端展开盖住左腿，铺于

器械托盘上。酌情在器械托盘上增加一张横铺的中单。

（14）腹部手术

①用物：开腹包。

②方法：治疗巾四分之一横折按切口近侧、下侧、对侧、上侧缘的顺序铺于切口的四周，巾钳固定。打开中单，横铺切口上缘。在切口下缘与器械托盘之间横铺一张中单，器械托盘上横铺一张中单。必要时，在器械托盘上增加一张中单。洞单开口对准腹部切口，短端展开铺于麻醉头架上，长端展开盖住左腿，铺于器械托盘上。

（15）肝胆手术

①用物：开腹包。

②方法：对折中单塞于右侧身体下，铺切口巾，治疗巾四分之一横折，按近侧、下侧、对侧、上侧铺于切口四周，巾钳固定。打开中单，横铺于切口上缘，在切口下缘与器械托盘之间横铺一张中单，在器械托盘上横铺一张中单。必要时，在托盘上增加一张中单。将洞单开口对准腹部切口，短端展开铺于麻醉头架上，长端展开盖住左腿，铺于器械托盘上，以切口为中心粘贴手术贴膜。

（16）蛙位手术铺巾

①用物：普通包。

②方法：四分之一横折治疗巾按近侧、上侧、对侧、下侧的顺序铺于切口四周，巾钳固定。两张二分之一横折中单分别覆盖患者双腿。在头架与左下肢之间斜铺一张中单，在头架与右下肢之间斜铺一张中单，与上一张中单成交叉状。在头架与切口之间横铺一张中单，在患者右腿上横铺一张中单，在患者左腿上横铺一张中单。

（17）妇科腹腔镜手术

①用物：一次性手术包。

②方法：臀下垫二分之一横折中单、四分之一横折治疗巾各一张。以切口为中心铺4张切口巾。与耻骨联合上铺一张条形治疗巾，巾钳固定，左右下肢和大腿根部各铺一张二分之一横折中单。两人协助铺洞单。洞单长端打开铺于麻醉头架上，短端打开盖住下肢双腿。

（18）妇科截石位手术

①用物：开腹包。

②方法：二分之一横折中单加四分之一折治疗巾垫于臀下。铺切口巾，以切口为中心按近侧、上侧、对侧、近侧的顺序铺于切口四周，并用巾钳固定四角。双下肢齐大腿根部各铺一张二分之一横折中单，二分之一横折中单铺于麻醉头架上，横铺中单一张于患者胸腹部，双下肢再各横铺一张中单即可。

（19）冠状动脉搭桥术铺巾

①用物：开腹包。

②方法：双下肢抬高，于手术台上横铺中单两张。二分之一横折中单纵向铺于中单之上。条形治疗巾遮盖会阴部，三分之一横折治疗巾分别包裹双脚。无菌绷带包扎妥当，松紧适度。注意暴露大隐静脉，胸部切口铺巾方法，条形治疗巾裹成团状分别塞于患者颈部左右两侧，二分之一横折中单分别塞于患者身体左右两侧，以切口为中心，分别铺切口巾，从头端至脚端逐次横拉中单两张，下肢分别纵向铺中单两张，分别遮盖于左右下肢上。贴手术贴膜于胸部切口和下肢切口上。铺洞巾，注意距洞单口的长端打开向上铺于麻醉头架上，短端打开向下铺于腿部。

（20）体外循环手术

①用物：开腹包。

②方法：条形治疗巾裹成团状分别塞于患者颈部左右两侧，二分之一横折中单分别塞于患者身体左右体侧，以切口为中心，分别铺切口巾，从头端至脚端横铺中单5张，贴切口手术贴膜。洞单开口的短端展开向上铺于麻醉头架上，长端展开铺于器械托盘上。

（21）侧卧位手术

①用物：开腹包。

②方法：二分之一横折中单塞于患者左右体侧，以切口为中心，铺四张切口巾。两人横铺中单一张于麻醉头架上，再斜拉中单一张遮盖双上肢。然后从头至脚两人依次横铺中单三张。粘贴手术贴膜。铺洞单，洞单开口的长端展开向上铺于麻醉头架上，短端展开向下铺于手术器械托盘上。

（22）麻花位手术（食管中段癌手术）

①用物，开腹包。

②方法：条形治疗巾卷成团状塞于左颈部，二分之一对折中单塞于患者左右体侧。以切口为中心成三角形铺左颈部切口巾，三角形的底部治疗巾不展开，成条形。按同侧、会阴部、对侧的顺序铺胸腹部切口巾。为减少周围皮肤不必要的暴露，胸腹部切口旁常增加一张四分之一折叠的治疗巾，两人交叉牵拉中单两张铺于头端。横铺中单于器械托盘上。横铺中单三张遮盖腹部和腿部器械托盘。贴手术贴膜于切口。铺U形单时，U形口朝向头端，顺序展开，注意粘贴部于U形口处连接紧密。

（23）耳、鼻、喉、眼部手术

①用物：普通包。

②方法：一张对折中单和一张四分之一治疗巾置于患者头枕部，注意治疗巾在上包裹头部，以巾钳固定，于患者头部左右交叉各铺治疗巾一张，额部齐眉处铺治疗巾一张，遮

住头以上部分，露出手术切口，治疗巾交叉处，用巾钳固定。面部左右交叉各铺中单一张，额部横铺中单一张，中单尾端于胸部交叉固定，胸腹部再铺中单一张，扩大无菌区域。

（24）乳房手术

①用物：开腹包。

②方法：对折中单纵铺于患侧上肢下的手部手术台，从手臂根部向外铺两张中单在手部手术台上。用治疗巾对折包裹肘关节以下的手臂，用无菌绷带缠好。以切口为中心，按近侧、下侧、对侧的顺序铺切口巾，再用一张中单对折铺于头侧并遮住麻醉头架，用巾钳固定。从头至脚依次横铺中单三张。展开洞巾，患侧上肢从洞巾开口内穿出。双乳手术时须铺左右两个手部手术台，双侧肘关节以下，须用无菌绷带缠绕，将双上肢从双乳洞巾洞口内穿出。

第三节 手术患者急救护理技术

一、手术患者呼吸、心搏骤停的急救护理技术

心搏骤停是由于各种原因导致心脏突然停止正常收缩和供血功能，使全身血液循环中断，各组织器官严重缺氧和代谢障碍的一系列表现。心搏骤停有原发性和继发性两种，而手术患者出现呼吸、心搏骤停见于多种情况，如，冠心病、心肌梗死、风湿性心脏病、心肌病、先天性心脏病、脑血管意外、严重外伤、中毒、水电解质和酸碱平衡失调、麻醉或手术意外、低温、休克等。手术患者一旦发生呼吸、心搏骤停应立即组织抢救，积极挽救患者的生命。

（一）心搏骤停的临床表现

1. 意识消失。

2. 大动脉无搏动，颈动脉、股动脉搏动消失。

3. 无自主呼吸。

4. 心搏停止，心音消失。

5. 瞳孔散大、对光反射消失。

6. 手术切口不出血，手术野血色暗红。

7. 心、脑电图呈一直线。

（二）急救措施

1. 一般措施

（1）患者进入手术室，在手术开始前发生呼吸心搏骤停时，应立即行胸外心脏按压、人工呼吸、气管插管，快速建立静脉通道，根据医嘱应用抢救药物。同时，呼叫其他医护人员协助抢救。必要时准备开胸器械，行胸内心脏按压术，在抢救过程中注意心、肺、脑复苏，必要时开放两条静脉通道。

（2）术中患者出现呼吸心搏骤停时，先行胸外心脏按压术，未行气管插管的患者，应立即行气管插管辅助呼吸，必要时再建立一条静脉通道。巡回护士应协助麻醉医师进行相关处理，准确、有效地执行医嘱，以各种途径向护士长汇报，请求支援。洗手护士应坚守岗位，准确配合手术医师进行抢救工作。

（3）参加抢救人员应注意互相密切配合，有条不紊，严格查对，及时做好记录，由现场职位或职称最高麻醉医师负责指挥，其余人员听从安排，按要求分工协作，一线麻醉医师负责抢救记录，术后整理呈交上级医师审查，保留各种药物安瓿及药瓶，做到据实准确地记录抢救过程。

（4）护理值班人员严格遵守科室各项规章制度，坚守岗位，术中密切观察病情，及时发现病情变化，尽快采取抢救措施。

（5）急救物品做到"四固定"，班班清点交接，使完好率达 100%，保证应急使用。

（6）及时留取送检各种标本。

（7）为患者保暖或降温。

（8）护理人员熟练掌握心肺复苏流程及各种急救仪器的使用方法和注意事项。

（9）术后患者由二线麻醉医师、巡回护士送返病房，与病房医师和护士做好交接班。进行术后随访并做好记录。

2. 心肺复苏

（1）胸外心脏按压

①体位：患者仰卧于硬板床上或按压板上。

②成年人：用推额提颌法或双下颌上提法开放气道，头后仰 90°，保持呼吸道通畅；胸外心脏按压，术者左手掌根置于胸骨下段 1/2 段，剑突上方 2 横指或两乳头连线中点，

双手掌根重叠，双臂垂直按压胸骨，按压深度 4 ~ 5 cm，按压频率 100 次 /min。

③儿童：开放气道，头部后仰呈 60°。胸外心脏按压：按压部位是胸骨下 1/2 段；按压方式为以单手掌根不单臂垂直按压；按压深度 2.5 ~ 4.0 cm，按压频率 100 次 /min。

④婴儿：开放气道，头部后仰呈 30°。胸外心脏按压：按压部位是胸骨下 1/2，两乳头连线正中下一横指处；按压方式为食指、中指、无名指并拢横置于胸骨上，将食指抬起，以中指、无名指的指腹同时用力垂直向下按压；按压深度 1.5 ~ 2.5 cm；按压频率 110 ~ 120 次 /min。

⑤胸外心脏按压的同时，给予人工呼吸，比例为 30∶2，在进行人工呼吸时，应暂停按压。

（2）控制呼吸

①畅通气道：吸痰，保持呼吸道通畅。

②进一步维持有效换气和循环。持续纯氧吸入并加强通气，并注意吸出气道中的痰液，防止胃内容物反流入肺。固定好气管插管，给予人工球囊挤压或用人工呼吸机进行机械通气辅助呼吸。保持管道通畅，防止扭曲或呼吸道梗阻。抬高下肢以增加回心血量，提高复苏成功率。

3. 胸外电除颤术

心电监护和抗心律失常治疗。建立人工呼吸和循环后监测心电图，明确心搏骤停性质，并连续监测，针对不同心律失常及时选用抗心律失常药物或电技术治疗。室颤，有细颤时静注肾上腺素使之变为粗颤，用非同步除颤，能量 200 J、300 J、360J；若不成功，首选利多卡因 1.0 ~ 1.5 mg/kg 静注，每 3 ~ 5 min 重复，然后再除颤。

4. 常用抢救药物

拟肾上腺素药：盐酸肾上腺素、多巴胺、异丙肾上腺素。强心药：毛花苷 C（西地兰）。血管扩张剂：硝酸甘油、硝普钠。抗心律失常药：2% 利多卡因。利尿剂：呋塞米。激素类：地塞米松、甲基泼尼松龙、氢化可的松。抗胆碱药：阿托品。其他药物：5% 氯化钙、10% 氯化钾、5% 碳酸氢钠等。如心电图示反复室颤发生于缓慢心律失常或房室传导阻滞基础上，宜用阿托品、肾上腺素、异丙基肾上腺素，有起搏条件时可试行人工心脏起搏治疗。

（三）心肺复苏的有效指证

1. 心电图恢复。

2. 触及大动脉搏动，如肱动脉有搏动，收缩压高于 80 mmHg（10.6 kPa）。

3. 瞳孔由大变小，对光反射及吞咽反射恢复。

4. 自主呼吸恢复。

5. 口唇及甲床转红润。

二、手术患者休克的急救护理技术

（一）休克的定义

休克是由于组织有效循环血量灌注不足引起的代谢障碍和细胞受损。休克可分为低血容量性休克、感染性休克、心源性休克和神经性休克四类，外科休克主要是前两种，术中发生的休克多为低血容量性休克。

（二）临床表现

早期精神紧张或烦躁，面色苍白，手足湿冷，心搏加快，血压稍高，晚期血压下降，收缩压低于 80 mmHg（10.7 kPa），脉压低于 20 mmHg（2.67 kPa），心律增快，脉搏细速，皮肤湿冷，全身无力，尿量减少，反应迟钝，意识模糊，昏迷。

（三）低血容量性休克的处理

1. 积极处理原发病

在补充血容量的同时尽快止血，或先采取姑息性止血措施，待休克初步纠正后再进行根本止血。

配合要点：患者送入手术室后，仰卧于手术床并给氧；迅速建立静脉通道，保持输液速度；四肢外伤患者应及时用止血带结扎止血，同时记录止血带时间；开放性出血者，给予弯血管钳将活动性出血点先行钳夹止血。

2. 补充血容量

低血容量性休克的失液量常难准确估算，需要依靠临床症状、中心静脉压、尿量等判断，大量输血以鲜血或近期血为宜，也可用羧甲淀粉用品。补液应以平衡液及生理盐水为主，在休克的治疗中，中心静脉压的观察是极有价值的，动脉压较低，中心静脉压低提示血容量不足；动脉压较低，而中心静脉压偏高提示补液量过多或心功能不全。

配合要点：及时发现休克的早期症状，协助麻醉医生置管，由于快速输液，因此，应密切观察患者心肺情况，以防发生急性心力衰竭。常规留置导尿管，记录每小时尿量。在大量输用库存血时，每输完 1000 mL 后静脉缓慢推注 10% 葡萄糖酸钙 10 mL，中和枸橼酸。库存血在输入前应适当加温，防止患者体温过低，病情加重。密切观察患者的生命体征、中心静脉压、尿量及输液速度等情况。

3. 纠正酸碱平衡失调

创伤性休克早期常出现代谢性碱中毒，是由于贮钠排钾作用，若由于剧痛造成严重组织缺氧，产生大量酸性代谢产物则形成代谢性酸中毒。

配合要点：及时抽取血液标本送血气分析，根据实验室报告，执行医嘱用药。常用药物有 5% 碳酸氢钠溶液、三羟甲基氨基甲烷等。

4. 血管活性药物的应用

目的在于防止肾衰和 DIC 的发生，常用药物有多巴胺、山莨菪碱（654-2）、酚妥拉明等。

配合要点：在应用血管活性药物时必须注意单位时间内用药的剂量并做好记录，一边随时调整。在应用某些药物时不能让药液外渗，以免引起组织坏死。若出现血尿，皮肤黏膜出血，注射部位大片瘀斑出现并发 DIC，应及时报告医生给予处理。

三、手术中大出血的急救护理技术

手术中经常会出现一些紧急情况，危及患者的生命安全，包括术中大出血、心搏呼吸骤停等意外情况，本节主要介绍手术中大出血的定义、原因及急救措施等。

（一）大出血的定义

1. 成年人输血需求超过 150 mL/min。

2. 3 h 内，血液替换超过 50%。

3. 24 h 内，替换一个血容量，或者输红细胞不少于 10 单位。

（二）术中大出血的常见原因

1. 创伤患者（骨盆骨折、后腹膜出血、胸腔内出血、颅脑开放性损伤等）。

2. 产科大出血（前置胎盘剥落、子宫破裂、急性宫外孕、产后子宫收缩不良等）。

（三）巡回护士配合

1. 密切观察病情，一旦出现大出血应立即协助麻醉医生进行相关处理，准确、有效地执行医嘱，迅速向护士长汇报，请求支援。

2. 建立两条以上的静脉输液通道，如周围血管萎陷或肥胖患者静脉穿刺困难时，立即行中心静脉插管，同时检测 CVP。患者为腹腔内出血，不宜采用下肢静脉补液，因为液体从破裂血管进入腹腔，加重患者病情。

3. 改善组织灌注，取平卧位或休克体位（头、躯干抬高 20～30°，下肢抬高 15～20°），防止膈肌及腹腔脏器上移影响心肺功能。

4. 根据医嘱，迅速补充血容量，如，快速输注平衡液、贺斯、血定安（琥珀酰明胶）、红细胞及其他成分血，预防心搏骤停。一旦心脏骤停必须立即进行心肺复苏，时间延误将影响抢救治疗效果。护士主动、迅速地协助麻醉医师进行心脏按压及人工呼吸，备好呼吸机、除颤仪、开胸包、急救药品等，随时执行医嘱，并准确记录。

5. 准确评估出血量：评估手术野出血量并及时与手术医生、麻醉医生沟通，使用定量法测量失血量（如吸引器和纱布），为输血补液提供依据。

6. 根据医嘱，合血、取血，若无禁忌证，使用血液回输装置。

7. 及时保障手术台上止血用器械、物品等。血压下降时心搏加快，及时补充血容量，可先输入血浆代用品，迅速准备升压药品，加压输血器等，及时采取措施，预防血压下降，准备急救药物，根据医嘱使用血管收缩药，如多巴胺、间羟胺、去甲肾上腺素等。必要时，在近心端建立静脉通道，对危重或估计术中大出血的患者，术前应使用大号留置针或颈内静脉穿刺。

8. 安全输血。

（1）正常成年人血液容量约为标准体重的 7%，儿童是 8%～9%，体重 70 kg 成年人血容量约 5000 mL。

（2）大量输入库血时，应加温后输入，以保持体内温度的恒定；并注意输血后电解质、酸碱平衡紊乱和凝血功能变化乃至枸橼酸中毒（抽搐或惊厥、手术野渗血增多、血压下降、心律失常等）发生。

（3）尽量在出血被控制的情况下输血。由于休克时患者外周循环差或供血者血液黏稠度高，抗凝剂用量不足等原因，使输血进行一半左右时仍遇到输血不畅，千万不能用挤压输液管的方法加压输血，因为经过挤压的血液已经发生了质变，特别是红细胞、血小板遭到大量破坏，所以，虽输血却起不到应有的疗效，应该立即使用加压输血器或重新穿刺大血管或做静脉切开等方法进行。

（四）洗手护士配合

1. 洗手护士应熟悉手术配合过程和步骤，做到动作迅速，敏捷传递手术器械，密切配合手术医生操作，严格执行无菌操作和查对制度。打开体腔前、关体腔前后与巡回护士认真清点器械物品，杜绝异物遗留体腔。

2.评估手术野出血量，与麻醉医生沟通，共同评估大量微血管出血（即凝血障碍），并使用定量法测量失血量（如，吸引器和纱布）。

3.洗手护士应密切观察手术野，对不能立即明确出血部位者，最常用的方法是以纱布压迫，暂时中止出血，以稳定病情和术者的情绪，提供充分时间对严重出血部位及其解剖情况进行思考，包括如何更好地进行显露、如何定位出血部位，以及如何对其实现牢靠的止血。及时准备止血或抢救器械及物品，准备配合医师进行止血工作。

4.协助手术医师采取各种止血措施：①结扎、缝扎法；②血管吻合补片加固法；③按压后修复法；④不锈钢图钉钉合法（盆壁静脉丛出血）；⑤球囊阻断后止血修复法；⑥动脉切断后修复静脉（如髂静脉大出血时）再重建动脉法；⑦脏器离体修复重建法（如严重肾损伤）；⑧长纱条填充法。

5.配合抢救时应动作迅速、反应灵活，及时提供一切用物。密切注意手术台上一切动向，做到"眼观六路，耳听八方"。

（五）配合要点

术前充分评估患者，做到心中有数，特殊物品的准备（加压输血器），术中准确评估出入量，输液输血史。严格执行查对制度，准确、及时输注各种血液制品，填写患者输血过程检测表，执行医嘱后及时签字。

大出血患者应在术前评估出血量，同时加强术中血流动力学检测，迅速恢复有效血容量，注意保温。治疗应以胶体为主的容量补充，同时应用自体血液回输，积极纠正电解质紊乱和酸碱失衡，注意凝血制品应用时机，以取得良好预后。

四、手术患者突发恶性高热的急救护理技术

恶性高热（MH）是一种家族遗传性骨骼肌疾病，当与诱发因素作用时发生骨骼肌异常，且以高代谢为主要特征的一种急性综合征。主要是全麻时麻醉药物，以氟烷和琥珀胆碱多见诱发的骨骼肌暴发性高代谢状态，伴有呼吸性或代谢性酸中毒以及细胞通透性增强，导致高热和肌强直。全麻用琥珀胆碱发生率为1：60 000，不用琥珀胆碱为1：220 000。

（一）临床表现

恶性高热症状并不固定，早起以心动过速、皮肤潮红、出汗较多见。典型症状是经硫喷妥钠及琥珀胆碱诱导，但下颌肌紧张而不松弛，气管插管困难，以后在吸入氟烷、安氟醚过程中逐渐发生全身肌强直，随即突发高热（全麻后20～40 min），体温升高速度很快，

每 15 min 增高 0.5 ℃，平均每 2 h 升高 1.3 ℃，体温很快升至 45 ~ 46 ℃。

（二）预防和急救措施

1. 预防

恶性高热重在预防，在全麻期间监测体温有助于早期发现高热。监测中心温度，因恶性高热时皮肤血管收缩，皮肤温度下降。

2. 恶性高热的紧急治疗方案

（1）立即停用所有促发恶性高热的药物。

（2）纯氧过度通气，更换新的麻醉机和钠石灰。

（3）立即应用丹曲林（坦屈洛林，Dantrolene）2.5 mg/kg 静注，继续应用直至征象恢复正常（总剂量可达至 10 ~ 20 mg/kg），用坦屈洛林 1 mg/kg 静注，维持 9.6 h。

（4）立即用碳酸氢钠 2 mmol/kg 静滴纠正代谢性酸中毒，滴完后做血气分析。

（5）高钾血症用碳酸氢钠或葡萄糖 0.5 g/kg 加胰岛素 0.15 U/kg。

（6）用冰生理盐水、降温毯、体腔灌洗、体外循环降温。

（7）如持续存在心律失常，用普鲁卡因胺 3 mg/kg 静注，最大剂量为 15 mg/kg。

（8）监测动脉血气，静脉血气（中心静脉或肺动脉）、尿量、中心体温、呼气末二氧化碳分压（$PETCO_2$）、血钾、钙、乳酸盐、肌酸激酶（CK）、尿肌红蛋白、凝血酶原时间、部分凝血酶原时间。

（9）维持尿量每小时高于 1 mL/kg，用甘露醇、呋塞米扩容。

（10）病情稳定后转至 ICU。

（11）ICU 观察稳定 24 ~ 48 h，监测恶性高热的复发和晚期并发症。

（12）拔管及病情稳定后，改用坦屈洛林 1 mL/kg 口服。

（三）配合要点

1. 恶性高热发生后立即向麻醉科主任及护士长汇报，组织抢救。

2. 准备急救车、变温毯、除颤仪等抢救仪器及物品。

3. 抢救工作有条不紊，护士长组织手术室护理人员抢救，各位人员分工合作，及时执行抢救医嘱，并由专人负责记录。

4. 严密观察患者病情变化，发现异常情况，及时与麻醉医师及手术医师沟通。

5. 书写案例及分析，记录发生及抢救过程，为临床工作积累经验，也可作为宝贵的科研资料。

第四章 呼吸系统疾病护理技术

第一节 支气管扩张

支气管扩张（Bronchiectasis）是指直径大于 2 mm 的支气管由于管壁的肌肉和弹性组织破坏引起的慢性异常扩张。临床特点为慢性咳嗽、咳大量脓性痰和（或）反复咯血。患者常有童年麻疹、百日咳或支气管肺炎等病史。随着人民生活条件的改善，麻疹、百日咳疫苗的预防接种，以及抗生素的应用，本病发病率已明显降低。

一、病因及发病机制

（一）支气管 – 肺组织感染和支气管阻塞

是支气管扩张的主要病因。感染和阻塞症状相互影响，促使支气管扩张的发生和发展。其中，婴幼儿期支气管 – 肺组织感染是最常见的病因，如，婴幼儿麻疹、百日咳、支气管肺炎等。

由于儿童支气管较细，易阻塞，且管壁薄弱，反复感染破坏支气管壁各层结构，尤其是平滑肌和弹性纤维的破坏削弱了对管壁的支撑作用。支气管炎使支气管黏膜充血、水肿、分泌物阻塞管腔，导致引流不畅而加重感染。支气管内膜结核、肿瘤、异物引起管腔狭窄、阻塞，也是导致支气管扩张的原因之一。由于左下叶支气管细长，且受心脏血管压迫引流不畅，容易发生感染，故支气管扩张左下叶比右下叶多见。肺结核引起的支气管扩张多发生在上叶。

（二）支气管先天性发育缺陷和遗传因素

此类支气管扩张较少见，如，巨大气管 – 支气管症、Kartagener 综合征（支气管扩张、鼻窦炎和内脏转位）、肺囊性纤维化、先天性丙种球蛋白缺乏症等。

（三）全身性疾病

目前，已发现类风湿关节炎、克罗恩病、溃疡性结肠炎、系统性红斑狼疮、支气管哮喘等疾病可同时伴有支气管扩张；有些不明原因的支气管扩张患者，其体液免疫和（或）细胞免疫功能有不同程度的异常，提示支气管扩张可能与机体免疫功能失调有关。

二、临床表现

（一）症状

1. 慢性咳嗽、大量脓痰

痰量与体位变化有关。晨起或夜间卧床改变体位时，咳嗽加剧、痰量增多。痰量多少可估计病情严重程度。感染急性发作时，痰量明显增多，每日可达数百毫升，外观呈黄绿色脓性痰，痰液静置后出现分层的特征：上层为泡沫；中层为脓性黏液；下层为坏死组织沉淀物。合并厌氧菌感染时痰有臭味。

2. 反复咯血

50% ~ 70% 的患者有程度不等的反复咯血，咯血量与病情严重程度和病变范围不完全一致。大量咯血最主要的危险是窒息，应紧急处理。部分发生于上叶的支气管扩张，引流较好，痰量不多或无痰，以反复咯血为唯一症状，称为"干性支气管扩张"。

3. 反复肺部感染

其特点是同一肺段反复发生肺炎并迁延不愈。

4. 慢性感染中毒症状

反复感染者可出现发热、乏力、食欲缺乏、消瘦、贫血等，儿童可影响发育。

（二）体征

早期或干性支气管扩张多无明显体征，病变重或继发感染时在下胸部、背部常可闻及局限性、固定性湿啰音，有时可闻及哮鸣音；部分慢性患者伴有杵状指（趾）。

三、辅助检查

（一）胸部 X 线检查

早期无异常或仅见患侧肺纹理增多、增粗现象。典型表现是轨道征和卷发样阴影，感染时阴影内出现液平面。

（二）胸部 CT 检查

管壁增厚的柱状扩张或成串成簇的囊状改变。

（三）纤维支气管镜检查

有助于发现患者出血的部位，鉴别腔内异物、肿瘤或其他支气管阻塞原因。

四、诊断要点

根据患者有慢性咳嗽、大量脓痰、反复咯血的典型临床特征，以及肺部闻及固定而局限性的湿啰音，结合儿童时期有诱发支气管扩张的呼吸道病史，一般可做出初步临床诊断。胸部影像学检查和纤维支气管镜检查可进一步明确诊断。

五、治疗要点

治疗原则是保持呼吸道引流通畅，控制感染，处理咯血，必要时手术治疗。

（一）保持呼吸道通畅

1. 药物治疗

祛痰药及支气管舒张药具有稀释痰液、促进排痰作用。

2. 体位引流

对痰多且黏稠者作用尤其重要。

3. 经纤维支气管镜吸痰

若体位引流排痰效果不理想，可经纤维支气管镜吸痰及生理盐水冲洗痰液，也可局部注入抗生素。

（二）控制感染

是支气管扩张急性感染期的主要治疗措施。应根据症状、体征、痰液性状，必要时参考细菌培养及药物敏感试验结果选用抗菌药物。

（三）手术治疗

对反复呼吸道急性感染或大咯血，病变局限在一叶或一侧肺组织，经药物治疗无效，全身状况良好的患者，可考虑手术切除病变肺段或肺叶。

六、常用护理诊断

（一）清理呼吸道无效

咳嗽、大量脓痰、肺部湿啰音与痰液黏稠和无效咳嗽有关。

（二）有窒息的危险

与痰多、痰液黏稠或大咯血造成气道阻塞有关。

（三）营养失调

乏力、消瘦、贫血、发育迟缓与反复感染导致机体消耗增加以及患者食欲缺乏、营养物质摄入不足有关。

（四）恐惧

精神紧张、面色苍白、出冷汗与突然或反复大咯血有关。

七、护理措施

（一）一般护理

1. 休息与环境

急性感染或咯血时应卧床休息，大咯血患者须绝对卧床，取患侧卧位。病室内保持空气流通，维持适宜的温湿度，注意保暖。

2. 饮食护理

提供高热量、高蛋白、高维生素饮食，发热患者给予高热量流质或半流质饮食，避免冰冷、油腻、辛辣食物诱发咳嗽。鼓励患者多饮水，每天 1500 mL 以上，以稀释痰液。指导患者在咳痰后及进食前后用清水或漱口液漱口，保持口腔清洁，促进食欲。

（二）病情观察

观察痰液量、颜色、性质、气味和与体位的关系，记录 24 h 痰液排出量；定期测量生命体征，记录咯血量，观察咯血的颜色、性质及量；病情严重者须观察有无窒息前症状，发现窒息先兆，立即向医生汇报并配合处理。

（三）对症护理

1. 促进排痰

（1）指导有效咳嗽和正确的排痰方法。

（2）采取体位引流者须依据病变部位选择引流体位，使病肺居上，引流支气管开口向下，利于痰液流出。一般于饭前 1 h 进行。引流时可配合胸部叩击，提高引流效果。

（3）必要时遵医嘱选用祛痰剂或和受体激动剂喷雾吸入，扩张支气管、促进排痰。

2. 预防窒息

（1）痰液排除困难者，鼓励多饮水或雾化吸入，协助患者翻身、拍背或体位引流，以促进痰液排除，减少窒息发生的危险。

（2）密切观察患者的表情、神志、生命体征，观察并记录痰液的颜色、量与性质，及时发现和判断患者有无发生窒息的可能。如，患者突然出现烦躁不安、神志不清，面色苍白或发绀、出冷汗、呼吸急促、咽喉部明显的痰鸣音，应警惕窒息的发生，并及时通知医生。

（3）对意识障碍、年老体弱、咳嗽咳痰无力、咽喉部明显的痰鸣音、神志不清者、突然大量呕吐物涌出等高危患者，立即做好抢救准备，如，迅速备好吸引器、气管插管或气管切开等用物，积极配合抢救工作。

（四）心理护理

病程较长，咳嗽、咳痰、咯血反复发作或逐渐加重时，患者易产生焦虑、沮丧情绪。护士应多与其交谈，讲明支气管扩张反复发作的原因及治疗进展，帮助患者树立战胜疾病的信心，缓解焦虑不安情绪。咯血时医护人员应陪伴、安慰患者，帮助情绪稳定，避免因情绪波动加重出血。

（五）健康教育

1. 疾病知识指导

帮助患者及家属了解疾病发生、发展与治疗、护理过程。与其共同制订长期防治计划。宣传防治百日咳、麻疹、支气管肺炎、肺结核等呼吸道感染的重要性；及时治疗上呼吸道慢性病灶；避免受凉，预防感冒；戒烟、减少刺激性气体吸入，防止病情恶化。

2. 生活指导

讲明加强营养对机体康复的作用，使患者能主动摄取必需的营养素，以增强机体抗病能力。鼓励患者参加体育锻炼，建立良好的生活习惯，劳逸结合，以维护心、肺功能状态。

3. 用药指导

向患者介绍常用药物的用法和注意事项，观察疗效及不良反应。指导患者及家属学习和掌握有效咳嗽、胸部叩击、雾化吸入和体位引流的方法，以利于长期坚持，控制病情的发展；了解抗生素的作用、用法和不良反应。

4. 自我监测指导

定期复查。嘱患者按医嘱服药，教患者学会观察药物的不良反应。教会患者识别病情变化的征象，观察痰液量、颜色、性质、气味和与体位的关系，并记录 24 h 痰液排出量。如有咯血，窒息先兆，立即前往医院就诊。

第二节 支气管哮喘

支气管哮喘是一种慢性气管炎症性疾病，其支气管壁存在以肥大细胞、嗜酸性粒细胞和 T 细胞为主的炎性细胞浸润，可经治疗缓解或自然缓解。本病多发于青少年，儿童多于成人，城市多于农村。近年来的流行病学显示，哮喘的发病率或病死率均有所增加，我国哮喘发病率为 1% ~ 2%。支气管哮喘的病因较为复杂，大多在遗传因素的基础上，受到体内外多种因素激发而发病，并反复发作。

一、临床表现

（一）症状和体征

典型的支气管哮喘，发作前多有鼻痒、打喷嚏、流涕、咳嗽、胸闷等先兆症状，进而出现呼气性的呼吸困难伴喘鸣，患者被迫呈端坐呼吸，咳嗽、咳痰。发作持续几十分钟至数小时后自行或经治疗缓解。此为速发性哮喘反应。迟发性哮喘反应时，患者气管呈持续高反应性状态，上述表现更为明显，较难控制。

少数患者可出现哮喘重度或危重度发作，表现为重度呼气性呼吸困难、焦虑、烦躁、端坐呼吸、大汗淋漓、嗜睡或意识模糊，经应用一般支气管扩张药物不能缓解。此类患者若不及时救治，可危及生命。

（二）辅助检查

1. 血液检查

嗜酸性粒细胞、血清总免疫球蛋白 E（IgE）及特异性免疫球蛋白 E 均可增高。

2. 胸部 X 线检查

哮喘发作期由于肺脏充气过度，肺部透亮度增高，合并感染时可见肺纹理增多及炎症阴影。

3. 肺功能检查

哮喘发作期有关呼气流速的各项指标，如，第1秒用力呼气容积（FEV1）、最大呼气流速峰值（PEF）等均降低。

二、治疗原则

本病的防治原则是去除病因，控制发作和预防发作。控制发作应根据患者发作的轻重程度，抓住解痉、抗炎两个主要环节，迅速控制症状。

（一）解痉

哮喘轻、中度发作时，常用氨茶碱稀释后静脉注射或加入液体中静脉滴注。根据病情吸入或口服β2-受体激动剂。常用的β2受体激动剂气雾吸入剂有特布他林（喘康速）、沙丁胺醇（喘乐宁、舒喘灵）等。哮喘重度发作时，应及早静脉给予足量氨茶碱及琥珀酸氢化可的松或甲泼尼龙琥珀酸钠，待病情得到控制后再逐渐减量，改为口服泼尼松龙，或根据病情吸入糖皮质激素，应注意不宜骤然停药，以免复发。

（二）抗感染

肺部感染的患者，应根据细菌培养及药敏结果选择应用有效抗生素。

（三）稳定内环境

及时纠正水、电解质及酸碱失衡。

（四）保证气管通畅

痰多而黏稠不易咳出或有严重缺氧及二氧化碳潴留者，应及时行气管插管吸出痰液，必要时行机械通气。

三、护理

（一）一般护理

1. 将患者安置在清洁、安静、空气新鲜、阳光充足的房间，避免接触过敏原，如，花粉、皮毛、油烟等。护理操作时防止灰尘飞扬。喷洒灭蚊蝇剂或某些消毒剂时要转移患者。

2. 患者哮喘发作呼吸困难时应给予适宜的靠背架或过床桌，让患者伏桌而坐，以帮助呼吸，减少疲劳。

3.给予营养丰富的易消化的饮食，多食蔬菜、水果，多饮水。同时注意保持大便通畅，减少因用力排便所致的疲劳。严禁食用与患者发病有关的食物，如，鱼、虾、蟹等，并协助患者寻找过敏原。

4.危重期患者应保持皮肤清洁干燥，定时翻身，防止褥疮发生。因大剂量使用糖皮质激素，应做好口腔护理，防止发生口腔炎。

5.哮喘重度发作时，由于大汗淋漓，呼吸困难甚至有窒息感，所以患者极度紧张、烦躁、疲倦。要耐心安慰患者，及时满足患者需求，缓解紧张情绪。

（二）观察要点

1.观察哮喘发作先兆

如患者主诉有鼻、咽、眼部发痒及咳嗽、流鼻涕等黏膜过敏症状时，应及时报告医师采取措施，减轻发作症状，尽快控制病情。

2.观察药物毒副作用

氨茶碱 0.25 g 加入 25% ~ 50% 葡萄糖注射液 20 mL 中静脉推注，时间至少要在 5 min 以上，因浓度过高或推注过快可使心肌过度兴奋而产生心悸、惊厥、血压骤降等严重反应。使用时要现配现用，静脉滴注时，不宜和维生素 C、促皮质激素、去甲肾上腺素、四环素类等配伍。糖皮质激素类药物久用可引起钠潴留、血钾降低、消化道溃疡病、高血压、糖尿病、骨质疏松、停药反跳等，须加强观察。

3.根据患者缺氧情况调整氧流量

一般为 3 ~ 5 L/min。保持气体充分湿化，氧气湿化瓶每日更换、消毒，防止医源性感染。

4.观察痰液黏稠度

哮喘发作患者由于过度通气，出汗过多，因而身体丢失水分增多，致使痰液黏稠形成痰栓，阻塞小支气管，导致呼吸不畅，感染难以控制。应通过静脉补液和饮水补足水分和电解质。

5.严密观察有无并发症

如，自发性气胸、肺不张、脱水、酸碱失衡、电解质紊乱、呼吸衰竭、肺性脑病等并发症。监测动脉血气、生化指标，如发现异常须及时对症处理。

6.注意呼吸频率、深浅幅度和节律

重度发作患者喘鸣音减弱乃至消失，呼吸变浅，神志改变，常提示病情危急，应及时处理。

（三）家庭护理

1. 增强体质，积极防治感染

平时注意增加营养，根据病情做适量体力活动，如，散步、做简易操、打太极拳等，以提高机体免疫力。当感染发生时应及时就诊。

2. 注意防寒避暑

寒冷可引起支气管痉挛，分泌物增加，同时感冒易致支气管及肺部感染。因此，冬季应适当提高居室温度，秋季进行耐寒锻炼防治感冒，夏季避免大汗，防止痰液过稠不易咳出。

3. 尽量避免接触过敏原

患者应戒烟，尽量避免到人员众多、空气污浊的公共场所。保持居室空气清新，室内可安装空气净化器。

4. 防止呼吸肌疲劳

坚持进行呼吸锻炼。

5. 稳定情绪

一旦哮喘发作，应控制情绪，保持镇静，及时吸入支气管扩张气雾剂。

6. 家庭氧疗

又称缓解期氧疗，对于患者的病情控制，存活期的延长和生活质量的提高有着重要意义。家庭氧疗时应注意氧流量的调节，严禁烟火，防止火灾。

7. 缓解期处理

哮喘缓解期的防治非常重要，对于防止哮喘发作及恶化，维持正常肺功能，提高生活质量，保持正常活动量等均具有重要意义。哮喘缓解期患者，应坚持吸入糖皮质激素，可有效控制哮喘发作，吸入色甘酸钠和口服酮替酚亦有一定的预防哮喘发作的作用。

第三节 慢性阻塞性肺疾病

一、护理评估

（一）病因及发病机制

确切的病因不清，可能与下列因素有关：

1. 吸烟

吸烟是最危险的因素。国内外的研究均证明吸烟与慢支的发生有密切关系，吸烟者慢性支气管炎的患病率比不吸烟者高 2 ~ 8 倍，吸烟时间越长，量越大，COPD 患病率越高。烟草中的多种有害化学成分，可损伤气道上皮细胞使巨噬细胞吞噬功能降低和纤毛运动减退；黏液分泌增加，使气道净化能力减弱；支气管黏膜充血水肿、黏液积聚，而易引起感染。慢性炎症及吸烟刺激黏膜下感受器，引起支气管平滑肌收缩，气流受限。烟草、烟雾还可使氧自由基增多，诱导中性粒细胞释放蛋白酶，抑制抗蛋白酶系统，使肺弹力纤维受到破坏，诱发肺气肿形成。

2. 职业性粉尘和化学物质

职业性粉尘及化学物质，如，烟雾、过敏原、工业废气及室内污染空气等，浓度过大或接触时间过长，均可导致与吸烟无关的 COPD。

3. 空气污染

大气污染中的有害气体（如，二氧化硫、二氧化氮、氯气等）可损伤气道黏膜，并有细胞毒作用，使纤毛清除功能下降，黏液分泌增多，为细菌感染创造条件。

4. 感染

感染是 COPD 发生发展的重要因素之一。长期、反复感染可破坏气道正常的防御功能，损伤细支气管和肺泡。主要病毒为流感病毒、鼻病毒和呼吸道合胞病毒等；细菌感染以肺炎链球菌、流感嗜血杆菌、卡他莫拉菌及葡萄球菌为多见，支原体感染也是重要因素之一。

5. 蛋白酶 - 抗蛋白酶失衡

蛋白酶对组织有损伤和破坏作用；抗蛋白酶对弹性蛋白酶等多种蛋白酶有抑制功能。在正常情况下，弹性蛋白酶与其抑制因子处于平衡状态。其中 α1- 抗胰蛋白酶（cn-AT）是活性最强的一种。蛋白酶增多和抗蛋白酶不足均可导致组织结构破坏产生肺气肿。

6. 其他

机体内在因素如呼吸道防御功能及免疫功能降低、自主神经功能失调，营养、气温的突变等都可能参与 COPD 的发生、发展。

（二）病理生理

COPD 的病理改变主要为慢性支气管炎和肺气肿的病理改变。COPD 对呼吸功能的影响，早期病变仅局限于细小气道，表现为闭合容积增大。病变侵入大气道时，肺通气功能明显障碍；随肺气肿的日益加重，大量肺泡周围的毛细血管受膨胀的肺泡挤压而退化，使毛细血管大量减少，肺泡间的血流量减少，导致通气与血流比例失调，使换气功能障碍。由通气和换气功能障碍引起缺氧和二氧化碳潴留，进而发展为呼吸衰竭。

（三）健康史

询问患者是否存在引起慢支的各种因素，如，感染、吸烟、大气污染、职业性粉尘和有害气体的长期吸入、过敏等；是否有呼吸道防御功能及免疫功能降低、自主神经功能失调等。

（四）身体状况

1. 主要症状

（1）慢性咳嗽：晨间起床时咳嗽明显，白天较轻，睡眠时有阵咳或排痰。随病程发展可终身不愈。

（2）咳痰：一般为白色黏液或浆液性泡沫痰，偶可带血丝，清晨排痰较多。急性发作伴有细菌感染时，痰量增多，可有脓性痰。

（3）气短或呼吸困难：早期仅在体力劳动或上楼等活动时出现，随着病情发展逐渐加重，日常活动甚至休息时也感到气短。是 COPD 的标志性症状。

（4）喘息和胸闷：重度患者或急性加重时出现喘息，甚至静息状态下也感气促。

（5）其他：晚期患者有体重下降，食欲缺乏等全身症状。

2. 护理体检

早期可无异常，随疾病进展慢性支气管炎病例可闻及干啰音或少量湿啰音。有喘息症状者可在小范围内出现轻度哮鸣音。肺气肿早期体征不明显，随疾病进展出现桶状胸，呼吸活动减弱，触觉语颤减弱或消失；叩诊呈过清音，心浊音界缩小或不易叩出，肺下界和肝浊音界下移，听诊心音遥远，两肺呼吸音普遍减弱，呼气延长，并发感染时，可闻及湿啰音。

3.COPD 病程分期

COPD 按病程可分为急性加重期和稳定期，前者指在短期内咳嗽、咳痰、气短和（或）喘息加重、脓痰量增多，可伴发热等症状；稳定期指咳嗽、咳痰、气短症状稳定或轻微。

4. 并发症

COPD 可并发慢性呼吸衰竭、自发性气胸、慢性肺源性心脏病。

二、主要护理诊断及医护合作性问题

（一）气体交换受损

气体交换受损与气道阻塞、通气不足、呼吸肌疲劳、分泌物过多和肺泡呼吸有关。

（二）清理呼吸道无效

清理呼吸道无效与分泌物增多而黏稠、气道湿度减低和无效咳嗽有关。

（三）低效性呼吸形态

低效性呼吸形态与气道阻塞、膈肌变平以及能量不足有关。

（四）活动无耐力

活动无耐力与疲劳、呼吸困难、氧供与氧耗失衡有关。

（五）营养失调，低于机体需要量

营养失调，低于机体需要量与食欲缺乏、摄入减少、腹胀、呼吸困难、痰液增多有关。

（六）焦虑

焦虑与健康状况的改变、病情危重、经济状况有关。

三、护理目标

患者痰能咳出，喘息缓解；活动耐力增强；营养得到改善；焦虑减轻。

四、护理措施

（一）一般护理

1. 休息和活动

患者采取舒适的体位，晚期患者宜采取身体前倾位，使辅助呼吸肌参与呼吸。发热、咳喘时应卧床休息，视病情安排适当的活动量，活动以不感到疲劳、不加重症状为宜。室内保持合适的温湿度，冬季注意保暖，避免直接吸入冷空气。

2. 饮食护理

呼吸功的增加可使热量和蛋白质消耗增多，导致营养不良。应制订高热量、高蛋白、高维生素的饮食计划。正餐进食量不足时，应安排少量多餐，避免餐前和进餐时过多饮水。餐后避免平卧，有利于消化。为减少呼吸困难，保存能量，患者饭前至少休息 30 min。每日正餐应安排在患者最饥饿、休息最好的时间。指导患者采用缩唇呼吸和腹式呼吸减轻呼吸困难。为促进食欲，提供给患者舒适的就餐环境和喜爱的食物，餐前及咳痰后漱口，保持口腔清洁；腹胀的患者应进软食，细嚼慢咽。避免进食产气的食物，如，汽水、啤酒、豆类、马铃薯和胡萝卜等；避免易引起便秘的食物，如，油煎食物、干果、坚果等。如果患者通过进食不能吸收足够的营养，可应用管喂饮食或全胃肠外营养。

（二）病情观察

观察咳嗽、咳痰的情况，痰液的颜色、量及性状，咳痰是否顺畅；呼吸困难的程度，能否平卧，与活动的关系，有无进行性加重；患者的营养状况、肺部体征及有无慢性呼吸衰竭、自发性气胸、慢性肺源性心脏病等并发症产生。监测动脉血气分析和水、电解质、酸碱平衡情况。

（三）氧疗的护理

呼吸困难伴低氧血症者，遵医嘱给予氧疗。一般采用鼻导管持续低流量吸氧，氧流量 1～2 L/min。对 COPD 慢性呼吸衰竭者提倡进行长期家庭氧疗（LTOT）。LTOT 为持续低流量吸氧，它能改变疾病的自然病程，改善生活质量。LTOT 是指一昼夜吸入低浓度氧 15 h 以上，并持续较长时间，使 $PaO_2 \geq 60$ mmHg（7.99 kPa），或 SaO_2 升至 90% 的一种氧疗方法。LTOT 指征：① $PaO_2 \leq 55$ mmHg（7.33 kPa）或 $SaO_2 \leq 88\%$，有或没有高碳酸血症。② PaO_2 55～60 mmHg（7.99～7.33 kPa）或 $SaO_2 \leq 88\%$，并有肺动脉高压、心力衰竭所致的水肿或红细胞增多症（血细胞比容＞0.55）。LTOT 对血流动力学、运动耐力、肺生理和精神状态均会产生有益的影响，从而提高 COPD 患者的生活质量和生存率。

COPD 患者因长期二氧化碳潴留，主要靠缺氧刺激呼吸中枢，如果吸入高浓度的氧，反而会导致呼吸频率和幅度降低，引起二氧化碳潴留。而持续低流量吸氧维持 $PaO_2 \geq 60$ mmHg（7.99 kPa），既能改善组织缺氧，也可防止因缺氧状态解除而抑制呼吸中枢。护理人员应密切注意患者吸氧后的变化，如，观察患者的意识状态、呼吸的频率及幅度、有无窒息或呼吸停止和动脉血气复查结果。氧疗有效指标：患者呼吸困难减轻、呼吸频率减慢、发绀减轻、心率减慢、活动耐力增加。

（四）用药护理

1. 稳定期治疗用药

（1）支气管舒张药：短期应用以缓解症状，长期规律应用预防和减轻症状。常选用 β2 肾上腺素受体激动剂、抗胆碱药、氨茶碱或其缓（控）释片。

（2）祛痰药：对痰不易咳出者可选用盐酸氨溴索或羧甲司坦。

2. 急性加重期的治疗用药

使用支气管舒张药及对低氧血症者进行吸氧外，应根据病原菌类型及药物敏感情况合理选用抗生素治疗。如，给予 β 内酰胺类 /β 内酰胺酶抑制剂；第二代头孢菌素、大环内酯类或喹诺酮类。如出现持续气道阻塞，可使用糖皮质激素。

3. 遵医嘱用药

遵医嘱应用抗生素，支气管舒张药，祛痰药物，注意观察疗效及不良反应。

（五）呼吸功能锻炼

COPD 患者需要增加呼吸频率来代偿呼吸困难，这种代偿多数是依赖于辅助呼吸肌参与呼吸，即胸式呼吸，而非腹式呼吸。然而胸式呼吸的有效性要低于腹式呼吸，患者容易疲劳。因此，护理人员应指导患者进行缩唇呼气、腹式呼吸、膈肌起搏（体外膈神经电刺激）、吸气阻力器等呼吸锻炼，以加强胸、膈呼吸肌肌力和耐力，改善呼吸功能。

1. 缩唇呼吸

缩唇呼吸的技巧是通过缩唇形成的微弱阻力来延长呼气时间，增加气道压力，延缓气道塌陷。患者闭嘴经鼻吸气，然后通过缩唇（吹口哨样）缓慢呼气，同时收缩腹部。吸气与呼气时间比为 1：2 或 1：3。缩唇大小程度与呼气流量，以能使距口唇 15 ~ 20 cm 处，与口唇等高点水平的蜡烛火焰随气流倾斜又不至于熄灭为宜。

2. 膈式或腹式呼吸

患者可取立位、平卧位或半卧位，两手分别放于前胸部和上腹部。用鼻缓慢吸气时，膈肌最大限度地下降，腹肌松弛，腹部凸出，手感到腹部向上抬起。呼气时用口呼出，腹肌收缩，膈肌松弛，膈肌随腹腔内压增加而上抬，推动肺部气体排出，手感到腹部下降。

另外，可以在腹部放置小枕头、杂志或书锻炼腹式呼吸。如果吸气时，物体上升，证明是腹式呼吸。缩唇呼吸和腹式呼吸每日训练 3 ~ 4 次，每次重复 8 ~ 10 次。腹式呼吸需要增加能量消耗，因此，指导患者只能在疾病恢复期如出院前进行训练。

（六）心理护理

COPD 患者因长期患病，社会活动减少、经济收入降低等方面发生的变化，容易形成焦虑和压抑的心理状态，失去自信，躲避生活。也可由于经济原因，患者可能无法按医嘱常规使用某些药物，只能在病情加重时应用。医护人员应详细了解患者及其家庭对疾病的态度，关心体贴患者，了解患者心理、性格、生活方式等方面发生的变化，与患者和家属共同制订和实施康复计划，定期进行呼吸肌功能锻炼、合理用药等，减轻症状，增强患者战胜疾病的信心；对表现焦虑的患者，教会患者缓解焦虑的方法，如，听轻音乐、下棋、做游戏等娱乐活动，以分散注意力，减轻焦虑。

（七）健康指导

1. 疾病知识指导

使患者了解 COPD 的相关知识，识别和消除使疾病恶化的因素；戒烟是预防 COPD 的重要且简单易行的措施，应劝导患者戒烟；避免粉尘和刺激性气体的吸入；避免和呼吸道感染患者接触，在呼吸道传染病流行期间，尽量避免去人群密集的公共场所。指导患者要根据气候变化，及时增减衣物，避免受凉感冒。学会识别感染或病情加重的早期症状，尽早就医。

2. 康复锻炼

使患者理解康复锻炼的意义，充分发挥患者进行康复的主观能动性，制订个体化的锻炼计划，选择空气新鲜、安静的环境，进行步行、慢跑、气功等体育锻炼。在潮湿、大风、严寒气候时，避免室外活动。教会患者和家属依据呼吸困难与活动之间的关系，判断呼吸困难的严重程度，以便合理地安排工作和生活。

3. 家庭氧疗

对实施家庭氧疗的患者，护理人员应指导患者和家属做到以下几点：

（1）了解氧疗的目的、必要性及注意事项；注意安全，供氧装置周围严禁烟火，防止氧气燃烧爆炸；吸氧鼻导管须每日更换，以防堵塞，防止感染；氧疗装置定期更换、清洁、消毒。

（2）告诉患者和家属宜采取低流量（氧流量 1 ~ 2 L/min 或氧浓度 25% ~ 29%）吸氧，且每日吸氧的时间不宜少于 10 h，因夜间睡眠时，部分患者低氧血症更为明显，故夜间吸氧不宜间断；监测氧流量，防止随意调高氧流量。

4. 心理指导

引导患者适应慢性病并以积极的心态对待疾病，培养生活乐趣，如，听音乐、培养养花种草等爱好，以分散注意力，减少孤独感，缓解焦虑、紧张的精神状态。

五、护理评价

氧分压和二氧化碳分压维持在正常范围内；能坚持药物治疗；能演示缩唇呼吸和腹式呼吸技术；呼吸困难发作时能采取正确体位，使用节能法；清除过多痰液，保持呼吸道通畅；使用控制咳嗽方法；增加体液摄入；减少症状恶化；根据身高和年龄维持正常体重；减少急诊就诊和入院的次数。

第四节 急性呼吸道感染

急性呼吸道感染是具有一定传染性的呼吸系统疾病，本病重点要求了解其发病的常见诱因，能识别出急性上呼吸道感染和急性气管—支气管炎的临床表现；能找出主要的护理诊断及医护合作性问题并能采取有效的护理措施对患者进行护理。

急性呼吸道感染（Acute respiratory tract infection）通常包括急性上呼吸道感染和急性气管 – 支气管炎。急性上呼吸道感染是鼻腔、咽或喉部急性炎症的总称。常见病原体为病毒，仅有少数由细菌引起。本病全年皆可发病，但冬春季节多发，具有一定的传染性，有时引起严重的并发症，应积极防治。急性气管 – 支气管炎（Acute tracheo-bronchitis）是指感染、物理、化学、过敏等因素引起的气管 – 支气管黏膜的急性炎症。可由急性上呼吸道感染蔓延而来。多见于寒冷季节或气候多变时，或气候突变时多发。

一、护理评估

（一）病因及发病机制

1.急性上呼吸道感染

急性上呼吸道感染约有70% ~ 80%由病毒引起。其中主要包括流感病毒、副流感病毒、呼吸道合胞病毒、腺病毒、鼻病毒等。由于感染病毒类型较多，又无交叉免疫，人体产生的免疫力较弱且短暂，同时在健康人群中有病毒携带者，故一个人可有多次发病。细菌感染约占20% ~ 30%，可直接或继病毒感染之后发生，以溶血性链球菌最为多见，其次为流感嗜血杆菌、肺炎球菌和葡萄球菌等，偶见革兰阴性杆菌。当全身或呼吸道局部防御功能降低时，尤其是年老体弱或有慢性呼吸道疾病者更易患病，原先存在于上呼吸道或外界侵入的病毒和细菌迅速繁殖，引起本病。通过含有病毒的飞沫或被污染的用具传播，引起发病。

2. 急性气管 – 支气管炎

（1）感染：由病毒、细菌直接感染，或急性上呼吸道病毒（如，腺病毒、流感病毒）、细菌（如，流感嗜血杆菌、肺炎链球菌）感染迁延而来，也可在病毒感染后继发细菌感染。亦可为衣原体和支原体感染。

（2）物理、化学性因素：过冷空气、粉尘、刺激性气体或烟雾的吸入使气管 – 支气管黏膜受到急性刺激和损伤，引起本病。

（3）变态反应：花粉、有机粉尘、真菌孢子等的吸入以及对细菌蛋白质过敏等，均可引起气管 – 支气管的变态反应。寄生虫（如，钩虫、蛔虫的幼虫）移行至肺，也可致病。

（二）健康史

有无受凉、淋雨、过度疲劳等使机体抵抗力降低等情况，应注意询问本次起病情况、既往健康情况、有无呼吸道慢性疾病史等。

（三）身体状况

1. 急性上呼吸道感染

急性上呼吸道感染主要症状和体征个体差异大，根据病因不同可有不同类型，各型症状、体征之间无明显界定，也可互相转化。

（1）普通感冒：又称急性鼻炎或上呼吸道卡他，以鼻咽部卡他症状为主要表现，俗称"伤风"。成人多为鼻病毒所致，起病较急，初期有咽干、咽痒或咽痛，同时或数小时后有打喷嚏、鼻塞、流清水样鼻涕，2 ~ 3 日后分泌物变稠，伴咽鼓管炎可引起听力减退，伴流泪、味觉迟钝、声嘶、少量咳嗽、低热不适、轻度畏寒和头痛。检查可见鼻腔黏膜充血、水肿、有分泌物，咽部轻度充血。如无并发症，一般经 5 ~ 7 日痊愈。

流行性感冒（简称流感）则由流感病毒引起，起病急，鼻咽部症状较轻，但全身症状较重，伴高热、全身酸痛和眼结膜炎症状。而且常有较大范围的流行。

流行性感冒应及早应用抗流感病毒药物：起病 1 ~ 2 天内应用抗流感病毒药物治疗，才能取得最佳疗效。目前，抗流感病毒药物包括离子通道 M2 阻滞剂和神经氨酸酶抑制剂两类。离子通道阻滞剂：包括金刚烷胺和金刚乙胺，主要是对甲型流感病毒有效。金刚烷胺类药物是治疗甲型流感的首选药物，有效率达 70% ~ 90%。金刚烷胺的不良反应有神经质、焦虑、注意力不集中和轻微头痛等中枢神经系统不良反应，一般在用药后几小时出现，金刚乙胺的不良反应较小。胃肠道反应主要为恶心和呕吐，停药后可迅速消失。肾功能不全的患者需要调整金刚烷胺的剂量，对于老年人或肾功能不全者需要密切监测不良反应。神经氨酸酶抑制剂：奥司他韦（商品名达菲），作用机制是通过干扰病毒神经氨酸酶保守的唾液酸结合位点，从而抑制病毒的复制，对 A(包括 H5N1)和 B 不同亚型流感病毒均有效。奥司他韦成人每次口服 75 mg，每天 2 次，连服 5 d，但须在症状出现两天内开始用药。奥司他韦不良反应少，一般为恶心、呕吐等消化道症状，也有腹痛、头痛、头晕、失眠、咳嗽、乏力等不良反应的报道。

（2）病毒性咽炎和喉炎：临床特征为咽部发痒、不适和灼热感、声嘶、讲话困难、咳嗽、咳嗽时咽喉疼痛，无痰或痰呈黏液性，有发热和乏力，伴有咽下疼痛时，常提示有链球菌感染，体检发现咽部明显充血和水肿、局部淋巴结肿大且触痛，提示流感病毒和腺病毒感染，腺病毒咽炎可伴有眼结膜炎。

（3）疱疹性咽峡炎：主要由柯萨奇病毒 A 引起，夏季好发。有明显咽痛、常伴有发热，病程约一周。体检可见咽充血，软腭、腭垂、咽和扁桃体表面有灰白色疱疹及浅表溃疡，周围有红晕。多见儿童，偶见于成人。

（4）咽结膜热：常为柯萨奇病毒、腺病毒等引起。夏季好发，游泳传播为主，儿童多见。表现为发热、咽痛、畏光、流泪、咽及结膜明显充血。病程约 4 ~ 6 日。

（5）细菌性咽 - 扁桃体炎多由溶血性链球菌感染所致，其次为流感嗜血杆菌、肺炎球菌、葡萄球菌等引起。起病急，咽痛明显、伴畏寒、发热，体温超过 39 ℃。检查可见咽部明显充血，扁桃体充血肿大，其表面有黄色点状渗出物，颌下淋巴结肿大伴压痛，肺部无异常体征。

本病如不及时治疗可并发急性鼻窦炎、中耳炎、急性气管 - 支气管炎。部分患者可继发病毒性心肌炎、肾炎、风湿热等。

2. 急性气管 - 支气管炎

急性气管 - 支气管炎起病较急，常先有急性上呼吸道感染的症状，继之出现干咳或少量黏液性痰，随后可转为黏液脓性或脓性痰液，痰量增多，咳嗽加剧，偶可痰中带血。全身症状一般较轻，可有发热，38 ℃左右，多于 3 ~ 5 日后消退。咳嗽、咳痰为最常见的症状，常为阵发性咳嗽，咳嗽、咳痰可延续 2 ~ 3 周才消失，如迁延不愈，则可演变为慢性支气管炎。呼吸音常正常或增粗，两肺可听到散在干、湿性啰音。

（四）实验室及其他检查

1. 血常规

病毒感染者白细胞正常或偏低，淋巴细胞比例升高；细菌感染者白细胞计数和中性粒细胞增高，可有核左移现象。

2.病原学检查

可做病毒分离和病毒抗原的血清学检查，确定病毒类型，以区别病毒和细菌感染。细菌培养及药物敏感试验，可判断细菌类型，并可指导临床用药。

3.X 线检查

胸部 X 线多无异常改变。

二、主要护理诊断及医护合作性问题

（一）舒适的改变

鼻塞、流涕、咽痛、头痛与病毒和（或）细菌感染有关。

（二）潜在并发症

鼻窦炎、中耳炎、心肌炎、肾炎、风湿性关节炎。

三、护理目标

患者躯体不适缓解，日常生活不受影响；体温恢复正常；呼吸道通畅；睡眠改善；无并发症发生或并发症被及时控制。

四、护理措施

（一）一般护理

注意隔离患者，减少探视，避免交叉感染。患者咳嗽或打喷嚏时应避免对着他人。患者使用的餐具、痰盂等用具应按规定消毒，或用一次性器具，回收后焚烧弃去。多饮水，补充足够的热量，给予清淡易消化、高热量、丰富维生素、富含营养的食物，避免刺激性食物，戒烟、酒。患者以休息为主，特别是在发热期间。部分患者往往因剧烈咳嗽而影响正常的睡眠，可给患者提供容易入睡的休息环境，保持病室适宜温度、相对湿度和空气流通。保证周围环境安静，关闭门窗。指导患者运用促进睡眠的方式，如，睡前泡脚、听音乐等。必要时可遵医嘱给予镇咳、祛痰或镇静药物。

（二）病情观察

关注疾病流行情况、鼻咽部发生的症状、体征及血常规和 X 线胸片改变。注意并发症，如，耳痛、耳鸣、听力减退、外耳道流脓等提示中耳炎；如，头痛剧烈、发热、伴脓涕、鼻窦有压痛等提示鼻窦炎；如，在恢复期出现胸闷、心悸、眼睑水肿、腰酸和关节痛等提示心肌炎、肾炎或风湿性关节炎，应及时就诊。

（三）对症护理

1. 高热护理

体温超过 37.5 ℃，应每 4 h 测体温 1 次，观察体温过高的早期症状和体征，体温突然升高或骤降时，应随时测量和记录，并及时报告医师。体温＞ 39 ℃时，要采取物理降温。降温效果不好可遵照医嘱选用适当的解热剂进行降温。患者出汗后应及时处理，保持皮肤的清洁和干燥，并注意保暖。鼓励多饮水。

2. 保持呼吸道通畅

清除气管、支气管内分泌物，减少痰液在气管、支气管内的聚积。指导患者采取舒适的体位进行有效咳嗽。观察咳痰情况，如痰液较多且黏稠，可嘱患者多饮水，或遵照医嘱给予雾化吸入治疗，以湿润气道、利于痰液排出。

（四）用药护理

1. 对症治疗

选用抗感冒复合剂或中成药减轻发热、头痛，减少鼻、咽充血和分泌物，如，对乙酰氨基酚（扑热息痛）、银翘解毒片等。干咳者可选用右美沙芬、喷托维林（咳必清）等；咳嗽有痰可选用复方氯化铵合剂、溴己新（必嗽平），或雾化祛痰。咽痛者可含服喉片或草珊瑚片等。气喘者可用平喘药，如，特布他林、氨茶碱等。

2. 抗病毒药物

早期应用抗病毒药有一定疗效，可选用利巴韦林、奥司他韦、金刚烷胺、吗啉狐和抗病毒中成药等。

3. 抗菌药物

如有细菌感染，最好根据药物敏感试验选择有效抗菌药物治疗，常可选用大环内酯类、青霉素类、氟喹诺酮类及头孢菌素类。

根据医嘱选用药物，告知患者药物的作用、可能发生的不良反应和服药的注意事项，如按时服药；应用抗生素者，注意观察有无迟发变态反应发生；对于应用解热镇痛药者注意避免大量出汗引起虚脱等。发现异常及时就诊等。

（五）心理护理

急性呼吸道感染预后良好，多数患者于一周内康复，仅少数患者可因咳嗽迁延不愈而发展为慢性支气管炎，患者一般无明显心理负担。但如果咳嗽较剧烈，加之伴有发热，可能会影响患者的休息、睡眠，进而影响工作和学习，个别患者产生急于缓解咳嗽等症状的焦虑情绪。护理人员应与患者进行耐心、细致的沟通，通过对病情的客观评价，解除患者的心理顾虑，建立治疗疾病的信心。

（六）健康指导

1.疾病知识指导

帮助患者和家属掌握急性呼吸道感染的诱发因素及本病的相关知识，避免受凉、过度疲劳，注意保暖：外出时可戴口罩，避免寒冷空气对气管、支气管的刺激。积极预防和治疗上呼吸道感染，症状改变或加重时应及时就诊。

2.生活指导

平时应加强耐寒锻炼，增强体质，提高机体免疫力。有规律生活，避免过度劳累。室内空气保持新鲜、阳光充足。少去人群密集的公共场所。戒烟、酒。

五、护理评价

患者舒适度改善；睡眠质量提高；未发生并发症或发生后被及时控制。

第五节 慢性支气管炎

慢性支气管炎是由于感染或非感染因素引起气管、支气管黏膜及其周围组织的慢性非特异性炎症。临床以咳嗽、咳痰或伴有喘息反复发作为特征，每年持续3个月以上，且连续两年以上。

一、病因和发病机制

慢性支气管炎的病因极为复杂，迄今尚有许多因素还不够明确，往往是多种因素长期相互作用的综合结果。

（一）感染

病毒、支原体和细菌感染是本病急性发作的主要原因。病毒感染以流感病毒、鼻病毒、腺病毒和呼吸道合胞病毒常见；细菌感染以肺炎链球菌、流感嗜血杆菌和卡他莫拉菌及葡萄球菌常见。

（二）大气污染

化学气体如氯气、二氧化氮、二氧化硫等刺激性烟雾，空气中的粉尘等均可刺激支气管黏膜，使呼吸道清除功能受损，为细菌入侵创造条件。

（三）吸烟

吸烟为本病发病的主要因素。吸烟时间的长短与吸烟量决定发病率的高低，吸烟者的患病率较不吸烟者高 2 ~ 8 倍。

（四）过敏因素

喘息型支气管患者，多有过敏史。患者痰中嗜酸性粒细胞和组胺的含量及血中 IgE 明显高于正常。此类患者实际上应属慢性支气管炎合并哮喘。

（五）其他因素

气候变化，特别是寒冷空气对慢支的病情加重有密切关系。自主神经功能失调，副交感神经功能亢进，老年人肾上腺皮质功能减退，慢性支气管炎的发病率增加。维生素 C 缺乏，维生素 A 缺乏，易患慢性支气管炎。

二、临床表现

（一）症状

患者常在寒冷季节发病，出现咳嗽、咳痰，尤以晨起显著，白天多于夜间。病毒感染痰液为白色黏液泡沫状，继发细菌感染，痰液转为黄色或黄绿色黏液脓性，偶可带血。慢性支气管炎反复发作后，支气管黏膜的迷走神经感受器反应性增高，副交感神经功能亢进，可出现过敏现象而发生喘息。

（二）体征

早期多无体征。急性发作期可有肺底部闻及干、湿性啰音。喘息型支气管炎在咳嗽或深吸气后可闻及哮鸣音，发作时，有广泛哮鸣音。

（三）并发症

1. 阻塞性肺气肿：为慢性支气管炎最常见的并发症。

2. 支气管肺炎：慢性支气管炎蔓延至支气管周围肺组织中，患者表现寒战、发热、咳嗽加剧、痰量增多且呈脓性；白细胞总数及中性粒细胞增多；X 线胸片显示双下肺野有斑点状或小片阴影。

3. 支气管扩张症。

三、诊断

（一）辅助检查

1. 血常规

白细胞总数及中性粒细胞数可升高。

2. 胸部 X 线

单纯型慢性支气管炎，X 线片检查阴性或仅见双下肺纹理增多、增粗、模糊、呈条索状或网状。继发感染时为支气管周围炎症改变，表现为不规则斑点状阴影，重叠于肺纹理之上。

3. 肺功能检查

早期病变多在小气道，常规肺功能检查多无异常。

（二）诊断要点

凡咳嗽、咳痰或伴有喘息，每年发作持续 3 个月，连续两年以上者，并排除其他心、肺疾患（如，肺结核、肺尘埃沉着病、支气管哮喘、支气管扩张症、肺癌、肺脓肿、心脏病、心功能不全等）、慢性鼻咽疾患后，即可诊断。如，每年发病不足 3 个月，但有明确的客观检查依据（如，胸部 X 线片、肺功能等）亦可诊断。

（三）鉴别诊断

1. 支气管扩张

多于儿童或青年期发病，常继发于麻疹、肺炎或百日咳后，并有咳嗽、咳痰反复发作的病史，合并感染时痰量增多，并呈脓性或伴有发热，病程中常反复咯血。在肺下部周围可闻及不易消散的湿性啰音。晚期重症患者可出现杵状指（趾）。胸部 X 线上可见双肺下野纹理粗乱或呈卷发状。薄层高分辨 CT（HRCT）检查有助于确诊。

2.肺结核

活动性肺结核患者多有午后低热、消瘦、乏力、盗汗等中毒症状。咳嗽痰量不多，常有咯血。老年肺结核的中毒症状多不明显，常被慢性支气管炎的症状所掩盖而误诊。胸部X线上可发现结核病灶，部分患者痰结核菌检查可获阳性。

3.支气管哮喘

支气管哮喘常为特质性患者或有过敏性疾病家族史，多于幼年发病，一般无慢性咳嗽、咳痰史。哮喘多突然发作，且有季节性，血和痰中嗜酸性粒细胞常增多，治疗后可迅速缓解。发作时双肺布满哮鸣音，呼气延长，缓解后可消失，且无症状，但气道反应性仍增高。慢性支气管炎合并哮喘的患者，病史中咳嗽、咳痰多发生在喘息之前，迁延不愈较长时间后伴有喘息，且咳嗽、咳痰的症状多较喘息更为突出，平喘药物疗效不如哮喘等可资鉴别。

4.肺癌

肺癌多发生于40岁以上男性，并有多年吸烟史的患者，刺激性咳嗽常伴痰中带血和胸痛。X线胸片检查肺部常有块影或反复发作的阻塞性肺炎。痰脱落细胞及支气管镜等检查，可明确诊断。

5.慢性肺间质纤维化

慢性咳嗽，咳少量黏液性非脓性痰，进行性呼吸困难，双肺底可闻及爆裂音（Velcro，啰音），严重者发绀并有杵状指。X线胸片见中下肺野及肺周边部纹理增多紊乱呈网状结构，其间见弥漫性细小斑点阴影。肺功能检查呈限制性通气功能障碍，弥散功能减低，PaO_2下降。肺活检是确诊的手段。

四、治疗

（一）急性发作期及慢性迁延期的治疗

以控制感染、祛痰、镇咳为主，同时解痉平喘。

1.抗感染药物

及时、有效、足量，感染控制后及时停用，以免产生细菌耐药或二重感染。一般患者可按常见致病菌用药。可选用青霉素 G 80 万 U 肌内注射；复方磺胺甲噁唑（SMZ），每次2片，2次/天；阿莫西林 2 ~ 4 g/d，3 ~ 4次口服；氨苄西林 2 ~ 4 g/d，分4次口服；头孢氨苄 2 ~ 4 g/d 或头孢拉定 1 ~ 2 g/d，分4次口服；头孢呋辛 2 g/d 或头孢克洛 0.5 ~ 1 g/d，分2 ~ 3次口服。亦可选择新一代大环内酯类抗生素，如罗红霉素，0.3 g/d，2次口服。抗菌治疗疗程一般 7 ~ 10 d，反复感染病例可适当延长。严重感染时，可选用氨苄西林、环丙沙星、氧氟沙星、阿米卡星、奈替米星或头孢菌素类联合静脉滴注给药。

2. 祛痰镇咳药

刺激性干咳者不宜单用镇咳药物,否则痰液不易咳出。可给盐酸溴环己胺醇 30 mg 或羧甲基半胱氨酸 500 mg,3 次 / 天口服。乙酰半胱氨酸(富露施)及氯化铵甘草合剂均有一定的疗效。α - 糜蛋白酶雾化吸入亦有消炎祛痰的作用。

3. 解痉平喘

解痉平喘主要为解除支气管痉挛,利于痰液排出。常用药物为氨茶碱 0.1 ~ 0.2 g,8 次 /h 口服;丙卡特罗 50 mg,2 次 / 天;特布他林 2.5 mg,2 ~ 3 次 / 天。慢性支气管炎有可逆性气道阻塞者应常规应用支气管舒张剂,如异丙托溴铵(异丙阿托品)气雾剂、特布他林等吸入治疗。阵发性咳嗽常伴不同程度的支气管痉挛,应用支气管扩张药后可改善症状,并有利于痰液的排出。

(二)缓解期的治疗

应以增强体质,提高机体抗病能力和预防发作为主。

(三)中药治疗

采取扶正固本原则,按肺、脾、肾的虚实辨证施治。

五、护理措施

(一)常规护理

1. 环境

保持室内空气新鲜,流通,安静,舒适,温湿度适宜。

2. 休息

急性发作期应卧床休息,取半卧位。

3. 给氧

持续低流量吸氧。

4. 饮食

给予高热量、高蛋白、高维生素易消化饮食。

(二)专科护理

1. 解除气道阻塞,改善肺泡通气。及时清除痰液,神志清醒患者应鼓励咳嗽,痰稠不易咯出时，给予雾化吸入或雾化泵药物喷入，减少局部淤血水肿，以利痰液排出。危重体弱患者，定时更换体位，叩击背部，使痰易于咯出，餐前应给予胸部叩击或胸壁震荡。方法：患者取侧卧位，护士两手手指并拢，手背隆起，指关节微屈，自肺底由下向上，由外向内叩拍胸壁，震动气管，边拍边鼓励患者咳嗽，以促进痰液的排出，每侧肺叶叩击 3 ~ 5 min。对神志不清者，可进行机械吸痰，须注意无菌操作，抽吸压力要适当，动作轻柔，每次抽吸时间不超过 15 秒，以免加重缺氧。

2. 合理用氧减轻呼吸困难。根据缺氧和二氧化碳潴留的程度不同，合理用氧，一般给予低流量、低浓度、持续吸氧，如病情需要提高氧浓度，应辅以呼吸兴奋剂刺激通气或使用呼吸机改善通气，吸氧后如呼吸困难缓解、呼吸频率减慢、节律正常、血压上升、心率减慢、心律正常、发绀减轻、皮肤转暖、神志转清、尿量增加等，表示氧疗有效。若呼吸过缓，意识障碍加深，须考虑二氧化碳潴留加重，必要时采取增加通气量措施。

第六节 肺炎

肺炎是指各种原因引起终末气道，肺泡和肺间质的炎症，为呼吸系统常见病。病原微生物感染、理化因素、免疫原性损伤等均可引起肺炎。老年人或免疫功能低下者并发肺炎的病死率高。

一、病因及发病机制

正常情况下，由于局部防御功能的正常发挥，可使气管隆凸以下的呼吸道保持无菌状态。当个体局部或全身免疫功能低下及病原体数量增多、毒力增强时，病原菌被吸入下呼吸道，并在肺泡内生长繁殖，导致肺泡毛细血管充血、水肿、炎细胞浸润和渗出，引起系列临床症状。常见的病原菌有肺炎链球菌、葡萄球菌、肺炎支原体、肺炎衣原体、病毒等。除了金黄色葡萄球菌、铜绿假单胞菌和肺炎克雷白杆菌等可引起肺组织的坏死性病变容易形成空洞外，肺炎治愈后多不留瘢痕，肺的结构与功能可恢复。

病原菌可通过以下途径入侵，口咽部定植菌吸入；周围空气中带菌气溶胶的直接吸入；由菌血症引起的血行感染；邻近感染部位直接蔓延至肺。分类如下：

1. 按病因分类。分为：①细菌性肺炎；②病毒性肺炎；③真菌性肺炎；④其他病原体所致肺炎；⑤理化性因素所致肺炎。

2. 按解剖学分类。分为：①大叶性肺炎；②小叶性肺炎；③间质性肺炎。

3. 按感染来源分类。分为：①社区获得性肺炎；②医院获得性肺炎。

二、临床表现

（一）症状与体征

多数肺炎患者起病急剧，有高热、咳嗽、咳痰症状，不同类型的肺炎痰液有所区别，当炎症累及胸膜可出现胸痛，常伴随全身毒性症状，如，疲乏、肌肉酸痛、食欲缺乏等。

（二）并发症

1. 感染性休克

当病原菌入侵使微循环和小动脉扩张，有效血容量锐减，周围循环衰竭而引起休克，出现感染性休克的表现。

2. 低氧血症

炎症使肺泡通气量减少，动脉血二氧化碳分压升高，动脉血氧分压降低，肺内气体交换障碍引起低氧血症，可出现呼吸困难、发绀等症状。

3. 肺脓肿

肺部炎症的激化，可形成肺脓肿，咳出大量脓痰或脓血痰，有臭味。

4. 肺不张

多见于年老体弱、长期卧床者，由于无力咳嗽，痰液阻塞气道，引起的肺组织萎缩。小面积肺不张症状不明显，严重肺不张可引起呼吸困难、阵发性咳嗽、胸痛、发绀。

5. 支气管扩张

肺炎病程超过 3 个月者为慢性肺炎，由于长期咳嗽、气道受阻，支气管弹力纤维受损，引起支气管扩张变形，支气管扩张加重肺炎呼吸道症状，引起恶性循环。

三、诊断要点

典型的临床表现结合辅助检查可以确诊。

（一）症状和体征

典型的肺炎症状和体征，如，高热、胸痛、咳嗽、咳痰等。

（二）辅助检查

1. 外周血白细胞检查。2. 病原学检查。3. X 线胸片检查。4. 血清中特异性抗体检测。

四、治疗要点

治疗原则：抗感染和对症治疗。

（一）抗感染

根据不同的感染类型，个体化应用抗生素，重症者尤其强调早期、联合、足量、足疗程、静脉给药。用药疗程至体温恢复正常和呼吸道症状明显改善后 3 ~ 5 d 停药。

病毒感染者给予对症治疗，加强支持疗法，防止并发症的发生。中毒症状明显者，如，严重呼吸困难、感染性休克、呼吸衰竭等，可应用肾上腺皮质激素。

（二）对症治疗

注意纠正酸碱平衡紊乱，改善低氧血症。

五、护理评估

（一）健康史

询问既往健康状况，有无呼吸道感染史，糖尿病等慢性病史，有无着凉、淋浴、劳累等诱因，有无吸烟等不良生活方式，本次发病的症状体征如何，做过何种治疗等。

（二）身体状况

观察呼吸的频率、节律、形态、深度，有无呼吸困难，胸部叩诊有无实音或浊音，听诊有无啰音和胸膜摩擦音，有无咳嗽，痰液的性质如何，意识、体温和血压有无异常等。

（三）心理及社会因素

了解患者对疾病知识的了解，情绪状态，社会支持度。

（四）辅助检查

X 线胸片有无空洞，有无肺纹理改变及炎性浸润；血液白细胞计数有无增多，中性粒细胞有无异常；痰培养有无细菌生长，药敏试验结果等。

六、护理诊断及合作性问题

（一）体温过高与肺部感染有关。

（二）清理呼吸道无效，与痰多、黏稠、咳痰无力有关。

（三）疼痛，胸痛与频繁咳嗽、炎症累及胸膜有关。

（四）潜在并发症，低氧血症、感染性休克与感染有关。

七、护理目标

（一）患者体温降至正常范围。

（二）能掌握咳嗽、咳痰技巧，有效咳痰，保持呼吸顺畅。

（三）学会放松技巧，疼痛缓解，舒适感增强。

（四）无并发症，或能及时发现并发症的先兆及时处理。

八、护理措施

（一）一般护理

为患者创造良好的室内环境。注意保暖，卧床休息，呼吸困难者，可采取半坐卧位，增强肺通气量。给予"三高"饮食，鼓励多饮水，酌情补液，病情危重、高热者可给清淡易消化半流质饮食。加强口腔护理，预防口腔感染。

（二）病情观察

定时测量生命体征，观察意识状态、有无休克先兆，如有四肢发凉，体温下降，烦躁不安或反应迟钝等表示病情加重。观察记录尿量、尿 pH 值和尿比重。军团菌释放毒素可引起低血钠等，应定期检查患者血电解质、尿常规及肾功能。

（三）对症护理

1.指导有效咳嗽技巧，减轻疼痛，痰液黏稠不易咳出或无力咳出时，可协助叩背、体位引流雾化吸入、应用祛痰药，促进排痰，保持呼吸道通畅。胸痛时可用宽胶布固定患侧胸部或应用止痛药以减轻疼痛。

2.给予氧气吸入：提高血氧饱和度，改善呼吸困难症状。对于肺水肿患者，应在湿化瓶中加入 50% 乙醇，以减低肺泡中液体表面张力，使泡沫破裂，改善气体交换，缓解症状。

3.休克患者的护理：立即采取去枕平卧、下肢略抬高，严密观察生命体征，迅速建立两条静脉通路。补液原则：先盐后糖，先快后慢，见尿加钾的原则。一条通路快速补充血容量，根据医嘱给予右旋糖酐 -40 或葡萄糖盐水和抗生素，注意掌握输入量和速度，防止发生肺水肿；另一条通路输入血管活性药物，根据血压调节药物浓度和滴速，血压应维持在（12.0 ~ 13.3）/（8.0 ~ 9.3）kPa［（90 ~ 100）/（60 ~ 70）mmHg］，脉压差应高于 2.7 kPa（20 mmHg）。

4.高热护理：对症处理，体温低下者应予保暖，高热者给予物理降温，药物降温应使体温降至 37 ~ 38 ℃即可，避免出汗过多引起虚脱。

（四）用药护理

密切观察药物疗效及不良反应。静脉输液过程中，注意配伍禁忌，控制好输入量和速度，防止肺水肿的发生。红霉素为治疗军团菌肺炎的首选药，可以口服，也可静脉滴注，常见药物不良反应为恶心、呕吐等胃肠道不适感，应慢速滴入，避免空腹用药。注意观察有无二重感染的迹象发生。

（五）心理护理

多数肺炎患者起病急剧，对其身体和生活造成很大影响，当病因不明诊断未出的情况下，对患者采取相应的隔离措施尤其会引起患者恐慌，因此，对该类患者的解释应透彻，并给予必要的心理干预。

（六）标本采集

清晨咳痰前，给予多贝尔液含漱 2 ~ 3 次，再用生理盐水漱口，指导患者深吸气后，用力咳嗽，将来自下呼吸道的痰液直接吐入无菌容器中加盖，2 h 内尽快送检。血液标本应在应用抗生素前进行，采血量应在 10 mL 以上，寒战、高热期采血阳性率高。

（七）其他

发现可疑发热患者应及时采取呼吸道隔离，防止交叉感染。

九、护理评价

（一）体温是否恢复正常。

（二）有无掌握咳痰技巧，能否有效咳嗽、咳痰，呼吸是否顺畅。

（三）胸痛是否缓解。

（四）有无并发症，能否及时发现并发症的先兆，是否能及时配合处理。

十、健康指导

避免过度疲劳、淋雨，季节交换时避免受凉，感冒流行时少去公共场所；纠正不良生活习惯，戒烟、避免酗酒，积极参加体育锻炼，增强机体抵抗力；保持口腔卫生，预防上呼吸道感染，及时、彻底治疗呼吸道及其他部位的感染病灶；肺炎易感者，可接受疫苗注射。

（一）肺炎链球菌肺炎

肺炎链球菌肺炎是由肺炎链球菌感染所引起的肺炎。本病好发于冬季和初春，约占社区获得性肺炎的半数，青壮年男性发病率高。肺炎球菌为口腔和鼻咽部的正常定植菌株，当机体抵抗力下降，协同受凉、疲劳、饥饿、长期卧床等诱因时，病菌入侵，在肺泡内繁殖滋长，引起肺泡壁水肿，白细胞和红细胞渗出，经 Cohn 孔向肺的中央部分蔓延，使病变呈肺段或肺叶急性炎性实变。由于病变始于外周，因而叶间分界清楚。典型病理分期为充血期、红色肝样变期、灰色肝样变期、消散期，抗生素应用后，肺炎发展至整个大叶性炎症已不多见，典型的肺实变则更少，而以肺段性炎症居多。肺炎球菌不产生毒素，一般情况下，不引起原发性组织坏死或形成空洞，病变消散后肺组织结构无损坏，不留纤维瘢痕。

1.临床表现

（1）症状和体征：病情轻重存在个体差异。典型的表现为：起病急剧，寒战、高热，呈稽留热；约 75% 的患者有胸痛，咳嗽和吸气时加重，如炎症累及膈面胸膜时，可有同侧上腹部或肩部放射性疼痛。初期有刺激性干咳，有少量白色黏液痰或带血丝痰，1 ~ 2d 后可咳出铁锈色痰。肺泡实变可引起通气不足，且胸痛限制呼吸而引起呼吸困难，重者动脉血氧饱和度下降，皮肤、口唇发绀，可伴随头痛、肌肉酸痛、食欲缺乏、呕吐、腹泻、腹胀等全身症状。严重感染可有神志不清、谵妄或昏迷等神经系统症状。

患者呈急性病容，常伴口唇单纯疱疹，病变广泛时可有发绀。早期病变有胸廓呼吸运动幅度减小，叩诊有轻度浊音，呼吸音减弱，累及胸膜可闻及捻发音和胸膜摩擦音。肺大片实变时，叩诊浊音增强，触觉语颤增强，可闻及支气管呼吸音。消散期可闻及湿啰音。

本病自然病程为 1 ~ 2 周，发病 5 ~ 10d，体温可自行消退。使用抗生素治疗体温可在 1 ~ 3d 恢复正常，其他症状和体征随之逐渐消失。

（2）并发症：已少见。严重感染中毒症者可发生感染性休克，其他并发症有胸膜炎、脓胸、肺脓肿等。

2.辅助检查

血液检查：白细胞计数多在（10 ~ 40）×109/L，中性粒细胞比例增多，高达 80% 以上，伴核左移，细胞内可见中毒颗粒，老年人、免疫力低下者白细胞计数增高不明显。痰液检查：痰培养和涂片做革兰染色及夹膜染色镜检可找到致病菌，抗生素治疗前血培养可呈阳性。X 线胸片：早期仅有肺纹理增粗或病变肺段模糊，肺发生实变可显示大片阴影，并可见支气管气道征。消散期，阴影可完全消散，少数病例肺泡内纤维蛋白吸收不完全，可形成机化性肺炎。

3. 诊断要点

疾病发生于冬、春两季，突然寒战、高热、胸疼、咳嗽和咳铁锈色痰。肺部叩诊浊音，语颤增强，听诊闻及管状呼吸音和湿啰音。实验室检查白细胞增多，核左移、痰涂片及培养发现致病菌。X 线检查显示病变肺段炎性阴影等，即可确诊。

4. 治疗要点

首选青霉素。症状轻者，青霉素 80 万 U，肌内注射，每日 3 次。症状重者，给予青霉素 240 万～480 万 U，静脉滴注，并发脑膜炎时，剂量可增至 1000 万～3000 万 U，分 4 次静脉滴注，每次 1 h 内滴完，以维持有效血浓度。或选用第 1 代或第 2 代头孢菌素，如头孢唑林、头孢孟多（头孢羟唑）等。对青霉素及头孢类药物过敏者，可用红霉素每日 1.5 g 静脉滴注，或林可霉素每日 2 g 静脉滴注。此外，结合相应的支持疗法，卧床休息，补充营养，多食富含维生素的水果、蔬菜，发热患者多饮水，补充液体。有呼吸困难者吸氧，腹胀明显者给予肛管排气，及时给予退热、止咳去痰等对症处理，禁用抑制呼吸的镇静药。

（二）葡萄球菌肺炎

葡萄球菌肺炎是由葡萄球菌引起的急性化脓性肺部炎症。起病急剧，早期可有循环衰竭，治疗不及，病死率高。常发生于糖尿病、血液病、艾滋病或原有支气管肺疾病者。儿童患流感或麻疹时易并发肺炎。此外，皮肤感染病灶中的葡萄球菌经血液循环到肺部，可引起多处肺实变、化脓及组织坏死。葡萄球菌为革兰染色阳性球菌，其致病物质主要是毒素与酶，具有溶血、坏死、杀白细胞及血管痉挛等作用。致病力可用血浆凝固酶来测定，金黄色葡萄球菌凝固酶为阳性，因而致病力较强，是化脓性感染的主要原因。

1. 临床表现

（1）症状与体征：起病急剧，体温高达 39～40 ℃，胸痛，脓痰，量多，带血丝或呈脓血状，全身毒性症状明显，病情严重者可早期出现周围循环衰竭，老年人症状可不典型。血源性葡萄球菌肺炎常有局部感染或侵入性治疗史，较少咳脓痰。

早期阳性体征不明显，与严重中毒症状和呼吸道症状不一致，其后可出现两肺散在湿啰音。病变较大或融合时可有肺实变体征。

（2）并发症：多并发肺脓肿、肺气囊肿和脓胸。

2. 辅助检查

血液检查：白细胞计数增高，中性粒细胞比例增高，核左移。X 线胸片：显示肺段或肺叶实变，可形成空洞或呈小叶状浸润，其中有单个或多发的液气囊腔，X 线阴影的易变性可表现为一处炎性浸润消失而另有新病灶的出现。

3. 诊断要点

根据全身毒血症状、咳嗽、脓血痰，白细胞计数增高、中性粒细胞比例增加、核左移、中毒颗粒和 X 线表现，可初步诊断。细菌学检查结果可作为确诊依据。

4. 治疗要点

治疗原则为早期清除原发病灶，抗感染治疗，加强支持疗法。抗生素的选择应参考药物敏感试验结果。由于金黄色葡萄球菌对青霉素高度耐药，因而首选用耐青霉素酶的半合成青霉素或头孢类药物，如，苯唑西林钠、氯唑西林等，联合氨基糖苷类药可增强疗效。

（三）克雷白杆菌肺炎

克雷白杆菌肺炎是由肺炎克雷白杆菌引起的急性肺部炎症，亦称肺炎杆菌肺炎。多见于老年、营养不良、慢性酒精中毒、已有慢性支气管 - 肺疾病和全身衰竭的患者，为院内获得性肺炎的重要致病菌，病死率较高。肺炎克雷白杆菌属革兰阴性杆菌为上呼吸道和肠道寄居菌，有荚膜，当机体抵抗力降低时，在肺泡内生长繁殖时，引起组织坏死、液化、形成单个或多发性脓肿。

症状与其他肺炎类似，典型病例痰液呈黏稠脓性、量多、带血，灰绿色或红砖色、胶冻状，无臭味。可有发绀、气急、心悸，可早期出现休克。X 线显示肺叶或小叶实变，有多发性蜂窝状肺炎脓肿，叶间隙下坠。老年体衰患者有急性肺炎、中毒性症状严重，且有血性黏稠痰者须考虑本病。确诊有待于痰的细菌学检查，并与其他肺炎相鉴别。

本病一经确诊应及早用药。首选氨基糖苷类药物，如，庆大霉素、卡那霉素、阿米卡星（丁胺卡那霉素）等，重症者联合使用头孢菌类药物。应加强支持疗法，免疫力降低者容易发生菌血症，预后差。

（四）军团菌肺炎

军团菌肺炎主要是嗜肺军团杆菌感染引起的以肺炎为主的全身性疾病。多数病例为散发性，又称军团菌。为革兰阴性杆菌，存在于水和土壤中，可通过供水系统、空调或蒸汽吸入进入呼吸道引起感染。发生于夏末和秋初，吸烟、酗酒和应用免疫抑制者多见。

典型病例起病慢，潜伏期一般为 2 ~ 10 d，前期可有倦怠、发热、头痛和咳嗽。随后出现高热、头痛、咳嗽加剧、咳黏液样、血丝痰，一般无脓痰，可有消化道症状，腹泻、呕吐等。重者可出现嗜睡等神志改变和呼吸衰竭。患者呈急性病容，可有相对缓脉、湿啰音等体征，重症者有肺部实变体征和胸部摩擦音。早期 X 线胸片检查显示片状肺泡浸润阴影，随病情进展，可出现肺段、叶实变征象，伴多发性圆形致密影。实验室检查白细胞计数增高，核左移、血沉加快，可有低血钠，肝功能试验异常，肾功能受损者有镜检血尿等。

除支持疗法，临床治疗首选红霉素，每日 1 ~ 2 g，分 4 次口服，重症者静脉给药，必要时应用利福平，疗程应超过 3 周，防止复发。

第七节 肺脓肿

肺脓肿是由多种病原菌引起的肺部化脓性感染，早期为肺组织的化脓性炎症，继而坏死、液化，由肉芽组织包绕形成脓肿。其临床特征为高热、咳嗽和大量脓臭痰。多发于壮年男性及年老体弱有基础疾病者。

一、病因及病理

肺脓肿的发生和发展，常有 3 个因素：即细菌感染，支气管阻塞和全身抵抗力下降。临床常见的病因有两大类：血源感染和气管感染。血源感染主要由败血症及脓毒血症引起，病变广泛常为多发，主要采用药物治疗；气管感染主要来自呼吸道或上消化道带有细菌的分泌物，在睡眠、昏迷、酒醉、麻醉或癫痫发作、脑血管意外之后，被吸入气管和肺内，造成小支气管阻塞，在人体抵抗力减低的情况下，就会诱发肺脓肿。

支气管阻塞远侧端的肺段发生肺不张及炎变，继而引起肺段血管栓塞产生肺组织坏死及液化，周围的胸膜肺组织发生炎性反应，终于形成一个有一定范围的脓肿。脓肿形成后，经过急性和亚急性阶段，如支气管引流不通畅，感染控制不彻底，则逐步转入慢性阶段。在感染的反复发作，交错衍变的过程中，受累肺及支气管既有破坏，又有组织修复；既有肺组织的病变，又有支气管胸膜的病变；既有急性炎症，又有慢性炎症。主要表现为肺组织内的一个脓腔，周围有肺间质炎症及不同程度的纤维化，相关的支气管产生不同程度的梗阻和扩张。

慢性肺脓肿有以下 3 个特征：1. 脓肿部位开始时多居有关肺段或肺叶的表浅部；2. 脓腔总是与一个以上的小支气管相通；3. 脓肿向外蔓延扩展，到晚期则不受肺段、肺叶界限的限制，而可跨段、跨叶，形成相互沟通的多房腔的破坏性病灶。慢性肺脓肿由于胸膜粘连，粘连中形成侧支循环，血流方向是自血压较高的胸壁体循环流向血压较低的肺循环。临床在其体表部可听到收缩期加重的连续性血管杂音。凡有此杂音者术中出血量较大，应有充分补血和止血技术方面的准备。慢性肺脓肿患者经久咳嗽、咯血、脓痰，全身有中毒症状，营养状况不良，呼吸功能受损，有贫血、消瘦、水肿、杵状指等。

二、临床表现

（一）发病急骤，畏寒、高热，体温达 39 ~ 40℃，伴有咳嗽，咳黏液痰或黏液脓性痰。

（二）炎症累及胸膜可出现患侧胸痛，病变范围大时，可有气促。常伴有精神不振、全身乏力和食欲缺乏。

（三）痰的性质：①感染不能及时控制，可于发病的 10 ~ 14 d，突然咳出大量脓臭痰及坏死组织，每日量可达 300 ~ 500 mL；②典型的痰液呈黄绿色、脓性，有时带血，留置分层，咳出大量脓痰后，体温开始下降，全身症状开始好转；③厌氧菌感染时，痰带腥臭味。

（四）体征：病变大而表浅者，可闻及支气管呼吸音；病变累及胸膜，有胸膜摩擦音或胸腔积液。慢性肺脓肿，常伴有杵状（趾）指、贫血和消瘦。

三、诊断

除分析病史、症状及体格检查外，必须进行 X 线检查。胸部平片可见肺部空洞性病灶，壁厚、常有气液面，周围有浸润及条索状阴影，伴胸膜增厚，支气管造影对有无合并支气管扩张及病变切除的范围都有很大帮助。对有进食呛咳者应行碘油或钡餐食管造影检查，明确有无食管气管瘘；若须与肺癌鉴别时须做支气管镜取活组织检查。

四、治疗

肺脓肿病期在 3 个月以内者，应采用全身及药物治疗，包括抗生素全身应用及体位引流，局部滴药、喷雾及气管镜吸痰等。经上述治疗无效则考虑外科手术治疗。急性肺脓肿的感染细菌包括厌氧菌，一般均对青霉素敏感，肺脓肿的致病厌氧菌中，仅脆弱类杆菌对青霉素不敏感，而对林可霉素、克林霉素和甲硝唑敏感。青霉素可根据病情，一般 120 万 ~ 240 万 U/d，病情严重者可用到 1000 万 U/d 静脉滴注，以提高坏死组织中的药物浓度，体温一般在治疗 3 ~ 10 d 内降至正常，然后可改为肌内注射。如青霉素疗效不佳，改用林可霉素 1.8 ~ 3 g/d 静脉滴注，或克林霉素 0.6 ~ 1.8 g，或甲硝唑 0.4 g，每天 3 次口服或静脉滴注。当疗效不佳时，要注意根据细菌培养的药物敏感试验结果选用抗菌药物。痰液引流是提高疗效的措施，身体状况较好者可采取体位引流排痰，使脓肿处于最高位置。经有效的抗菌药物治疗，大多数患者可痊愈。少数患者疗效不佳，须考虑手术治疗，其手术适应证为肺脓肿病程超过 3 个月，内科治疗不能减少脓腔，并有反复感染、大咯血经内科治疗无效，伴有支气管胸膜瘘或脓胸经抽吸冲洗脓液疗效不佳者。

五、护理诊断

（一）体温过高

与肺组织炎症性坏死有关。

（二）清理呼吸道无效

与脓痰积聚有关。

（三）营养失调，低于机体需要量

与肺部感染导致机体消耗增加有关。

（四）气体交换受损

与气道内痰液积聚、肺部感染有关。

六、护理措施

（一）保持室内空气流通、阳光充足。进食高热量、高蛋白、高维生素等营养丰富的食物。

（二）指导有效咳嗽：肺脓肿的患者咳痰量大，协助患者经常活动和变换体位，以利痰液排出。鼓励患者增加液体摄入量，以促进体内的水化作用，使脓痰稀释而易于咳出。

（三）观察痰液变化：①准确记录24 h痰液排出量，静置后是否分层；②发现血痰时，应及时报告医师，若痰中血量较多，应严密观察病情变化，防止大咯血或窒息的突然发生，准备好急救用物，嘱患者头偏向一侧，最好取患侧卧位，必要时可行体位引流。

（四）口腔护理：肺脓肿患者因高热时间较长、咳大量脓臭痰，利于细菌繁殖；大量抗生素的应用，易诱发真菌感染。因此，要在晨起、饭后、体位引流后、临睡前协助患者漱口及刷牙，保持口腔清洁、湿润。

七、健康教育

（一）指导患者及家属熟悉肺脓肿发生、发展、治疗和有效预防的知识。积极治疗肺炎、肺外化脓性病变，不挤压痈、疖，防止血源性肺脓肿的发生。

（二）教会患者做深呼吸、体位引流、有效的咳嗽，嘱患者多饮水以稀释痰液，利于痰的排出，保持呼吸道的通畅。

（三）保持口腔清洁，晨起、饭后、体位引流后、晚睡前要漱口、刷牙，防止污染分泌物误吸入下呼吸道。彻底治疗口腔、上呼吸道慢性感染病灶，如，龋齿、化脓性扁桃体炎、鼻窦炎、牙周溢脓等，以防止病灶分泌物吸入肺内，诱发感染。

（四）保持室内适宜的温度与湿度，注意保暖，避免受凉。养成规律的生活，增加营养物质的摄入，戒烟、酒。

（五）肺脓肿患者的抗生素治疗需时较长，向患者讲解抗生素等药物的用药疗程、方法、不良反应，了解其重要性，遵从治疗计划。发现异常及时就诊。

第八节 呼吸衰竭

一、护理评估

（一）致病因素

引起呼吸衰竭的病因很多，凡参与肺通气和换气的任何一个环节的严重病变都可导致呼吸衰竭。

1. 呼吸系统疾病

常见于慢性阻塞性肺疾病（COPD）、重症哮喘、肺炎、严重肺结核、弥散性肺纤维化、肺水肿、严重气胸、大量胸腔积液、肺沉着症、胸廓畸形等。

2. 神经肌肉病变

如，脑血管疾病、颅脑外伤、脑炎、镇静催眠药中毒、多发性神经炎、脊髓颈段或高位胸段损伤、重症肌无力等。

上述病因可引起肺泡通气量不足、氧弥散障碍、通气/血流比例失调，导致缺氧或合并二氧化碳潴留而发生呼吸衰竭。

（二）身体状况

呼吸衰竭除原发疾病症状、体征外，主要为缺氧、二氧化碳潴留所致的呼吸困难和多脏器功能障碍。

1. 呼吸困难

呼吸困难是最早、最突出的表现。主要为呼吸频率增快，病情严重时辅助呼吸肌活动增加，出现"三凹征"。若并发二氧化碳潴留，$PaCO_2$ 升高过快或显著升高时，患者可由呼吸过快转为浅慢呼吸或潮式呼吸。

2. 发绀

发绀是缺氧的典型表现，可见口唇、指甲和舌发绀。严重贫血患者由于红细胞和血红蛋白减少，还原型血红蛋白的含量减低可不出现发绀。

3. 精神神经症状

精神神经症状主要是缺氧和二氧化碳潴留的表现。早期轻度缺氧可表现为注意力分散，定向力减退；缺氧程度加重，出现烦躁不安、神志恍惚、嗜睡、昏迷。轻度二氧化碳潴留，表现为兴奋症状，即失眠、躁动、夜间失眠而白天嗜睡；重度二氧化碳潴留可抑制中枢神经系统导致肺性脑病，表现为神志淡漠、间歇抽搐、肌肉震颤、昏睡，甚至昏迷等二氧化碳麻醉现象。

4. 循环系统表现

二氧化碳潴留使外周体表静脉充盈、皮肤充血、温暖多汗、血压升高、心输出量增多而致脉搏洪大；多数患者有心率加快；因脑血管扩张产生搏动性头痛。

5. 其他

可表现为上消化道出血、谷丙转氨酶升高、蛋白尿、血尿、氮质血症等。

（三）心理社会状况

患者常因躯体不适、气管插管或气管切开、各种监测及治疗仪器的使用等感到焦虑或恐惧。

（四）实验室及其他检查

1. 动脉血气分析

$PaO_2 < 8.0\ kPa（60\ mmHg）$，伴或不伴 $PaCO_2 > 6.7\ kPa（50\ mmHg）$，为最重要的指标，可作为呼吸衰竭的诊断依据。

2. 血 pH 值及电解质测定

呼吸性酸中毒合并代谢性酸中毒时，血 pH 值明显降低常伴有高钾血症。呼吸性酸中毒合并代谢性碱中毒时，常有低钾和低氯血症。

3. 影像学检查

胸部 X 线片、肺 CT 和放射性核素肺通气 / 灌注扫描等，可协助分析呼吸衰竭的原因。

二、护理诊断及医护合作性问题

（一）气体交换受损：与通气不足、通气 / 血流失调和弥散障碍有关。

（二）清理呼吸道无效：与分泌物增加、意识障碍、人工气道、呼吸肌功能障碍有关。

（三）焦虑：与呼吸困难、气管插管、病情严重、失去个人控制及对预后的不确定有关。

（四）营养失调：低于机体需要量，与食欲缺乏、呼吸困难、人工气道及机体消耗增加有关。

（五）有受伤的危险：与意识障碍、气管插管及机械呼吸有关。

（六）潜在并发症：如感染、窒息等。

（七）缺乏呼吸衰竭的防治知识。

三、治疗及护理措施

（一）治疗要点

慢性呼吸衰竭治疗的基本原则是治疗原发病，保持气道通畅，纠正缺氧和改善通气，维持心、脑、肾等重要脏器的功能，预防和治疗并发症。

1. 保持呼吸道通畅

保持呼吸道通畅是呼吸衰竭最基本、最重要的治疗措施。主要措施：清除呼吸道的分泌物及异物；积极使用支气管扩张药物缓解支气管痉挛；对昏迷患者采取仰卧位，头后仰，托起下颌，并将口打开；必要时采用气管切开或气管插管等方法建立人工气道。

2. 合理氧疗

吸氧是治疗呼吸衰竭必需的措施。

3. 机械通气

根据患者病情选用无创机械通气或有创机械通气。临床上常用的呼吸机分压力控制型及容量控制型两大类，是一种用机械装置产生通气，以代替、控制或辅助自主呼吸，达到增加通气量，改善通气功能的目的。

4. 控制感染

慢性呼吸衰竭急性加重的常见诱因是呼吸道感染，因此，应选用敏感有效的抗生素控制感染。

5. 呼吸兴奋药的应用

必要时给予呼吸兴奋药如阿米三嗪 / 萝巴新（都可喜）等兴奋呼吸中枢，增加通气量。

6. 纠正酸碱平衡失调

以机械通气的方法能较为迅速地纠正呼吸性酸中毒，补充盐酸精氨酸和氯化钾可同时纠正潜在的碱中毒。

（二）护理措施

1. 病情观察

重症患者须持续心电监护，密切观察患者的意识状态、呼吸频率、呼吸节律和深度、血压、心率和心律。观察排痰是否通畅、有无发绀、球结膜水肿、肺部异常呼吸音及啰音；监测动脉血气分析、电解质检查结果、机械通气情况等；若患者出现神志淡漠、烦躁、抽搐时，提示有肺性脑病的发生，应及时通知医师进行处理。

2. 生活护理

（1）休息与体位：急性发作时，安排患者在重症监护病室，绝对卧床休息；协助和指导患者取半卧位或坐位，指导、教会病情稳定的患者缩唇呼吸。

（2）合理饮食：给予高热量、高蛋白、富含维生素、低糖类、易消化、少刺激性的食物；昏迷患者常规给予鼻饲或肠外营养。

3. 氧疗的护理

（1）氧疗的意义和原则：氧疗能提高动脉血氧分压，纠正缺氧，减轻组织损伤，恢复脏器功能。临床上根据患者病情和血气分析结果采取不同的给氧方法和给氧浓度。原则是在畅通气道的前提下，I 型呼吸衰竭的患者可短时间内间歇给予高浓度（＞35%）或高流量（4～6 L/min）吸氧；II 型呼吸衰竭的患者应给予低浓度（＜35%）、低流量（1～2 L/min）鼻导管持续吸氧，使 PaO_2 控制在 8.0 kPa（60 mmHg）或 SaO_2 在 90% 以上，以防因缺氧完全纠正，使外周化学感受器失去低氧血症的刺激而导致呼吸抑制，加重缺氧和 CO_2 潴留。

（2）吸氧方法：有鼻导管、鼻塞、面罩、气管内和呼吸机给氧。临床常用、简便的方法是鼻导管、鼻塞法吸氧，其优点为简单、方便，不影响患者进食、咳嗽；缺点为氧浓度不恒定，易受患者呼吸影响，高流量对局部黏膜有刺激，氧流量不能大于 7 L/min。吸氧过程中应注意保持吸入氧气的湿化，输送氧气的面罩、导管、气管应定期更换消毒，防止交叉感染。

（3）氧疗疗效的观察：若吸氧后呼吸困难缓解、发绀减轻、心率减慢、尿量增多、皮肤转暖、神志清醒，提示氧疗有效；若呼吸过缓或意识障碍加深，提示二氧化碳潴留加重。应根据动脉血气分析结果和患者的临床表现，及时调整吸氧流量或浓度。若发绀消失、神志清楚、精神好转、$PaO_2 > 8.0$ kPa（60 mmHg）、$PaCO_2 < 6.7$ kPa（50 mmHg），可间断吸氧几日后，停止氧疗。

4. 药物治疗的护理

用药过程中密切观察药物的疗效和不良反应。使用呼吸兴奋药必须保持呼吸道通畅，脑缺氧、脑水肿未纠正而出现频繁抽搐者慎用；静脉滴注时速度不宜过快，如出现恶心、呕吐、烦躁、面色潮红、皮肤瘙痒等现象，需要减慢滴速。对烦躁不安、夜间失眠患者，禁用对呼吸有抑制作用的药物，如吗啡等，慎用镇静药，以防止引起呼吸抑制。

5. 心理护理

呼吸衰竭的患者常对病情和预后有顾虑、心情忧郁、对治疗丧失信心，应多了解和关心患者的心理状况，特别是对建立人工气道和使用机械通气的患者，应经常巡视，让患者说出或写出引起或加剧焦虑的因素，有针对性地解决。

6. 健康指导

（1）疾病知识指导：向患者及家属讲解疾病的发病机制、发展和转归。告诉患者及家属慢性呼吸衰竭患者度过危重期后，关键是预防和及时处理呼吸道感染等诱因，以减少急性发作，尽可能延缓肺功能恶化的进程。

（2）生活指导：从饮食、呼吸功能锻炼、运动、避免呼吸道感染、家庭氧疗等方面进行指导。

（3）病情监测指导：指导患者及家属学会识别病情变化，如出现咳嗽加剧、痰液增多、色变黄、呼吸困难、神志改变等，应及早就医。

第九节 慢性肺源性心脏病

一、疾病概述

（一）概念

慢性肺源性心脏病（Chronic pulmonary heart disease），简称慢性肺心病，是由肺组织、肺血管或胸廓的慢性病变引起肺组织结构和（或）功能异常，产生肺血管阻力增加，肺动脉压力增高，使右心室扩张或（和）肥厚，伴或不伴右心功能衰竭的心脏病，并排除先天性心脏病和左心病变引起者。

（二）相关病理生理

由于肺功能和结构的不可逆性改变，发生反复的气道感染和低氧血症，导致一系列体液因子和肺血管的变化，使肺血管阻力增加，肺动脉血管的结构重塑，产生肺动脉高压。肺血管阻力增加的功能性因素：缺氧、高碳酸血症和呼吸性酸中毒使肺血管收缩、痉挛，其中缺氧是肺动脉高压形成最重要的因素。

肺循环阻力增加时，右心发挥其代偿功能，以克服肺动脉压升高的阻力而发生右心室肥厚。肺动脉高压早期，右心室尚能代偿，舒张末期压仍正常。随着病情的进展，特别是急性加重期，肺动脉压持续升高，超过右心室的代偿能力，右心失代偿，右心输出量下降，右心室收缩末期残留血量增加，舒张末压增高，促使右心室扩大和右心室功能衰竭。

慢性肺心病除发现右心室改变外，也有少数可见左心室肥厚。由于缺氧、高碳酸血症、酸中毒、相对血流量增多等因素，使左心负荷加重。如病情进展，则可发生左心室肥厚，甚至导致左心衰竭。

（三）慢性肺源性心脏病的病因与诱因

1.病因

（1）支气管、肺疾病：以慢性阻塞性肺疾病（COPD）最为多见，约占 80%~90%，其次为支气管哮喘、支气管扩张、重症肺结核、肺尘埃沉着症、结节病、间质性肺炎、过敏性肺泡炎、嗜酸性肉芽肿、药物相关性肺疾病等。

（2）胸廓运动障碍性疾病：较少见，严重的脊椎后凸、侧凸、脊椎结核、类风湿关节炎、胸膜广泛粘连及胸廓成形术后造成的严重胸廓或脊椎畸形，以及神经肌肉疾患如脊髓灰质炎，均可引起胸廓活动受限、肺受压、支气管扭曲或变形，导致肺功能受损。气道引流不畅，肺部反复感染，并发肺气肿或纤维化。

（3）肺血管疾病：慢性血栓栓塞性肺动脉高压、肺小动脉炎、累及肺动脉的过敏性肉芽肿病，以及原因不明的原发性肺动脉高压，均可引起肺血管阻力增加、肺动脉高压和右心室负荷加重，发展成慢性肺心病。

（4）其他：原发性肺泡通气不足及先天性口咽畸形、睡眠呼吸暂停低通气综合征等均可产生低氧血症，引起肺血管收缩，导致肺动脉高压，发展成慢性肺心病。

2.诱因

呼吸道感染，各种变应原、有害气体、粉尘吸入等。

（四）临床表现

本病发展缓慢，临床上除原有肺、胸疾病的各种症状和体征外，主要是逐步出现肺、心功能衰竭以及其他器官损害的征象。按其功能的代偿期与失代偿期进行分述。

1.肺、心功能代偿期

（1）症状，咳嗽、咳痰、气促，活动后可有心悸、呼吸困难、乏力和劳动耐力下降。急性感染可使上述症状加重。少有胸痛或咯血。

（2）体征：可有不同程度的发绀和肺气肿体征。偶有干、湿啰音，心音遥远，P2＞A2，三尖瓣区可出现收缩期杂音或剑突下心脏搏动增强，提示有右心室肥厚。部分患者因肺气肿使胸内压升高，阻碍腔静脉回流，可有颈静脉充盈。此期肝界下移是膈下降所致。

2.肺、心功能失代偿期

（1）呼吸衰竭：①症状有呼吸困难加重，夜间为甚，常有头痛、失眠、食欲缺乏，但白天嗜睡，甚至出现表情淡漠、神志恍惚、谵妄等肺性脑病的表现；②体征有明显发绀，球结膜充血、水肿，严重时可有视网膜血管扩张、视乳头水肿等颅内压升高的表现。腱反射减弱或消失，出现病理反射。因高碳酸血症可出现周围血管扩张的表现，如，皮肤潮红、多汗。

（2）右心衰竭：①症状有气促更明显，心悸、食欲缺乏、腹胀、恶心等；②体征有发绀更明显，颈静脉怒张，心率增快，可出现心律失常，剑突下可闻及收缩期杂音，甚至出现舒张期杂音。肝大且有压痛，肝颈静脉回流征阳性，下肢水肿，重者可有腹水。少数患者可出现肺水肿及全心衰竭的体征。

3. 并发症

（1）肺性脑病。

（2）酸碱失衡及电解质紊乱：可发生各种不同类型的酸碱失衡及电解质紊乱。

（3）心律失常：多表现为房性期前收缩及阵发性室上性心动过速，其中以紊乱性房性心动过速最具特征性。

（4）休克：慢性肺心病休克并不多见，一旦发生，预后不良。发生原因有严重感染、失血（多由上消化道出血所致）和严重心力衰竭或心律失常。

（5）弥散性血管内凝血（DIC）。

（五）辅助检查

1.X 线检查

除肺、胸基础疾病及急性肺部感染的特征外，尚有肺动脉高压征，右心室增大征皆为诊断慢性肺心病的主要依据。个别患者心力衰竭控制后可见心影有所缩小。

2. 心电图检查

主要表现有右心室肥大改变。

3. 超声心动图检查

通过测定度右心室流出道，右心室内径、右心室前壁的厚度、右心室内径比值、右肺动脉内径或肺动脉干及右心房增大等指标，可诊断慢性肺心病。

4. 血气分析

慢性肺心病肺功能失代偿期可出现低氧血症或合并高碳酸症，当 $PaO_2 < 60\ mmHg$（$7.99\ kPa$），$PaCO_2 > 50\ mmHg$（$6.66\ kPa$）时，表示有呼吸衰竭。

5. 血液检查

红细胞及血红蛋白可升高。全血黏度及血浆黏度可增加，红细胞电泳时间常延长；合并感染时白细胞总数增高，中性粒细胞增加。部分患者血清学检查可有肾功能或肝功能改变；血清钾、钠、氯、钙、镁均可有变化。

6. 其他

肺功能检查对早期或缓解期慢性肺心病患者有意义。痰细菌学检查对急性加重期慢性肺心病可以指导抗生素的选用。

（六）主要治疗原则

积极控制感染；通畅呼吸道，改善呼吸功能；纠正缺氧和二氧化碳潴留；控制呼吸和心力衰竭；以治肺为主，治心为辅，积极处理并发症。

（七）急性加重期的药物治疗

1. 控制感染

参考痰菌培养及药敏试验选择抗生素。在还没有培养结果前，根据感染的环境及痰涂片革兰染色选用抗生素。社区获得性感染以革兰阳性菌占多数，医院感染则以革兰阴性菌为主。或选用二者兼顾的抗生素。常用的有青霉素类、氨基糖苷类、喹诺酮类及头孢菌素类抗感染药物，必须注意可能继发真菌感染。

2. 控制心力衰竭

慢性肺心病心力衰竭的治疗与其他心脏病心力衰竭的治疗有其不同之处，因为慢性肺心病患者一般在积极控制感染、改善呼吸功能后心力衰竭便能得到改善，患者尿量增多，水肿消退，不须加用利尿药。但对治疗无效的重症患者，可适当选用利尿药、正性肌力药或扩血管药物。

（1）利尿药：原则上宜选用作用轻的利尿药，小剂量使用。利尿药应用后可出现低钾、低氯性碱中毒，痰液黏稠不易排痰和血液浓缩，应注意预防。

（2）正性肌力药：慢性肺心病患者由于慢性缺氧及感染，对洋地黄类药物的耐受性很低，疗效较差，且易发生心律失常。正性肌力药的剂量宜小，一般约为常规剂量的 1/2 或 2/3，同时选用作用快、排泄快的洋地黄类药物，用药前应注意纠正缺氧，防治低钾血症，以免发生药物毒性反应。

（3）血管扩张药，钙拮抗剂、一氧化氮（NO）、川芎嗪等有一定的降低肺动脉压效果。

3. 控制心律失常

一般经过治疗慢性肺心病的感染、缺氧后，心律失常可自行消失。如果持续存在可根据心律失常的类型选用药物。

4. 抗凝治疗

应用普通肝素或低分子肝素防止肺微小动脉原位血栓形成。

二、护理评估

（一）一般评估

1. 生命体征（T、P、R、BP）：急性加重期合并肺部感染患者体温可升高；心率加快或有心律不齐；呼吸频率常达每分钟 30 ~ 40 次；脉压差增大，或持续低血压提示患者可能并发休克、消化道出血或 DIC。

2. 评估患者神志，有无白天嗜睡，甚至出现表情淡漠、神志恍惚、谵妄等肺性脑病的表现。

3. 评估咳嗽、咳痰、呼吸困难、发绀等，观察痰的量及性状。

4. 评估患者的营养状况，皮肤和黏膜，查看水肿部位及程度。

（二）身体评估

1. 视诊

面部颜色、口唇有无发绀、有无球结膜充血、水肿、皮肤潮红、多汗（二氧化碳潴留、高碳酸血症的体征）。颈静脉充盈情况：有无颈静脉怒张（右心衰的主要体征）。

2. 触诊

（1）测量腹围：观察有无腹水征象；观察平卧时背部有无水肿出现（心源性水肿的特点先是出现在身体下垂部位）。

（2）肝脏肿大并有压痛，肝颈静脉回流征阳性。

（3）下肢有无凹陷性水肿情况（从踝内侧开始检查，逐渐向上），根据每天下肢水肿的部位记录情况与患尿量情况做动态的综合分析，判断水肿是否减轻，心衰治疗是否有效。

3. 叩诊

心界有无扩大。

4. 听诊

肺部常可闻及湿啰音和哮鸣音；心尖部第一心音减弱，肺动脉瓣第二心音亢进；剑突下可闻及收缩期杂音，甚至出现舒张期杂音（结合病例综合考虑）。

（三）心理－社会评估

患者在疾病治疗过程中的心理反应与需求，家庭及社会支持情况，引导患者正确配合疾病的治疗与护理。

（四）辅助验金结果评估

1. 血气分析

$PaO_2 < 60$ mmHg（7.99 kPa），$PaCO_2 > 50$ mmHg（6.66 kPa）时，提示有呼吸衰竭。根据血 pH 值情况，有无酸碱失衡，判断是哪一类型的酸碱失衡。

2. 血常规检查

红细胞及血红蛋白可升高，提示全血黏度及血浆黏度可增加；白细胞总数增高，中性粒细胞增加提示合并感染。

3. 电解质

肺心病急性加重期由于呼衰、心衰可引起各种电解质紊乱。应用利尿剂后，其中低血钾和失盐性低钠综合征最为多见，所以需要结合出入量与生化检查结果综合做动态的分析。

4. 痰细菌学检查

痰细菌学检查可指导抗生素的选用。

（五）肺心病治疗常用药效果的评估

1. 应用强心剂评估要点

用药前后要评估患者血氧分压情况、电解质情况。注意纠正缺氧，防治低钾血症，以免发生药物毒性反应。

2. 应用利尿剂评估要点

（1）准确记录患者出入量（尤其是尿量 /24h），过度脱水引起血液浓缩、痰液黏稠不易排出等不良反应。

（2）血生化检查的结果，长期使用噻嗪类利尿剂有可能导致水、电解质紊乱，产生低钠、低氯和低钾血症。

三、主要护理诊断／问题

（一）气体交换受损

与肺血管阻力增高引起肺淤血、肺血管收缩导致肺血流量减少有关。

（二）清理呼吸道无效

与呼吸道感染、痰多黏稠有关。

（三）活动无耐力

与心肺功能减退有关。

（四）体液过多

与心输出量减少、肾血流灌注量减少有关。

（五）潜在并发症肺性脑病。

四、护理措施

（一）急性期卧床休息

心肺功能衰竭时应绝对卧床休息，呼吸困难时取半坐卧位或高枕卧位；下肢水肿者应抬高下肢，恢复期适度活动，以能耐受为度。

（二）饮食

进食高热量、高蛋白、丰富维生素、易消化、无刺激的饮食，重者给予半流质或鼻饲饮食，水肿者，宜限制水和钠盐的摄入。

（三）给氧

持续低流量摄氧，使用呼吸机的患者按机械通气护理常规护理。

（四）保持呼吸道通畅

医护人员须指导和鼓励患者进行有效的咳嗽和排痰。

（五）严密观察生命体征、神志等病情变化

患者烦躁不安时，警惕呼吸衰竭，电解质紊乱，未建立人工气道者慎用镇静剂，以免诱发和加重肺性脑病。给予床栏，防坠床。

（六）水肿患者的护理

做好皮肤护理，预防皮肤完整性受损。

（七）心血管并发症护理

心力衰竭、呼吸衰竭、消化道出血者分别按其相应护理常规护理。

（八）给予心理疏导和支持

帮助患者克服多疑，敏感，依赖等心理。

（九）健康教育

1.疾病预防指导
由于慢性肺心病是各种原发肺胸疾病晚期的并发症，应对高危人群宣传教育，劝导戒

烟，积极防治 COPD 等慢性支气管肺疾病，以降低发病率。指导腹式和缩唇式呼吸训练，改善通气。

2. 疾病知识指导

使患者和家属了解疾病发生、发展过程，减少反复发作的次数。积极防治原发病，避免和防治可能导致病情急性加重的诱因，坚持家庭氧疗等。加强饮食营养，以保证机体康复的需要。病情缓解期应根据肺、心功能及体力情况进行适当的体育锻炼，如，散步、气功、太极拳、腹式呼吸、缩唇呼吸等，改善呼吸功能，提高机体免疫功能。

3. 就诊指标

（1）体温升高。

（2）呼吸困难加重。

（3）咳嗽剧烈、咳痰不畅。

（4）尿量减少、水肿明显。

（5）患者神志淡漠、嗜睡、躁动、口唇发绀加重等。

五、护理效果评估

（一）患者神志清楚、情绪稳定。

（二）患者自觉症状好转（咳嗽、咳痰、呼吸困难减轻、发绀好转）。

（三）患者体温正常，心率由快变慢，血压平稳。

（四）患者尿量增加、体重减轻、水肿减轻。

（五）患者血气分析、血常规检查、电解质检查均恢复至缓解期水平。

第十节 急性呼吸窘迫综合征

急性呼吸窘迫综合征（Acute Respiratory Distress Syndrome，ARDS）是指严重感染、创伤、休克等非心源性疾病过程中，肺毛细血管内皮细胞和肺泡上皮细胞损伤造成弥漫性肺间质及肺泡水肿，导致的急性低氧性呼吸功能不全或衰竭，属于急性肺损伤（Acute Lung Injury，ALI）的严重阶段。以肺容积减少、肺顺应性降低、严重的通气/血流比例失调为病理生理特征。临床上表现为进行性低氧血症和呼吸窘迫，肺部影像学表现为非均一性的渗出性病变。本病起病急、进展快、死亡率高。

ALI 和 ARDS 是同一疾病过程中的两个不同阶段，ALI 代表早期和病情相对较轻的阶段，而 ARDS 代表后期病情较为严重的阶段。发生 ARDS 时患者必然经历过 ALI，但并非所有的 ALI 都要发展为 ARDS。引起 ALI 和 ARDS 的原因和危险因素很多，根据肺部直接和间接损伤对危险因素进行分类，可分为肺内因素和肺外因素。肺内因素是指致病因素对肺的直接损伤，包括：①化学性因素，如吸入毒气、烟尘、胃内容物及氧中毒等；②物理性因素，如肺挫伤、放射性损伤等；③生物性因素，如重症肺炎。肺外因素是指致病因素通过神经体液因素间接引起肺损伤，包括严重休克、感染中毒症、严重非胸部创伤、大面积烧伤、大量输血、急性胰腺炎、药物或麻醉品中毒等。ALI 和 ARDS 的发生机制非常复杂，目前尚不完全清楚，多数学者认为，ALI 和 ARDS 是由多种炎性细胞、细胞因子和炎性介质共同参与引起的广泛肺毛细血管急性炎症性损伤过程。

一、临床特点

ARDS 的临床表现可以有很大差别，取决于潜在疾病和受累器官的数目和类型。

（一）症状体征

1.发病迅速：ARDS 多发病迅速，通常在发病因素攻击（如，严重创伤、休克、败血症、误吸）后 12～48 小时发病，偶尔有长达 5 d 者。

2.呼吸窘迫：是 ARDS 最常见的症状，主要表现为气急和呼吸频率增快，呼吸频率大多在 25～50/ 分钟。其严重程度与基础呼吸频率和肺损伤的严重程度有关。

3.咳嗽、咳痰、烦躁和神志变化：ARDS 可有不同程度的咳嗽、咳痰，可咳出典型的血水样痰，可出现烦躁、神志恍惚。

4.发绀：是未经治疗 ARDS 的常见体征。

5.ARDS 患者也常出现呼吸类型的改变，主要为呼吸浅快或潮气量的变化。病变越严重，这一改变越明显，甚至伴有吸气时鼻翼煽动及三凹征。在早期自主呼吸能力强时，常表现为深快呼吸，当呼吸肌疲劳后，则表现为浅快呼吸。

6.早期可无异常体征，或仅有少许湿啰音；后期多有水泡音，亦可出现管状呼吸音。

（二）影像学表现

1.X 线胸片

早期病变以间质性为主，胸部 X 线片常无明显异常或仅见血管纹理增多，边缘模糊，双肺散在分布的小斑片状阴影。随着病情进展，上述的斑片状阴影进一步扩展，融合成大片状，或两肺均匀一致增加的毛玻璃样改变，伴有支气管充气征，心脏边缘不清或消失，称为"白肺"。

2. 胸部 CT

与 X 线胸片相比，胸部 CT 尤其是高分辨 CT（HRCT）可更为清晰地显示出肺部病变分布、范围和形态，为早期诊断提供帮助。由于肺毛细血管膜通透性一致性增高，引起血管内液体渗出，两肺斑片状阴影呈现重力依赖性现象，还可出现变换体位后的重力依赖性变化。在 CT 上表现为病变分布不均匀：①非重力依赖区（仰卧时主要在前胸部）正常或接近正常；②前部和中间区域呈毛玻璃样阴影；③重力依赖区呈现实变影。这表示肺实质的实变出现在受重力影响最明显的区域。无肺泡毛细血管膜损伤时，两肺斑片状阴影均匀分布，既不出现重力依赖现象，也无变换体位后的重力依赖性变化。这一特点有助于与感染性疾病鉴别。

（三）实验室检查

1. 动脉血气分析

$PaO_2 < 8.0$ kPa（60 mmHg），有进行性下降趋势，在早期 $PaCO_2$ 多不升高，甚至可因过度通气而低于正常；早期多为单纯呼吸性碱中毒；随病情进展可合并代谢性酸中毒，晚期可出现呼吸性酸中毒。氧合指数较动脉氧分压更能反映吸氧时呼吸功能的障碍，而且与肺内分流量有良好的相关性，计算简便。氧合指数参照范围为 $53.2 \sim 66.5$ kPa（400 ～ 500 mmHg），在 AL1 时＜ 300mmHg，ARDS 时＜ 200mmHg。

2. 血流动力学监测

通过漂浮导管，可同时测定并计算肺动脉压（PAP）、肺动脉楔压（PAWP）等，不仅对诊断、鉴别诊断有价值，而且对机械通气治疗亦为重要的监测指标。肺动脉楔压一般＜ 1.6 kPa（12 mmHg），若＞ 2.4 kPa（18 mmHg），则支持左侧心力衰竭的诊断。

3. 肺功能检查

ARDS 发生后呼吸力学发生明显改变，包括肺顺应性降低和气道阻力增高，肺无效腔 / 潮气量是不断增加的，肺无效腔 / 潮气量增加是早期 ARDS 的一种特征。

二、诊断及鉴别诊断

1999 年，中华医学会呼吸病学分会制定的诊断标准如下：

（一）有 ALI 和（或）ARDS 的高危因素。

（二）急性起病、呼吸频数和（或）呼吸窘迫。

（三）低氧血症：ALI 时氧合指数＜ 300 mmHg；ARDS 时氧合指数＜ 200 mmHg。

（四）胸部 X 线检查显示两肺浸润阴影。

（五）肺动脉楔压 < 2.4 kPa（18 mmHg）或临床上能除外心源性肺水肿。

符合以上 5 项条件者，可以诊断 ALI 或 ARDS。必须指出，ARDS 的诊断标准并不具有特异性，诊断时必须排除大片肺不张、自发性气胸、重症肺炎、急性肺栓塞和心源性肺水肿。

三、急诊处理

ARDS 是呼吸系统的一个急症，必须在严密监护下进行合理治疗。治疗目标是：改善肺的氧合功能，纠正缺氧，维护脏器功能和防治并发症。治疗措施如下：

（一）氧疗

应采取一切有效措施尽快提高 PaO_2，纠正缺氧。可给高浓度吸氧，使 $PaO_2 > 8.0$ kPa（60 mmHg）或 $SaO_2 > 90\%$。轻症患者可使用面罩给氧，但多数患者须采用机械通气。

（二）去除病因

病因治疗在 ARDS 的防治中占有重要地位，主要是针对涉及的基础疾病。感染是 ALI 和 ARDS 常见原因也是首位高危因素，而 ALI 和 ARDS 又易并发感染。如果 ARDS 的基础疾病是脓毒症，除了清除感染灶外，还应选择敏感抗生素，同时收集痰液或血液标本分离培养病原菌和进行药敏试验，指导下一步抗生素的选择。一旦建立人工气道并进行机械通气，即应给予广谱抗生素，以预防呼吸道感染。

（三）机械通气

机械通气是最重要的支持手段。如果没有机械通气，许多 ARDS 患者会因呼吸衰竭在数小时至数天内死亡。机械通气的指征目前尚无统一标准，多数学者认为一旦诊断为 ARDS，就应进行机械通气。在 ALI 阶段可试用无创正压通气，使用无创机械通气治疗时应严密监测患者的生命体征及治疗反应。神志不清、休克、气道自洁能力障碍的 ALI 和 ARDS 患者不宜应用无创机械通气。如无创机械通气治疗无效或病情继续加重，应尽快建立人工气道，行有创机械通气。

为了防止肺泡萎陷，保持肺泡开放，改善氧合功能，避免机械通气所致的肺损伤，目前常采用肺保护性通气策略，主要措施包括以下两个方面：

1. 呼气末正压

适当加用呼气末正压可使呼气末肺泡内压增大，肺泡保持开放状态，从而达到防止肺泡萎陷，减轻肺泡水肿，改善氧合功能和提高肺顺应性的目的。应用呼气末正压应首先保证有效循环血容量足够，以免因胸内正压增加而降低心输出量，而减少实际的组织氧运输；呼气末正压先从低水平 $0.29 \sim 0.49\,kPa$（$3 \sim 5\,cmH_2O$）开始，逐渐增加，直到 $PaO_2 > 8.0$ kPa（$60\,mmHg$）、$SaO_2 > 90\%$ 时的呼气末正压水平，一般呼气末正压水平为 $0.49 \sim 1.76$ kPa（$5 \sim 18\,cmH_2O$）。

2. 小潮气量通气和允许性高碳酸血症

ARDS 患者采用小潮气量（$6 \sim 8\,mL/kg$）通气，使吸气平台压控制在 $2.94 \sim 34.3\,kPa$（$30 \sim 35\,cmH_2O$）以下，可有效防止因肺泡过度充气而引起的肺损伤。为保证小潮气量通气的进行，可允许一定程度的 CO_2 潴留 [$PaCO_2$ 一般不宜高于 $10.7 \sim 13.3\,kPa$（$80 \sim 100$ $mmHg$）] 和呼吸性酸中毒（pH 值为 $7.25 \sim 7.30$）。

（四）控制液体入量

在维持血压稳定的前提下，适当限制液体入量，配合利尿药，使出入量保持轻度负平衡（每天 $500\,mL$ 左右），使肺脏处于相对"干燥"状态，有利于肺水肿的消除。液体管理的目标是在最低（$0.7 \sim 1.1\,kPa$ 或 $5 \sim 8\,mmHg$）的肺动脉楔压下维持足够的心输出量及氧运输量。在早期可给予高渗晶体液，一般不推荐使用胶体液。存在低蛋白血症的 ARDS 患者，可通过补充清蛋白等胶体溶液和应用利尿药，有助于实现液体负平衡，并改善氧合。若限液后血压偏低，可使用多巴胺和多巴酚丁胺等血管活性药物。

（五）加强营养支持

营养支持的目的在于不但纠正现有的患者的营养不良，还应预防患者营养不良的恶化。营养支持可经胃肠道或胃肠外途径实施。如有可能应尽早经胃肠补充部分营养，不但可以减少补液量，而且可获得经胃肠营养的有益效果。

（六）加强护理、防治并发症

有条件时应在 ICU 中动态监测患者的呼吸、心律、血压、尿量及动脉血气分析等，及时纠正酸碱失衡和电解质紊乱。注意预防呼吸机相关性肺炎的发生，尽量缩短病程和机械通气时间，加强物理治疗，包括体位、翻身、拍背、排痰和气道湿化等。积极防治应激性溃疡和多器官功能障碍综合征。

（七）其他治疗

糖皮质激素、肺泡表面活性物质替代治疗、吸入一氧化氮在 ALI 和 ARDS 的治疗中可能有一定价值，但疗效尚不肯定。不推荐常规应用糖皮质激素预防和治疗 ARDS。糖皮质激素既不能预防 ARDS 的发生，对早期 ARDS 也没有治疗作用。ARDS 发病 > 14 d 应用糖皮质激素会明显增加病死率。感染性休克并发 ARDS 的患者，如合并肾上腺皮质功能不全，可考虑应用替代剂量的糖皮质激素。肺表面活性物质，有助于改善氧合，但是还不能将其作为 ARDS 的常规治疗手段。

四、急救护理

在救治 ARDS 过程中，精心护理是抢救成功的重要环节。护士应做到及早发现病情，迅速协助医生采取有力的抢救措施。密切观察患者生命体征，做好各项记录，准确完成各种治疗，备齐抢救器械和药品，防止机械通气和气管切开的并发症。

（一）护理目标

1. 及早发现 ARDS 的迹象，及早有效地协助抢救，维持生命体征稳定，挽救患者生命。

2. 做好人工气道的管理，维持患者最佳气体交换，改善低氧血症，减少机械通气并发症。

3. 采取俯卧位通气护理，缓解肺部压迫，改善心脏的灌注。

4. 积极预防感染等各种并发症，提高救治成功率。

5. 加强基础护理，增加患者舒适感。

6. 减轻患者心理不适，使其合作、平静。

（二）护理措施

1. 及早发现病情变化 ARDS 通常在疾病或严重损伤的最初 24 ~ 48 h 后发生。首先出现呼吸困难，通常呼吸浅快。吸气时可存在肋间隙和胸骨上窝凹陷。皮肤可出现发绀和斑纹，吸氧不能使之改善。

护士发现上述情况要高度警惕，及时报告医师，进行动脉血气和胸部 X 线等相关检查。一旦诊断考虑 ARDS，立即积极治疗。若没有机械通气的相应措施，应尽早转至有条件的医院。患者转运过程中应有专职医生和护士陪同，并准备必要的抢救设备，氧气必不可少。若有指征行机械通气治疗，可以先行气管插管后转运。

2. 迅速连接监测仪，密切监护心率、心律、血压等生命体征，尤其是呼吸的频率、节律、深度及血氧饱和度等。观察患者意识、发绀情况、末梢温度等。注意有无呕血、黑粪等消化道出血的表现。

3. 氧疗和机械通气护理治疗 ARDS 最紧迫问题在于纠正顽固性低氧，改善呼吸困难，为治疗基础疾病赢得时间。需要对患者实施氧疗甚至机械通气。

严密监测患者呼吸情况及缺氧症状。若单纯面罩吸氧不能维持满意的血氧饱和度，应予辅助通气。首先可尝试采用经面罩持续气道正压吸氧等无创通气，但大多需要机械通气吸入氧气。遵医嘱给予高浓度氧气吸入或使用呼气末正压呼吸（Positive End Expiratory Pressure，PEEP）并根据动脉血气分析值的变化调节氧浓度。

使用 PEEP 时应严密观察，防止患者出现气压伤。PEEP 是在呼气终末时给予气道以一恒定正压使之不能回复到大气压的水平。可以增加肺泡内压和功能残气量改善氧合，防止呼气使肺泡萎陷，增加气体分布和交换，减少肺内分流，从而提高 PaO_2。由于 PEEP 使胸腔内压升高，静脉回流受阻，致心搏减少，血压下降，严重时可引起循环衰竭；另外正压过高，肺泡过度膨胀、破裂有导致气胸的危险。所以在监护过程中，注意 PEEP 观察有无心率增快、突然胸痛、呼吸困难加重等相关症状，发现异常立即调节 PEEP 压力并报告医生处理。

帮助患者采取有利于呼吸的体位，如，端坐位或高枕卧位。

人工气道的管理有以下 5 个方面：

（1）妥善固定气管插管，观察气道是否通畅，定时对比听诊双肺呼吸音。经口插管者要固定好牙垫，防止阻塞气道。每班检查并记录导管刻度，观察有无脱出或误入一侧主支气管。套管固定松紧适宜，以能放入一指为准。

（2）气囊充气适量。充气过少易产生漏气，充气过多可压迫气管黏膜导致气管食管瘘，可以采用最小漏气技术，用来减少并发症发生。方法：用 10 mL 注射器将气体缓慢注入，直至在喉及气管部位听不到漏气声，向外抽出气体 0.25 ~ 0.5 mL/ 次，至吸气压力到达峰值时出现少量漏气为止，再注入 0.25 ~ 0.5 mL 气体，此时气囊容积为最小封闭容积，气囊压力为最小封闭压力，记录注气量。观察呼吸机上气道峰压是否下降及患者能否发音说话，长期机械通气患者要观察气囊有无破损、漏气现象。

（3）保持气道通畅。严格无菌操作，按需适时吸痰。过多反复抽吸会刺激黏膜，使分泌物增加。先吸气道再吸口、鼻腔，吸痰前给予充分气道湿化、翻身叩背、吸纯氧 3 min，吸痰管最大外径不超过气管导管内径的 1/2，迅速插吸痰管至气管插管，感到阻力后撤回吸痰管 1 ~ 2 cm，打开负压边后退边旋转吸痰管，吸痰时间不应超过 15 秒。吸痰后密切观察痰液的颜色、性状、量及患者心率、心律、血压和血氧饱和度的变化，一旦出现心律失常和呼吸窘迫，立即停止吸痰，给予吸氧。

（4）用加温湿化器对吸入气体进行湿化，根据病情需要加入盐酸氨溴索、异丙阿托品等，每日 3 次雾化吸入。湿化满意标准为痰液稀薄、无泡沫、不附壁能顺利吸出。

（5）呼吸机使用过程中注意电源插头要牢固，不要与其他仪器共用一个插座；机器外部要保持清洁，上端不可放置液体；开机使用期间定时倒掉管道及集水瓶内的积水，集水瓶安装要牢固；定时检查管道是否漏气、有无打折、压缩机工作是否正常。

4. 维持有效循环，维持出入液量轻度负平衡。循环支持治疗的目的是恢复和提供充分的全身灌注，保证组织的灌流和氧供，促进受损组织的恢复。在能保持酸碱平衡和肾功能前提下达到最低水平的血管内容量。①护士应迅速帮助完成该治疗目标。选择大血管，建立两个以上的静脉通道，正确补液，改善循环血容量不足；②严格记录出入量、每小时尿量。出入量管理的目标是在保证血容量、血压稳定前提下，24 h 出量大于入量约 500 ~ 1000 mL，利于肺内水肿液的消退。充分补充血容量后，护士遵医嘱给予利尿剂，消除肺水肿。观察患者对治疗的反应。

5. 俯卧位通气护理：由仰卧位改变为俯卧位，可使 75%ARDS 患者的氧合改善。可能与血流重新分布，改善背侧肺泡的通气，使部分萎陷肺泡再膨胀达到"开放肺"的效果有关。随着通气 / 血流比例的改善进而改善了氧合。但存在血流动力学不稳定、颅内压增高、脊柱外伤、急性出血、骨科手术、近期腹部手术、妊娠等为禁忌实施俯卧位。①患者发病24 ~ 36 h 后取俯卧位，翻身前给予纯氧吸入 3 min。预留足够的管路长度，注意防止气管插管过度牵拉致脱出；②为减少特殊体位给患者带来的不适，用软枕垫高头部 15 ~ 30°角，嘱患者双手放在枕上，并在髋、膝、踝部放软枕，每 1 ~ 2 h 更换 1 次软枕的位置，每 4 h 更换 1 次体位，同时考虑患者的耐受程度；③注意血压变化，因俯卧位时支撑物放置不当，可使腹压增加，下腔静脉回流受阻而引起低血压，必要时在翻身前提高吸氧浓度；④注意安全、防坠床。

6. 预防感染的护理：①注意严格无菌操作，每日更换气管插管切口敷料，保持局部清洁干燥，预防或消除继发感染；②加强口腔及皮肤护理，以防护理不当而加重呼吸道感染及发生褥疮；③密切观察体温变化，注意呼吸道分泌物的情况。

7. 心理护理，减轻恐惧，增加心理舒适度：①评估患者的焦虑程度，指导患者学会自我调整心理状态，调控不良情绪，主动向患者介绍环境，解释治疗原则，解释机械通气、监测及呼吸机的报警系统，尽量消除患者的紧张感；②耐心向患者解释病情，对患者提出的问题要给予明确、有效和积极的信息，消除心理紧张和顾虑；③护理患者时保持冷静和耐心，表现出自信和镇静；④如果患者由于呼吸困难或人工通气不能讲话，可提供纸笔或以手势与患者交流；⑤加强巡视，了解患者的需要，帮助患者解决问题；⑥帮助并指导患者及家属应用松弛疗法、按摩等。

8. 营养护理：ARDS 患者处于高代谢状态，应及时补充热量和高蛋白、高脂肪营养物质。能量的摄取既应满足代谢的需要，又应避免糖类的摄取过多，蛋白摄取量一般为每天

1.2 ～ 1.5 g/kg。

尽早采用肠内营养，协助患者取半卧位，充盈气囊，证实胃管在胃内后，用加温器和输液泵匀速泵入营养液。若有肠鸣音消失或胃潴留，暂停鼻饲，给予胃肠减压。一般留置5～7 d后拔除，更换到对侧鼻孔，以减少鼻窦炎的发生。

（三）健康指导

在疾病的不同阶段，根据患者的文化程度做好有关知识的宣传和教育，让患者了解病情的变化过程。

1. 提供舒适安静的环境以利于患者休息，指导患者正确卧位休息，讲解由仰卧位改变为俯卧位的意义，尽可能减少特殊体位给患者带来的不适。

2. 向患者解释咳嗽、咳痰的重要性，指导患者掌握有效咳痰的方法，鼓励并协助患者咳嗽，排痰。

3. 指导患者自己观察病情变化，如有不适及时通知医护人员。

4. 嘱患者严格按医嘱用药，按时服药，不要随意增减药物剂量及种类。服药过程中，须密切观察患者用药后反应，以指导用药剂量。

5. 指导患者出院后仍以休息为主，活动量要循序渐进，注意劳逸结合。此外，患者病后生活方式的改变需要家人的积极配合和支持，应指导患者家属给患者创造一个良好的身心休养环境。出院后1个月内来院复查1～2次，出现情况随时来院复查。

第五章 消化系统疾病护理技术

第一节 胃食管反流病

反流性食管炎（Reflux Esophagitis，RE），是指胃、十二指肠内容物反流入食管所引起的食管黏膜炎症、糜烂、溃疡和纤维化等病变，甚至引起咽喉、气道等食管以外的组织损害。其发病男性多于女性，男女比例大约为 3：2，发病率为 1.92%。随着年龄的增长，食管下段括约肌收缩力的下降，胃、十二指肠内容物自发性反流，而使老年人反流性食管炎的发病率有所增加。

一、病因与发病机制

（一）抗反流屏障削弱

食管下括约肌是指食管末端 3～4 cm 长的环形肌束。正常人静息时压力为 10～30 mmHg（1.3～4.0 kPa），为一高压带，防止胃内容物反流入食管。由于年龄的增长，机体老化导致食管下括约肌的收缩力下降引起食物反流。一过性食管下括约肌松弛也是反流性食管炎的主要发病机制。

（二）食管清除作用减弱

正常情况下，一旦发生食物的反流，大部分反流物通过 1～2 次食管自发和继发性的蠕动性收缩将食管内容物排入胃内，即容量清除，剩余的部分则由唾液缓慢地中和。老年人食管蠕动缓慢和唾液产生减少，影响了食管的清除作用。

（三）食管黏膜屏障作用下降

反流物进入食管后，可以凭借食管上皮表面黏液、不移动水层和表面 HCO_3、复层鳞状上皮等构成上皮屏障，以及黏膜下丰富的血液供应构成的后上皮屏障，发挥其抗反流物对食管黏膜损伤的作用。随着机体老化，食管黏膜逐渐萎缩，黏膜屏障作用下降。

二、护理评估

（一）健康史

询问患者的饮食结构及习惯、有无长期服用药物史。

（二）身体评估

1. 反流症状

反酸、反胃（指胃内容物在无恶心和不用力的情况下涌入口腔）、嗳气等，多在餐后明显或加重，平卧或躯体前屈时易出现。

2. 反流物引起的刺激症状

患者胸骨后或剑突下有烧灼感、胸痛、吞咽困难等。由胸骨下段向上伸延，常在餐后1 h出现，平卧、弯腰或腹压增高时可加重。反流物刺激食管痉挛导致胸痛，常发生在胸骨后或剑突下。严重时可为剧烈刺痛，可放射到后背、胸部、肩部、颈部、耳后，有的酷似心绞痛的特点。

3. 其他症状

咽部不适，有异物感、棉团感或堵塞感，可能与酸反流引起食管上段括约肌压力升高有关。

4. 并发症

（1）上消化道出血：因食管黏膜炎症、糜烂及溃疡可以导致上消化道出血。

（2）食管狭窄：食管炎反复发作致使纤维组织增生，最终导致瘢痕性狭窄。

（3）Barrett食管：在食管黏膜的修复过程中，食管—贲门交界处2 cm以上的食管鳞状上皮被特殊的柱状上皮取代，称为Barrett食管。Barrett食管发生溃疡时，又称Barrett溃疡。Barrett食管是食管癌的主要癌前病变,其腺癌的发生率较正常人高30~50倍。

（三）辅助检查

1. 内镜检查

内镜检查是反流性食管炎最准确、最可靠的诊断方法，能判断其严重程度和有无并发症，结合活检可与其他疾病相鉴别。

2. 24 h食管pH值监测

应用便携式pH值记录仪在生理状态下对患者进行24 h食管pH值监测，可提供食管是否存在过度酸反流的客观依据。在进行该项检查前3日，应停用抑酸药与促胃肠动力的药物。

3. 食管吞钡 X 线检查

对不愿意接受或不能耐受内镜检查者行该检查。严重患者可发现阳性 X 线征。

（四）心理社会状况

反流性食管炎长期持续存在，病情反复、病程迁延，因此，患者会出现食欲缺乏，体重下降，导致患者心情烦躁、焦虑；合并消化道出血时会使患者紧张、恐惧。应注意评估患者的情绪状态及对本病的认知程度。

三、常见护理诊断及问题

（一）疼痛：胸痛

胸痛与胃食管黏膜炎性病变有关。

（二）营养失调：低于机体需要量

低于机体需要量与害怕进食、消化吸收不良等有关。

（三）有体液不足的危险

体液不足的危险与合并消化道出血引起活动性体液丢失、呕吐及液体摄入量不足有关。

（四）焦虑

焦虑与病情反复、病程迁延有关。

（五）知识缺乏

缺乏对反流性食管炎病因和预防知识的了解。

四、诊断要点与治疗原则

（一）诊断要点

临床上有明显的反流症状；内镜下有反流性食管炎的表现，过度酸反流的客观依据即可做出诊断。

（二）治疗原则

以药物治疗为主，对药物治疗无效或发生并发症者可做手术治疗。

1. 药物治疗

目前，多主张采用递减法，即开始使用质子泵抑制剂加促胃肠动力药，迅速控制症状，待症状控制后再减量维持。

（1）促胃肠动力药：目前，主要常用的药物是西沙必利。常用量为每次 5 ~ 15 mg，每天 3 ~ 4 次，疗程 8 ~ 12 周。

（2）抑酸药：① H_2 受体拮抗剂（H2RA），西咪替丁 400 mg、雷尼替丁 150 mg、法莫替丁 20 mg，每日 2 次，疗程 8 ~ 12 周；②质子泵抑制剂（PPI），奥美拉唑 20 mg、兰索拉唑 30 mg、泮托拉唑 40 mg、雷贝拉唑 10 mg 和埃索美拉唑 20 mg，一日 1 次，疗程 4 ~ 8 周；③抗酸药，仅用于症状轻、间歇发作的患者作为临时缓解症状用。反流性食管炎有并发症或停药后很快复发者，需要长期维持治疗。H2RA、西沙必利、PPI 均可用于维持治疗，其中以 PPI 效果最好。维持治疗的剂量因患者而异，以调整至患者无症状的最低剂量为合适剂量。

2. 手术治疗

手术为不同术式的胃底折叠术。手术指征为：①经内科治疗无效；②虽经内科治疗有效，但患者不能忍受长期服药；③经反复扩张治疗后仍反复发作的食管狭窄；④确证由反流性食管炎引起的严重呼吸道疾病。

3. 并发症的治疗

（1）食管狭窄：大部分狭窄可行内镜下食管扩张术治疗。扩张后予以长程 PPI 维持治疗可防止狭窄复发。少数严重瘢痕性狭窄须行手术切除。

（2）Barrett 食管：药物治疗是预防 Barrett 食管发生和发展的重要措施，必须使用 PPI 治疗及长期维持。

五、护理措施

（一）一般护理

为减少平卧时及夜间反流可将床头抬高 15 ~ 20 cm。避免睡前 2 h 内进食，白天进餐后亦不宜立即卧床。应避免食用使食管下括约肌压力降低的食物和药物，如，高脂肪、巧克力、咖啡、浓茶及硝酸甘油、钙拮抗剂等。应戒烟及禁酒。减少一切影响腹压增高的因素，如肥胖、便秘、紧束腰带等。

（二）用药护理

遵医嘱给予药物治疗，注意观察药物的疗效及不良反应。

1. H₂受体拮抗剂

药物应在餐中或餐后即刻服用，若须同时服用抗酸药，则两药应间隔 1 h 以上。若静脉给药应注意控制速度，过快可引起低血压和心律失常。西咪替丁对雄性激素受体有亲和力，可导致男性乳腺发育、阳痿以及性功能紊乱，应做好解释工作。该药物主要通过肾排泄，用药期间应监测肾功能。

2. 质子泵抑制剂

奥美拉唑可引起头晕，应嘱患者用药期间避免开车或做其他必须高度集中注意力的工作。兰索拉唑的不良反应包括荨麻疹、皮疹、瘙痒、头痛、口苦、肝功能异常等，轻度不良反应不影响继续用药，较严重时应及时停药。泮托拉唑的不良反应较少，偶可引起头痛和腹泻。

3. 抗酸药

该药在饭后 1 h 和睡前服用。服用片剂时应嚼服，乳剂给药前应充分摇匀。

抗酸剂应避免与奶制品、酸性饮料及食物同时服用。

（三）饮食护理

1. 指导患者有规律地进餐，饮食不宜过饱，选择营养丰富、易消化的食物。避免摄入过咸、过甜、过辣的刺激性食物。

2. 制订饮食计划：与患者共同制订饮食计划，指导患者及家属改进烹饪技巧，增加食物的色、香、味，引起患者食欲。

3. 观察并记录患者每天进餐次数、量、种类，以了解其摄入营养素的情况。

六、健康指导

（一）疾病知识的指导

向患者及家属介绍本病的有关病因，避免诱发因素。保持良好的心理状态，平时生活要有规律，合理安排工作和休息时间，注意劳逸结合，积极配合治疗。

（二）饮食指导

指导患者加强饮食卫生和饮食营养，养成有规律的饮食习惯；避免过冷、过热、辛辣等刺激性食物及浓茶、咖啡等饮料；嗜酒者应戒酒。

（三）用药指导

根据病因及病情进行指导，嘱患者长期维持治疗，介绍药物的不良反应，如有异常及时复诊。

第二节 消化性溃疡

消化性溃疡主要指发生于胃和十二指肠的慢性溃疡，即胃溃疡（GU）和十二指肠溃疡（DU），因溃疡的形成与胃酸/胃蛋白酶的消化作用有关而得名。临床以慢性病程、周期性发作和节律性上腹部疼痛为主要特点。消化性溃疡是消化系统的常见病，我国总发病率为 10%～12%，秋冬和冬春之交好发。临床上十二指肠溃疡较胃溃疡多见，二者之比约为 3：1。男性患病较女性多见，男女之比为（3～4）：1。十二指肠溃疡好发于青壮年，胃溃疡的发病年龄高峰比十二指肠溃疡约晚 10 年。

一、病因及诊断检查

（一）致病因素

1. 幽门螺杆菌感染

大量研究表明幽门螺杆菌感染是消化性溃疡的主要病因，尤其是十二指肠溃疡。其机制尚未完全阐明，可能是幽门螺杆菌感染通过直接或间接作用于胃、十二指肠黏膜，胃酸分泌增加，使黏膜屏障作用削弱，引起局部炎症和免疫反应，导致胃、十二指肠黏膜损害和溃疡形成。

2. 胃酸和胃蛋白酶

消化性溃疡的最终形成是由于胃酸/胃蛋白酶对黏膜的自身消化所致。胃酸分泌增多不仅破坏胃黏膜屏障，还能激活胃蛋白酶，从而降解蛋白质分子，损伤黏膜，故胃酸在溃疡的形成过程中起关键作用，是溃疡形成的直接原因。

3. 给类固醇消炎药

如阿司匹林、吲哚美辛、糖皮质激素等可直接作用于胃、十二指肠黏膜，损害黏膜屏障，主要通过抑制前列腺素合成，削弱其对黏膜的保护作用。

4. 其他因素

（1）遗传：O 型血人群的十二指肠溃疡发病率高于其他血型。

（2）吸烟：烟草中的尼古丁成分可引起胃酸分泌增加、幽门括约肌张力降低、胆汁及胰液反流增多，从而削弱胃肠黏膜屏障。

（3）胃十二指肠运动异常：胃排空增快，可使十二指肠壶腹部酸负荷增大；胃排空延缓，可引起十二指肠液反流入胃，而损伤胃黏膜。

总之，胃酸 / 胃蛋白酶的损害作用增强和（或）胃、十二指肠黏膜防御 / 修复机制减弱是本病发生的根本环节。但胃和十二指肠溃疡发病机制也有所不同，胃溃疡的发病主要是防御 / 修复机制减弱，十二指肠溃疡的发病主要是损害作用增强。

（二）身体状况

临床表现轻重不一，部分患者可无症状或症状较轻，或以出血、穿孔等并发症为首发表现。典型的消化性溃疡有如下临床特点：①慢性病程，病史可达数年至数十年；②周期性发作，发作与缓解交替出现，发作常有季节性，多在春秋季好发；③节律性上腹部疼痛，腹痛与进食之间有明显的相关性和节律性。

1. 症状

（1）上腹部疼痛：为本病的主要症状，疼痛部位多位于中上腹，偏右或偏左。疼痛性质可为钝痛、胀痛、灼痛、剧痛或饥饿不适感。多数患者疼痛有典型的节律性，胃溃疡疼痛常在餐后 1 h 内发生，至下次餐前消失，即进食—疼痛—缓解，故又称饱食痛；十二指肠溃疡疼痛常在两餐之间发生，至下次进餐后缓解，即疼痛—进食—缓解，故又称空腹痛或饥饿痛，部分患者也可出现午夜痛。

（2）其他：可有反酸、嗳气、恶心、呕吐、腹胀、食欲缺乏等消化不良的症状，或有失眠、多汗等自主神经功能失调的表现，病程长者可出现消瘦、体重下降和贫血。

2. 体征

溃疡发作期上腹部可有局限性轻压痛，胃溃疡压痛点常位于剑突下或剑突下稍偏左，十二指肠溃疡压痛点多在中上腹或中上腹稍偏右。缓解期无明显体征。

3. 并发症

（1）出血：是最常见的并发症。出血引起的临床表现取决于出血的量和速度，轻者仅表现为呕血与黑粪，重者可出现低血量持久休克征象。

（2）穿孔：急性穿孔是最严重的并发症，常见诱因有饮食过饱、饮酒、劳累、服用给类固醇消炎药等。表现为突发的剧烈腹痛，迅速蔓延至全腹，并出现腹肌紧张、弥漫性腹部压痛、反跳痛，肝浊音界缩小或消失，肠鸣音减弱或消失等体征，部分患者出现休克。慢性穿孔的症状不如急性穿孔剧烈，往往表现为腹痛规律的改变，顽固而持久，常放射至背部。

（3）幽门梗阻：多由十二指肠溃疡或幽门管溃疡引起。溃疡急性发作时炎症水肿可引起暂时性梗阻，慢性溃疡愈合后形成瘢痕可致永久性梗阻。主要表现为上腹胀痛，餐后明显，频繁大量呕吐，呕吐物含酸腐味宿食。严重呕吐可致脱水和低氯低钾性碱中毒，常继发营养不良和体重减轻。上腹部空腹振水音、胃蠕动波及插胃管抽液量超过 200 mL 是幽门梗阻的特征性表现。

（4）癌变：少数胃溃疡可发生癌变。对有长期胃溃疡病史、年龄在 45 岁以上、胃溃疡上腹痛的节律性消失、症状顽固且经严格内科治疗无效、粪便隐血试验持续阳性者，应考虑癌变，须进一步检查和定期随访。

（三）心理社会状况

由于本病病程长、周期性发作和节律性腹痛，会使患者产生紧张、焦虑或抑郁等情绪，当并发出血、穿孔或癌变时，易产生恐惧心理。

（四）实验室及其他检查

1. 胃镜及胃黏膜活组织检查

胃镜及胃黏膜活组织检查是确诊消化性溃疡首选的检查方法。胃镜检查可直接观察溃疡部位、病变大小和性质，还可在直视下取活组织做病理学检查及幽门螺杆菌检测。

2. X 线钡剂检查

龛影是溃疡的 X 线检查直接征象，对溃疡有确诊价值；激惹和变形等间接征象，提示可能有溃疡的发生。

3. 幽门螺杆菌检测

幽门螺杆菌检测是消化性溃疡诊断的常规检查项目，因为有无幽门螺杆菌感染决定治疗方案的选择。

4. 粪便隐血试验

隐血试验阳性提示溃疡活动期，胃溃疡患者如隐血试验持续阳性，提示有癌变的可能。

二、护理诊断及医护合作性问题

（一）疼痛：腹痛与胃酸刺激溃疡面、引起化学性炎症或并发穿孔等有关。

（二）营养失调（低于机体需要量）：与疼痛所致摄食减少或频繁呕吐有关。

（三）焦虑：与溃疡反复发作、迁延不愈或出现并发症使病情加重有关。

（四）潜在并发症：上消化道出血、穿孔、幽门梗阻、癌变。

（五）缺乏溃疡病防治知识。

三、治疗及护理措施

（一）治疗要点

本病的治疗目的是消除病因、控制症状、促进溃疡愈合、防止复发和防治并发症。

1.一般治疗

注意休息，劳逸结合，饮食规律，戒烟、酒，消除紧张、焦虑情绪，停用或慎用给类固醇消炎药等。

2.药物治疗

（1）抑制胃酸药物：有碱性抗酸药和抑制胃酸分泌药两大类。

碱性抗酸药：如氢氧化铝、铝碳酸镁及其复方制剂等，能中和胃酸，缓解疼痛，因其疗效差，不良反应较多，现很少应用。

抑制胃酸分泌的药物：① H_2 受体拮抗药，是目前临床使用最为广泛的抑制胃酸分泌、治疗消化性溃疡的药物，常用药物有西咪替丁、雷尼替丁和法莫替丁等，4～6周为1个疗程。②质子泵抑制药，是目前最强的抑制胃酸分泌药物，其解除溃疡疼痛，促进溃疡愈合的效果优于 H_2 受体拮抗药，且能抑制幽门螺杆菌的生长，常用药物有奥美拉唑、兰索拉唑和泮托拉唑等，疗程一般为6～8周。

（2）保护胃黏膜药物：常用硫糖铝、枸橼酸铋钾和米索前列醇。

（3）根除幽门螺杆菌药物：对于有幽门螺杆菌感染的消化性溃疡，无论初发或复发、活动或静止、有无并发症，均应予以根除幽门螺杆菌治疗。

3.手术治疗

对于大量出血经内科治疗无效、急性穿孔、瘢痕性幽门梗阻、胃溃疡有癌变、正规内科治疗无效的顽固性溃疡者可选择手术治疗。

（二）护理措施

1.病情观察

密切观察患者腹痛的规律和特点，与进食、服药的关系，呕吐物及粪便的颜色和性状；

监测生命体征及腹部体征的变化。观察患者有无出血、穿孔、幽门梗阻和癌变征象，一旦发现及时通知医师，并配合做好各项护理工作。

2. 生活护理

（1）适当休息：溃疡活动期且症状较重或有并发症者，应适当休息。

（2）饮食护理：基本要求同慢性胃炎。指导患者进餐定时定量、少食多餐、细嚼慢咽。选择营养丰富、易消化，低脂、适量蛋白质的食物，如，脱脂牛奶、鸡蛋和鱼等；主食以面食为主，因其柔软、含碱且易消化，不习惯于面食则以软米饭或米粥代替；避免辛辣、油炸、过酸、过咸食物及浓茶、咖啡等刺激食物和饮料，以减少胃酸分泌。

3. 药物治疗的护理

严格遵医嘱用药，注意观察药物的疗效及不良反应，并告知患者用药的注意事项。

（1）碱性抗酸药：应在饭后 1 h 和睡前服用，避免与奶制品、酸性食物及饮料同服。氢氧化铝凝胶能阻碍磷的吸收，引起磷缺乏症，长期大量服用还可引起严重便秘；服用镁制剂可引起腹泻。

（2）H_2 受体拮抗药：应在餐中或餐后即刻服用，也可将一日的剂量在睡前顿服，若与抗酸药联用时，两药间隔 1 h 以上。静脉给药时要注意控制速度，避免低血压和心律失常的发生。长期大量应用西咪替丁可出现男性乳房肿胀、性欲减退、腹泻、眩晕、头痛、肌肉痉挛或肌痛、皮疹、脱发，偶见粒细胞减少、精神错乱等。

（3）质子泵抑制药：奥美拉唑可引起头晕，告知患者服药期间避免从事注意力高度集中的工作；兰索拉唑的主要不良反应有荨麻疹、皮疹、瘙痒、头痛、口干、肝功能异常等，不良反应严重时应及时停药；泮托拉唑的不良反应较少，偶有头痛和腹泻。

（4）保护胃黏膜药物：硫糖铝片应在餐前 1 h 服用，可有便秘、口干、皮疹、眩晕、嗜睡等不良反应；米索前列醇可引起子宫收缩，孕妇禁用。

（5）根除幽门螺杆菌药物：应在餐后服用抗生素，尽量减少对胃黏膜的刺激，服药要定时定量，以达到根除幽门螺杆菌的目的。

4. 并发症的护理

（1）穿孔：急性消化道穿孔时，禁食并胃肠减压，做好术前准备工作；慢性穿孔时，密切观察疼痛的性质，指导患者遵医嘱用药。

（2）幽门梗阻：观察患者呕吐物的性状，准确记录出入液量，重者禁食禁水、胃肠减压，及时纠正水、电解质、酸碱平衡紊乱。

5. 心理护理

正确评估患者及家属的心理反应，告知患者及家属，经过正规治疗和积极预防，溃疡是可以痊愈的，并说明不良情绪会诱发和加重病情，使患者树立信心，消除紧张、恐惧心理。指导患者心理放松，转移注意力，保持乐观的情绪。

6. 健康指导

（1）疾病知识指导：向患者及家属介绍导致溃疡发生及加重的相关因素；指导患者生活规律，保持乐观的心态，保证充足的睡眠和休息，适当锻炼，提高机体抵抗力；建立合理的饮食习惯和结构，戒除烟酒，避免摄入刺激性食物。

（2）用药指导：指导患者严格遵医嘱正确服药，学会观察药物疗效和不良反应，不可擅自停药和减量，以避免溃疡复发；忌用或慎用对胃黏膜有损害的药物，如，阿司匹林、咖啡因、糖皮质激素等；若用药后腹痛节律改变或出现并发症应及时就医。

第三节 溃疡性结肠炎

一、概述

溃疡性结肠炎是一种病因不明的直肠与结肠的慢性非特异性炎症性疾病，主要累及直肠、乙状结肠和降结肠，严重者可累及全结肠。根据病程可分为初发型、慢性复发型、慢性持续型以及急性暴发型。虽然此病在老年人中并不广泛，但常有很重的首次发作，而且病残率和病死率均高于较年轻患者。目前，溃疡性结肠炎的发病原因尚不明，研究认为可能与以下因素有关：

（一）遗传因素

本病在血缘家族的发病率较高，并在种族间的发病率亦有明显差异，提示遗传因素在发病中占有一定地位。

（二）感染因素

目前，一般认为感染是本病的继发或诱发因素。

（三）精神因素

生活中的应激事件和遭受重大精神创伤可诱发本病，患者常有精神抑郁和焦虑表现，但精神因素在本病发病中的作用尚有争议。

（四）免疫因素

现多认为本病是一种自身免疫性疾病，因本病多并发结节性红斑、类风湿关节炎、红斑狼疮等自身免疫性疾病。感染和环境因素启动肠道免疫和非免疫系统，使肠道黏膜对抗原呈高敏状态，免疫调节功能紊乱，最终导致肠黏膜细胞慢性炎症和组织损伤且难以自限。

二、临床表现

（一）腹泻

黏液脓血便是本病活动期的重要表现，轻者每日排便 2 ~ 4 次，便血轻或无，重者每日 10 次以上，脓血显见，甚至大量便血。多数为糊状便，重可致稀水样。

（二）腹痛

一般诉有轻度至中度腹痛，多为左下腹或下腹的阵痛，亦可涉及全腹。有"疼痛—便意—便后缓解"的规律，常有里急后重。若并发中毒性巨结肠或炎症波及腹膜，有持续性剧烈腹痛。

（三）腹胀

有上腹部饱胀不适、食欲缺乏、恶心、呕吐等。

（四）全身表现

中、重型患者活动期有低热或中等度发热，高热多提示有并发症或见于急性暴发型。重症患者可出现衰弱、低蛋白血症、水和电解质紊乱等。

（五）肠外表现

部分病例可伴发肠外其他组织病变，可以仅有一种，也可以同时并存两种以上，如，骨关节病变、皮肤黏膜病变、眼部病变、肝胆疾病、血管病变、神经系统病变及肺部表现。

（六）体征

患者呈慢性病容，精神状态差，重者呈消瘦贫血貌。

（七）并发症

可并发中毒性巨结肠、大出血、肠穿孔、息肉及癌变等。

（八）辅助检查

1. 实验室检查：血液检查可有红细胞和血红蛋白减少。白细胞计数增高，红细胞沉降率增快和 C 反应蛋白增高是活动期的标志。便常规及培养，肉眼可见黏液及脓血，镜下发现大量红细胞、白细胞、脓细胞及吞噬细胞，便培养无真菌及致病菌生长。

2. X 线钡剂灌肠检查：可见黏膜粗乱或有细颗粒改变，也可呈多发性小龛影或小的充盈缺损，有时病变肠管缩短，肠壁变硬。重型或暴发型不宜做此检查，以免加重病情或诱发中毒性巨结肠。

3. 结肠镜检查：镜下可见病变黏膜充血和水肿，粗糙呈颗粒状，质脆易出血，黏膜上有多发性浅溃疡，表面附有脓性分泌物，也可见假息肉。急性期重型患者应暂缓进行，以防穿孔。

三、治疗原则

祛除各种诱发及加重病情的不利因素；中重度老年患者基础疾病多，疾病消耗大，机体储备功能差，应加强支持疗法；根据临床症状和分型选择氨基水杨酸制剂、糖皮质激素及免疫抑制药等药物治疗，并定期行相关检查，用以观察疗效，调整用药；灌肠可用于治疗左半结肠病变，改善里急后重的症状；坚持足量、全疗程治疗；给予适当的心理疏导及中医治疗；并发肠穿孔、肠梗阻、中毒性巨结肠及持续大出血的患者应手术治疗。

四、护理评估

了解患者有无家族史、食物过敏史、工作紧张、劳累等诱发因素；患者腹泻的频次、量及性状；腹痛的部位、程度；体温变化；体重减轻情况；有无口渴、皮肤弹性减弱、消瘦、乏力、心悸、血压下降、水电解质及酸碱平衡失调和营养障碍的表现；患者的情绪和心理状态，有无抑郁、焦虑；肛周皮肤情况。

五、护理要点及措施

1. 保持环境整洁、安静、空气流通及适宜的温湿度，急性期和重症患者须绝对卧床休息，轻症患者可适当从事轻体力工作。

2. 食用质软、易消化、少纤维素、富营养、足够热量的食物；避免食用生冷食物、含纤维素多的蔬菜及其他刺激性食物；忌食牛奶及乳制品；急性发作期应进食流质或半流质饮食；病情严重者应禁食并给予胃肠外营养，使肠道得以休息，减轻炎症；有贫血时，应给予口服或肌内注射铁剂及叶酸。

3. 病情观察：严密观察腹痛的性质、部位及生命体征的变化，注意有无并发症的发生；观察排便的次数、性状、量，有无腹泻、便血、黏液脓血便等；观察有无食欲缺乏、里急后重等胃肠道症状；有无发热、体重减轻、贫血、全身倦怠等肠外表现。

4. 腹痛、腹胀明显者可给予腹部热敷，或遵医嘱给予解痉止痛药，如，阿托品、东莨菪碱等。

5. 用药护理：氨基水杨酸制剂如柳氮磺吡啶，应餐后服用，其不良反应可表现为恶心、呕吐、食欲减退、头痛、皮疹、发热、粒细胞减少、再生障碍性贫血或自身免疫性溶血；糖皮质激素类药物如氢化可的松、地塞米松，适用于暴发型或重型患者，应遵医嘱准确给药，口服用药的患者不得随意增减或停药，用药过程中注意肠穿孔、出血、血钾过低与继发感染；免疫抑制药如硫唑嘌呤，适用于糖皮质激素依赖或不能耐受者，使用中注意胃肠道反应、白细胞减少及骨髓抑制等副作用；应用抗胆碱能解痉药物如阿托品，应密切注意肠鸣音及腹围变化，防止急性结肠扩张；严重贫血者按医嘱输血，低蛋白血症者可静注白蛋白，观察有无输血反应和过敏反应。

6. 腹泻护理：排便后用温水清洗肛周，保持清洁干燥，涂凡士林或抗生素软膏以保护肛周皮肤；晚间在床边放置好便器，睡前给予抗腹泻药物；密切观察血压、脉搏变化，准确记录液体出入量，以防频繁腹泻引起水、电解质紊乱；血便量多时应估计出血量，及时留取标本送检，遵医嘱给予止血药物；遵医嘱补充液体和电解质，必要时给予输血，根据脱水程度、年龄大小和心功能调节输液速度。

7. 发热护理：维持室温在 20 ~ 24 ℃，相对湿度 55 % ~ 60 % 为宜；监测体温的变化，每 4 ~ 6h 测体温 1 次；摄取足够的水分防止脱水，每天至少 1500 mL，必要时遵医嘱静脉补液；高热患者给予物理降温或遵医嘱药物降温，观察患者降温后的反应，避免发生虚脱；高热患者体温下降出汗多时，应及时擦干皮肤，更换衣物，保持床单清洁干燥，做好口腔护理。

8. 灌肠指导：药物保留灌肠宜在晚睡前进行，先嘱患者排净大便，行低压保留灌肠，避免压力过高致肠穿孔，灌肠后不要立即站立，以免药液下降刺激肛门产生便意而排便，影响疗效。

9. 心理护理：多安慰与鼓励患者及其家属，使其减轻忧虑，争取患者与家属的理解与配合，对长期反复发作或持续不稳定的患者，由于病程长，大多神经过敏、抑郁或焦虑，思想顾虑较重，应加强心理疏导，帮助患者树立战胜疾病的信心。

六、健康教育

（一）向患者及家属讲解本病的诱发因素，指导患者合理休息，避免劳累，正确对待疾病，保持稳定的情绪，避免疾病的发作和加重。

（二）病情稳定时，坚持进食少刺激、易消化和营养丰富的少渣饮食。

（三）保持心情舒畅，避免精神紧张或焦虑。

（四）嘱患者坚持治疗，教育患者识别药物的不良反应，不要随意更换药物或停药，服药期间大量饮水，如用药过程中出现疲乏、头痛、发热、手脚麻木、排尿不畅等症状，要及时就诊。

（五）指导患者及家属对疾病进行自我监控，出现腹痛、腹泻、黏液脓血便，伴有腹胀、发热、体重减轻应及时就诊。如果是重症患者，更要注意观察肠穿孔、大出血等严重并发症的出现，例如，突然出现腹部剧烈疼痛，或突然大量出血，要让患者卧床、禁食，并迅速送往医院，以便及时、有效地抢救。

（六）腹泻患者应保持肛门及周围皮肤清洁和干燥，手纸要柔软，擦拭动作宜轻柔，以减少机械性刺激，便后用碱性肥皂与温水冲洗肛门及周围皮肤，减少酸性排泄物、消化酶与皮肤接触，从而减少局部的刺激和不适，必要时涂抗生素软膏以保护皮肤。

第四节 上消化道出血

消化道以屈氏韧带为界，其上的消化道出血称为上消化道出血，其下的消化道出血称为下消化道出血。消化道急性大量出血，临床表现为呕血、黑粪、血粪等，并伴有血容量减少引起的急性周围循环障碍，是临床常见急症，病情严重者，可危及生命。上消化道出血常表现为急性大量出血，是临床常见急症，虽然近年来诊断及治疗水平已有很大提高，但在高龄、有严重伴随病患者中病死率仍相当高，临床应予高度重视。

一、常见病因

（一）上消化道疾病。

（二）门静脉高压引起的食管－胃底静脉曲张破裂或门静脉高压性胃病。

（三）上消化道邻近器官或组织的疾病。

（四）全身性疾病（如，血管性疾病过敏性紫癜、血液病等）。

二、临床表现

上消化道出血的临床表现，主要取决于出血量及出血速度。

（一）呕血与黑粪

是上消化道出血的特征性表现。上消化道大量出血之后，均有黑粪。出血部位在幽门以上者常伴有呕血。若出血量较少、速度慢亦可无呕血；反之，幽门以下出血如血量大、速度快，可因血反流入胃腔引起恶心、呕吐而表现为呕血。呕血多为棕褐色呈咖啡渣样，如出血量大，未经胃酸充分混合即呕出，则为鲜红或有血块。黑粪呈柏油样，黏稠而发亮，当出血量大，血液在肠内推进快，粪便可呈暗红甚至鲜红色。

（二）失血性周围循环衰竭

急性大量失血由于循环血容量迅速减少而导致周围循环衰竭。一般表现为头晕、心慌、乏力，突然起立发生晕厥、肢体冷感、心率加快、血压偏低等，严重者呈休克状态。

（三）贫血和血常规变化

急性大量出血后均有失血性贫血，但在出血的早期，血红蛋白浓度、红细胞计数与血细胞比容可无明显变化。急性出血患者为正细胞正色素性贫血；在出血后骨髓有明显代偿性增生，可暂时出现大细胞性贫血，慢性失血则呈小细胞低色素性贫血。出血 24 小时内网织红细胞即见增高，出血停止后逐渐降至正常。上消化道大量出血 2 ~ 5 小时，白细胞计数轻至中度升高，血止后 2 ~ 3 天才恢复正常。但在肝硬化患者，如同时有脾功能亢进，则白细胞计数可不增高。

（四）发热

上消化道大量出血后，多数患者在 24 小时内出现低热，持续 3 ~ 5 天后降至正常。引起发热的原因尚不清楚，可能与周围循环衰竭，导致体温调节中枢的功能障碍等因素有关。

（五）氮质血症

在上消化道大量出血后，由于大量血液蛋白质的消化产物在肠道被吸收，血中尿素氮浓度可暂时增高，称为肠源性氮质血症。一般于一次出血后数小时血尿素氮开始上升，

24 ～ 48 小时可达高峰，大多不超出 14 mmol/（40 mg/dl），3 ～ 4 日及以后降至正常。

三、辅助检查

（一）实验室检查

测定红细胞、白细胞和血小板计数，血红蛋白浓度，血细胞比容，肝功能、肾功能、粪隐血等。

（二）内镜检查

是上消化道出血病因诊断的首选检查方法，出血后 24 ～ 48 小时行急诊内镜检查，可以直接观察出血部位，明确出血病因，同时对出血灶进行止血治疗。

（三）X 线钡剂造影检查

对明确病因亦有价值。主要适用于不宜或不愿意行内镜检查者，或胃镜检查未能发现病因，须排除十二指肠降段以下的小肠段有无出血病灶者。一般主张在出血停止且病情基本稳定数天后进行检查。

（四）其他

放射性核素扫描或选择动脉造影，如腹腔动脉、肠系膜上动脉造影帮助确定出血部位，适用于内镜及 X 线钡剂造影未能确诊而又反复出血者。

四、治疗原则

上消化道出血为临床急症，应采取积极措施进行抢救，迅速补充血容量，纠正水电解质失衡，预防和治疗失血性休克，给予止血治疗，同时积极进行病因诊断和治疗。

（一）补充血容量

立即配血，等待配血时输入平衡液或葡萄糖盐水，右旋糖酐或其他血浆代用品，尽早输入全血，以尽快恢复和维持血容量及改善急性失血性周围循环衰竭，输液量可根据估计的失血量来确定。

（二）止血

1.非曲张静脉上消化道出血的止血措施：该类出血系指除了食管 – 胃底静脉曲张破

裂出血之外的其他原因所致的上消化道出血，病因中以消化性溃疡最常见。

（1）抑制胃酸分泌药：临床上常用 H_2 受体拮抗药或质子泵阻滞药，以提高和保持胃内较高的 pH 值，有利于血小板聚集及血浆凝血功能所诱导的止血过程。常用药物有西咪替丁、雷尼替丁、法莫替丁、奥美拉唑。

（2）内镜下直视止血：消化性溃疡出血约 80% 不经特殊处理可自行止血。内镜止血适合于有活动性出血或暴露血管的溃疡。治疗方法包括激光光凝、高频电凝、微波、热探头止血、血管夹钳夹、局部药物喷洒和局部药物注射。临床上应用注射疗法较多，使用的药物有 1/10 000 肾上腺素或硬化剂等。

（3）手术治疗：各种病因所致出血的手术指征和方式，参见外科护理学有关章节。

（4）介入治疗：少数不能进行内镜止血或手术治疗的严重大出血病人，可经选择性肠系膜动脉造影寻找出血的病灶，给予血管栓塞治疗。

2. 食管－胃底静脉曲张破裂出血的止血措施：本病往往出血量大，出血速度快，再出血率和病死率高。

（1）药物止血：血管加压素，为常用药物。其作用机制是使内脏血管收缩，从而减少门静脉血流量，降低门静脉及其侧支循环的压力，以控制食管－胃底曲张静脉的出血。生长抑素类，此药止血效果肯定，能明显减少内脏血流量，研究表明奇静脉血流量明显减少，而奇静脉血流量是食管静脉血流量的标志。

（2）双（三）囊三（四）腔管压迫止血：该管的两个气囊分别为胃囊和食管囊，三囊即多了一个固定囊（水囊），三腔管的 3 个腔分别通往 2 个气囊和病人的胃腔，四腔管多了一条在食管囊上方开口的管腔，用以抽吸食管内积蓄的分泌物或血液。用气囊压迫食管－胃底曲张静脉，其止血效果肯定，但病人痛苦，并发症多，早期再出血概率高，故不作为首选止血措施，宜药物不能控制止血时暂时使用。

（3）内镜直视下止血：在用药物治疗和气囊压迫基本控制出血，病情基本稳定后，进行急诊内镜和止血治疗。常用方法有：第一，硬化剂注射止血术，局部静脉内外注射硬化剂，使曲张的食管静脉形成血栓，可消除曲张静脉并预防新的曲张静脉形成，硬化剂可选用无水乙醇、鱼肝油酸钠、乙氧硬化醇等；第二，食管曲张静脉套扎术，用橡皮圈结扎出血或曲张的静脉，使血管闭合；第三，组织黏合剂注射法，局部注射组织黏合剂，使出血的曲张静脉闭塞。这些方法多能达到止血目的，可有效防止早期再出血，是目前治疗本病的重要止血手段；亦可作为预防性治疗，预防曲张的食管胃底静脉破裂出血。本治疗的并发症主要有局部溃疡、出血、穿孔、瘢痕狭窄、术后感染等。

（4）手术治疗：食管－胃底静脉曲张破裂大量出血内科治疗无效时，应考虑外科手术或经颈静脉肝内门体静脉分流术。

五、护理

（一）护理评估

1. 评估患者的一般身体状况和意识状态。

2. 评估是否为上消化道出血：口、鼻腔、咽喉等部位出血及咯血也可从口腔吐出，或吞咽后再呕出，或经胃肠道后以黑粪排出，均不属于上消化道出血。此外，进食大量动物血、肝，服用铁剂、铋剂、碳粉或中药可使粪便发黑，但一般黑而无光泽，隐血试验为阴性。

3. 评估出血量：呕血与黑粪的持续时间、次数、量、颜色及性质变化，可作为出血量的参考。一般粪便隐血试验阳性者提示每日出血量＞5 mL，出现黑粪提示出血量在50 ~ 70 mL，呕血提示胃内积血量达250 ~ 300 mL。由于呕血及黑粪常混有呕吐物与粪便，故失血量难以估计。

4. 评估出血部位：一般以幽门以上部位出血多兼有呕血与黑粪，幽门以下出血常引起黑粪。但与出血量的多少及出血速度有关，出血量小或出血速度缓慢的幽门以上的部位出血可仅有黑粪；出血量大、出血速度快的幽门以下部位出血可因血液反流入胃，同时出血呕血与黑粪。

5. 评估出血是否停止：观察中出现下列迹象，提示有活动性出血或再次出血：①反复呕血，甚至呕吐物由咖啡色转为鲜红色；②黑粪次数增多且粪质稀薄，色泽转为暗红色，伴肠鸣音亢进；③周围循环衰竭的表现经补液、输血而未改善，或好转后又恶化，血压波动，中心静脉压不稳定；④血红蛋白、红细胞计数及血细胞比容测定不断下降，网织红细胞计数持续增高；⑤在补液足够、尿量正常的情况下，血尿素氮持续或再次增高；⑥门静脉高压的病人原有脾大，在出血后暂时缩小，如，不见脾恢复肿大亦提示出血未止。

（二）护理要点及措施

1. 体位与保持呼吸道通畅：大出血时病人取平卧位并将下肢略抬起，以保证脑部供血。呕吐时头偏一侧，防止窒息及误吸；必要时用负压吸引器清除气道内的分泌物，血液或呕吐物，保持呼吸道通畅。

2. 治疗护理：立即建立多条静脉通道，配合医师迅速、准确地实施输血、输液、各种止血治疗及用药等抢救措施，并观察治疗效果及不良反应。输液开始宜快，必要时测定中心静脉压作为调整输液量和速度的依据。避免因输液、输血过多、过快而引起的急性肺水肿，对老年病人和心肺功能不全者尤应注意。肝病病人忌用吗啡、巴比妥类药物；宜输新鲜血，因库存血含氨量高，易诱发肝性脑病。

3.病情监测

（1）监测指标。第一，生命体征：有无心率加快、心律失常、脉搏细弱、血压降低、脉压变小、呼吸困难、体温不升或发热，必要时进行心电监护。第二，精神和意识状态：有无精神疲倦、烦躁不安、嗜睡、表情淡漠、意识不清甚至昏迷。第三，皮肤和甲床色泽、肢体温暖或是湿冷，周围静脉特别是颈静脉充盈情况。第四，准确记录出入量，疑有休克时留置导尿管，测每小时尿量，应保持每小时尿量＞30 mL。第五，观察呕吐物和粪便的性质、颜色及量。第六，定期复查红细胞计数、血细胞比容、血红蛋白、网织红细胞计数、血尿素氮、粪隐血，以了解贫血程度、出血是否停止。第七，监测血清电解质和血气分析的变化，急性大出血时，经由呕吐物鼻胃管抽吸和腹泻，可丢失大量水分和电解质，应注意维持水、电解质、酸碱平衡。

（2）周围循环状况的观察。周围循环衰竭的临床表现对估计出血量有重要价值，关键是动态观察病人的心率、血压。

4.双（三）囊三（四）腔管的应用与护理：熟练操作和插管后密切观察及细致护理是达到预期止血效果的关键。插管前仔细检查，确保食道引流管、胃管、食道囊管、胃囊管通畅并分别做好标记，检查两气囊无漏气后抽尽囊内气体，备用。协助医师为病人做鼻腔、咽喉部局部麻醉，经鼻腔或口腔插管至胃内。插管至65 cm时抽取胃液，检查管段确在胃内，并抽出胃内积血，先向固定（水）囊注入60 mL灭菌注射用水，再向胃囊注气150～200 mL，至囊内压约50 mmHg封闭管口，缓慢向外牵引管道，使胃囊压迫胃底部曲张静脉。如单用胃囊压迫已止血，则食管囊不必充气。如未能止血，继续向食管囊注气约100 mL至囊内压为40 mmHg并封闭管口，使气囊压迫食管下段的曲张静脉。管外端以绷带连接0.5 kg沙袋，经牵引架做持续牵引。将食管引流管、胃管连接负压吸引器或定时抽吸，观察出血是否停止。

置管期间应注意：①严密观察生命体征，并记录引流液的性质、颜色、量及粪便情况，以判断有无继续出血情况，并注意观察双（三）囊三（四）腔管有无移位，如有移位立即放松牵引并放气，重新调整位置；②胃囊注气量必须足够，使胃囊充分膨胀，防止牵引三腔管时因胃囊下滑过贲门进入食管压迫气管造成窒息，若发生窒息立即拔除三腔管；③食管囊注气量不能过大，以免引起呼吸困难或食管黏膜坏死；④每隔12～24小时给予放松牵引或放气1次，以免发生压迫性溃疡，每次放气时间为30分钟；⑤每4小时测气囊压力1次并抽胃液，每次测压后应立即补气5 mL，如气囊压力低，注气后仍不升，提示气囊已破，须重新更换；⑥双（三）囊三（四）腔管压迫期一般为72小时，若出血不止可适当延长时间；⑦拔管前口服液状石蜡 30 mL 并抽尽气体，以免损伤黏膜。

5. 饮食护理：活动出血时应禁食；止血停止 1～2 天渐进高热量、高维生素流食，限制钠和蛋白质摄入，避免粗糙、坚硬、刺激性食物，且应细嚼慢咽，防止损伤曲张静脉而再次出血。

6. 安全护理：轻症病人可起身稍事活动，可上厕所大小便。但应注意有活动性出血时，病人常因有便意而频繁上厕所，在排便时或起身时晕厥，应让病人在床上排泄，并加双侧床挡给予保护。

7. 心理护理：出血时病人往往有紧张、恐慌情绪，护士应严密观察病人的心理反应，向病人耐心解释安静休息有利于止血，关心、安慰病人。抢救工作应迅速而不忙乱，以减轻病人的紧张情绪。经常巡视，大出血时陪伴病人，使其有安全感。

（三）健康教育

1. 针对原发病的指导。引起消化道出血的病因有很多，应帮助病人和家属掌握自我护理的有关知识，减少再度出血的危险。

2. 注意饮食卫生和饮食的规律，进食营养丰富，易消化的食物；避免过饥或暴饮、暴食；避免粗糙、刺激性食物或过冷、过热、产气多的食物、饮料；应戒烟、酒。

3. 保持生活有规律，劳逸结合，保持乐观情绪，保证身心休息。

4. 在医生指导下用药，以免用药不当。

5. 当出现恶心、出虚汗、头晕、心慌、黑粪等出血先兆表现时应立即平卧休息，保持安静，减少身体活动，呕吐时取侧卧位以免误吸，立即送往医院治疗。慢性病者定期门诊随访。

第五节 肝硬化

肝硬化是以肝组织弥漫性纤维化、假小叶和再生结节形成为特征的慢性肝病。临床以肝功能减退和门静脉高压为主要表现，晚期可出现一系列严重的并发症。肝硬化是我国常见疾病和主要死亡病因之一。

一、病因和发病机制

引起肝硬化的病因很多，目前，在我国以病毒性肝炎最为常见，欧美国家则以酒精中毒居多。

（一）病毒性肝炎

主要是乙型、丙型和丁型肝炎病毒感染。乙型和丙型或丁型肝炎病毒的重叠感染可加速病情进展，其发病机制主要与肝炎病毒所造成的免疫损伤有关，经慢性肝炎尤其是慢性活动性肝炎演变而来，故称为肝炎后肝硬化；甲型和戊型病毒性肝炎不发展为肝硬化。

（二）血吸虫病

对于反复或长期感染血吸虫的病人，由于虫卵及其毒性产物在肝脏汇管区的刺激，引起汇管区纤维结缔组织增生，导致窦前性门静脉高压，但由于再生结节不明显，故严格来说应称为血吸虫性肝纤维化。

（三）酒精中毒

对于长期大量饮酒者（一般为每日摄入酒精 80 g 达 10 年以上），乙醇及其中间代谢产物（乙醛）直接损害肝细胞，引起酒精性肝炎，并发展为肝硬化，长期酗酒所致的营养失调也对肝脏有一定的损害作用。

（四）药物及化学毒物

长期反复接触某些化学性毒物如磷、砷、四氯化碳等，或长期服用某些药物如异烟肼、双醋酚丁、甲基多巴等，可引起中毒性肝炎，最终发展成为肝硬化。

（五）胆汁淤积

不论是肝内胆管还是肝外胆管发生的持续性胆汁淤积，由于高浓度的胆红素及胆汁酸对肝细胞的化学性损害，可致肝细胞变性坏死和结缔组织增生，最终发生肝硬化，称为胆汁性肝硬化。

（六）循环障碍

慢性右心功能不全、心包填塞征以及肝静脉或下腔静脉回流障碍导致肝脏长期淤血，肝细胞因缺氧而发生变性坏死和结缔组织增生，导致肝硬化，称为心源性肝硬化。

（七）其他

造成肝硬化直接和间接的原因还有很多，如，代谢障碍、营养失调、遗传和代谢性疾病等。少数病人病因不明，称为隐匿性肝硬化。

二、临床表现

肝硬化的病程进展多较缓慢，但少数因短期大片肝坏死，可在数月后发展为肝硬化。临床上根据病人肝脏功能的代偿状况，将肝硬化分为肝功能代偿期和肝功能失代偿期。

（一）代偿期

部分病人可无任何不适。多数病人早期以乏力、食欲不振较为突出，可伴有恶心、厌油腻、腹胀、腹泻及上腹不适等症状。症状多呈间歇性，常与劳累有关，休息和治疗后可缓解。患者多消瘦，肝脏可轻度肿大，质中等度硬，伴轻度压痛。脾脏亦可有轻、中度肿大。肝功能正常或轻度异常。

（二）失代偿期

失代偿期主要表现为肝功能减退和门静脉高压所致的症状和体征。

1.肝功能减退的临床表现

（1）全身症状与体征：一般情况和营养状况均较差，不规则低热，面色灰暗黝黑（肝病面容）等。

（2）消化道症状：食欲不振甚至厌食、腹胀不适、恶心呕吐，稍进油腻肉食即易引起腹泻。

（3）出血倾向和贫血：病人常可发生鼻衄、牙龈出血、皮肤紫癜和胃肠出血等，女性常有月经过多。

（4）内分泌失调：男性有性欲减退、睾丸萎缩、毛发脱落及乳房发育，女性出现月经失调、闭经、不孕等，病人常有肝掌和蜘蛛痣。颜面部及其他暴露部位皮肤出现色素沉着，严重者出现低血糖。

2.门静脉高压的表现：脾大、侧支循环的建立与开放、腹水是门静脉高压的三大临床表现。

（1）脾大：门静脉高压可致脾脏淤血性肿大，多为轻、中度肿大。后期脾功能亢进后可出现红细胞、白细胞和血小板均减少。

（2）侧支循环的建立与开放：临床上重要的侧支循环有食管和胃底静脉曲张、腹壁静脉曲张、痔核形成。原因是门静脉高压时，来自消化器官和脾脏的回心血液流经肝脏受阻，使门、腔静脉交通支扩张，建立起侧支循环。

（3）腹水：是失代偿期最突出的表现。早期腹胀，以饭后明显；大量时出现呼吸困难、心悸，病人腹部膨隆，可见脐外翻或胳疝，皮肤紧绷发亮。

腹水形成的因素有：①门静脉高压使腹腔脏器毛细血管床静水压增高，组织间液回流减少而漏入腹腔；②低蛋白质血症使血浆胶体渗透压降低，血管内液外渗；③肝静脉回流受阻，使肝淋巴液生成增多，超过胸导管引流能力而渗入腹腔；④继发性醛固酮、抗利尿激素增多引起钠水潴留；⑤有效循环血容量不足，导致肾血流量、排钠和排尿量减少。

（三）并发症

1.上消化道出血为最常见的并发症，多系食管下段和胃底静脉曲张破裂所致，表现为突发的大量呕血和黑便。

2.感染易合并肺炎、胆道感染、大肠杆菌性败血症、自发性细菌性腹膜炎（SBP）等。

3.肝性脑病是晚期肝硬化最严重的并发症，也是最常见的死亡原因。

4.其他并发症原发性肝癌、肝肾综合征（功能性肾衰）、电解质和酸碱平衡紊乱（低钠血症、低钾血症与代谢性碱中毒）。

三、实验室和其他检查

（一）血常规

失代偿期时，可有不同程度贫血。脾功能亢进时，全血细胞减少。

（二）尿常规

失代偿期时，尿内可有蛋白、管型、红细胞。有黄疸时，尿胆红素阳性、尿胆原增加。

（三）肝功能检查

代偿期肝功能正常或轻度异常，失代偿期则多有异常。重症病人可有血清胆红素增高。转氨酶轻、中度增高，一般以 ALT 增高较显著，当肝细胞广泛大量坏死时，则可能有谷草转氨酶（AST）升高。血清白蛋白下降，球蛋白增高，白蛋白 / 球蛋白比值降低或倒置。凝血酶原时间有不同程度的延长。

（四）腹水检查

一般应为漏出液，病人并发自发性腹膜炎、结核性腹膜炎或癌变时，腹水性质可发生改变。

（五）影像检查

超声可见肝脏的大小、外形改变和脾大。门脉高压时，门静脉主干内径＞13 mm，脾静脉内径＞8 mm。食管X线钡餐检查可见食管下段虫蚀样或蚯蚓样改变，胃底静脉曲张，可见菊花样充盈缺损。

（六）内镜检查

可直观静脉曲张的部位和程度。

（七）肝穿刺活组织检查

若有假小叶形成，可确诊为肝硬化。

四、诊断要点

诊断肝硬化的主要依据有：有病毒性肝炎、长期酗酒等病史，有肝功能减退和门静脉高压症的临床表现，肝脏质硬有结节感，肝功能试验有阳性发现，活组织检查有假小叶形成。

五、治疗要点

目前，尚无特效治疗方法。失代偿期的治疗主要是对症处理、改善肝功能及抢救并发症，有手术适应证者慎重选择时机进行手术治疗。

（一）抗纤维化

无特效药，平日可用维生素（如，B族维生素、维生素C、维生素E）、保肝（如，熊去氧胆酸、强力宁等）、抗纤维化（如，秋水仙碱、肾上腺糖皮质激素等）或活血化瘀中药。

（二）腹水治疗

1. 限钠。限钠比限水更重要。

2. 增加水钠排出

（1）使用利尿剂是最广泛的治疗腹水的方法。主张排钾和保钾利尿剂合用，加强疗效，减少不良反应，过猛的利尿会导致水、电解质紊乱，严重者可诱发肝性脑病和肝肾综合征。

（2）腹腔穿刺放液：大量腹水出现明显压迫症状时，可穿刺放液以减轻症状，但应严格控制每次放液量，一次放 5000 mL。

3. 提高血浆胶体渗透压定期输注血浆、新鲜血液或白蛋白，有利于促进腹水的消退，也可改善病人的一般状况。

4. 自身腹水浓缩回输放出的 5000 mL 腹水浓缩至 500 mL 后，回输至病人静脉内，可提高血浆白蛋白浓度和血浆胶体渗透压，增加血容量，改善肾血流灌注，从而起到利尿、减少腹水的作用，多用于难治性腹水病人的治疗。

5. 增加腹水去路。例如，腹腔－颈静脉引流，是将腹水引入上腔静脉；胸导管－颈内静脉吻合术可使肝淋巴液顺利进入颈内静脉，从而减少肝淋巴液漏入腹腔，使腹水的来源减少。

（三）并发症的治疗

1. 上消化道出血、肝性脑病、原发性肝癌治疗见本章相关内容，肝肾综合征参考第五章第四节急性肾衰竭。

2. 自发性腹膜炎常迅速加重肝损害，诱发肝肾综合征、肝性脑病等严重并发症，所以，应早诊断、早治疗。应选择对肠道革兰氏阴性菌有效、腹水浓度高、肾毒性小的广谱抗生素，以头孢噻肟等第三代头孢菌素为首选，可联合半合成广谱青霉素与 β－内酰胺酶抑制药的混合物，静脉足量、足疗程给药。

（四）手术治疗

通过各种分流、断流和脾切除术等，降低门静脉压力和消除脾功能亢进。肝移植是近年来最新的治疗肝硬化的方法。

六、常用护理诊断／问题

（一）营养失调，低于机体需要量，与严重肝功能损害、摄入量不足有关。

（二）体液过多，与门静脉高压、血浆胶体渗透压下降等导致腹水有关。

（三）有感染的危险，与营养障碍、白细胞减少等致机体抵抗力下降有关。

（四）焦虑，与疾病需要漫长的治疗和复杂的自我照顾方式有关。

（五）活动无耐力，与肝功能减退有关。

（六）潜在并发症，上消化道出血、电解质紊乱。

七、护理措施

(一)休息和体位

休息可减轻病人能量消耗,减轻肝脏负担,有助于肝细胞修复。代偿期病人可参加轻体力工作,减少活动量;失代偿期病人应多卧床休息,卧床时尽量取平卧位,以增加肝、肾血流量。大量腹水者可取半卧位,以使膈下降,有利于呼吸运动,减轻呼吸困难和心悸。

(二)饮食

1.饮食注意事项:肝硬化病人饮食原则为高热量、高蛋白、高维生素、易消化饮食,并随病情变化及时调整。对食欲不振、恶心呕吐的病人,应于进食前给予口腔护理以促进食欲。在允许范围内尽量照顾病人的饮食习惯和口味,以促进食欲。①蛋白质:是肝细胞修复和维持血清清蛋白正常水平的重要物质基础,应保证其摄入量为 $1.0 \sim 1.5$ g/(kg·d)。蛋白质应以豆制品、鸡蛋、牛奶、鱼、鸡肉、猪瘦肉为主。肝功能显著损害或有肝性脑病先兆者应限制蛋白质,待病情好转后再逐渐增加蛋白质的摄入量,并应以植物蛋白为主,如,豆制品,因其含蛋氨酸、芳香氨基酸和产氨氨基酸较少。②维生素:多食新鲜蔬菜和水果,如,西红柿、柑橘等,日常食用可保证维生素需求。③限制水钠:有腹水者应低盐或无盐饮食,钠限制在 $500 \sim 800$ mg/d(NaCl $1.2 \sim 2$ g/d),限制液体入量,进水量应限制在 1000 mL/d 左右。含钠较多食物,如,咸肉、酱菜、酱油、罐头食品、含钠味精等应少用。含钠较少食物有粮谷类、瓜茄类、水果等。含钾多的食物有水果、硬壳果、马铃薯、干豆、肉类等。④避免损伤曲张静脉:病人进餐时应细嚼慢咽,避免进食刺激性强、粗纤维多和较硬、油炸食物,戒烟酒。

2.营养支持:必要时遵医嘱静脉补充足够的营养,如,高渗葡萄糖、复方氨基酸、清蛋白或新鲜血。

3.营养状况监测:评估病人的饮食和营养状况、体重和血白蛋白水平。

(三)维持体液平衡

准确记录每日出入液量,定期测量腹围和体重,以观察腹水消长情况。使用利尿剂时,剂量不宜过大,利尿速度不宜过猛,每周体重减轻以不超过 2 kg 为宜。应用利尿剂时应监测体重变化及血钾、钠、氯化物,防止电解质紊乱发生,可口服或静脉补充电解质,饮食也可起协助作用,低钾病人可补充香蕉、橘子、橙子等高钾水果。

（四）病情观察

观察病人症状、体征的变化，注意有无并发症发生。有无各种出血征兆，如，呕血、黑便、鼻出血、牙龈出血、皮肤黏膜出血点、瘀斑等出血表现；有无行为和性格改变，如，智力定向力障碍、烦躁不安、嗜睡、扑翼样震颤等肝性脑病表现；有无尿量减少等肾功能衰竭表现；有无发热、腹痛等自发性腹膜炎发生。对进食量不足、呕吐、腹泻、长期用利尿剂、大量放腹水的病人，密切监测电解质和酸碱度的变化。

（五）腹水病人的护理

1.体位：多卧床休息，尽量取平卧位，以增加肝肾血流量，改善肝细胞的营养，提高肾小球滤过率。大量腹水病人取半卧位，使横膈下降，增加肺活量，以减轻呼吸困难。

2.大量腹水时，应避免腹内压突然剧增的因素，例如，剧烈咳嗽、打喷嚏、用力排便等。

3.控制钠和水的摄入量：见饮食护理。

4.药物护理：观察利尿剂的效果和不良反应，过猛的利尿会导致水、电解质紊乱，严重者诱发肝性脑病和肝肾综合征，应注意了解电解质水平，观察病人有无意识神志改变、有无尿量减少。

5.观察腹水和下肢水肿的消长：准确记录出入量，测腹围、体重。测腹围时应注意于同一时间、同一体位、同一部位上进行。

6.加强皮肤护理，防止褥疮发生：保持床铺平整、干燥，定时更换体位、按摩等。

7.对腹腔穿刺放腹水者，术前说明注意事项，测量体重、腹围、生命体征，排空膀胱以免误伤；术中及术后监测生命体征，观察有无不适反应；术毕用无菌敷料覆盖穿刺部位，如有溢液可用明胶海绵处置，缚紧腹带，以免腹内压骤然下降；记录抽出腹水的量、性质和颜色，将标本及时送检。

（六）心理支持

应鼓励病人说出其内心感受和忧虑，增加与病人交谈的时间，与病人一起讨论其可能面对的问题，在精神上给予病人安慰和支持。充分利用来自他人的情感支持，鼓励病人同那些经受同样事件以及理解病人处境的人多交流。引导病人家属在情感上多关心病人，使之能从情感宣泄中减轻沉重的心理压力。

八、健康指导

（一）休息指导

保证身心两方面的休息，增强活动耐力。生活起居有规律，保证足够的休息和睡眠。在安排好治疗和身体调理的同时，勿过多考虑病情，遇事豁达开朗。

（二）饮食指导

指导病人根据病情制订合理的饮食计划和营养搭配，使病人充分认识到饮食治疗对肝硬化病人的重要性以及饮食应注意的事项，除应加强营养外，要避免粗糙食物，戒除烟酒等，切实落实饮食计划。

（三）用药指导

嘱病人遵医嘱用药，指导其认识常用的对肝脏有害药物，勿滥用药，以免服药不当而加重肝脏负担和损害肝功能；介绍病人所用药物的不良反应，如服用利尿剂者出现软弱无力、心悸等症状时，提示低钠、低钾血症，应及时就诊。

（四）心理指导

帮助病人和家属掌握本病的有关知识和自我护理方法，帮助病人树立战胜疾病的信心，使心情保持愉快，把治疗计划落实到日常生活中。

（五）家庭指导

让病人家属关心病人，了解各种并发症的主要诱发因素及其基本表现，发现并发症时，及时就医，疾病恢复期应定时复诊和检查肝功能。

第六章 泌尿系统疾病护理技术

第一节 泌尿系统疾病概述

泌尿系统由肾脏、输尿管、膀胱和尿道组成。肾脏的主要生理功能为生成尿液，借以排泄机体的代谢废物；调节水、电解质和酸碱平衡，以维持机体内环境恒定。此外，肾脏尚能产生多种激素。输尿管以下部分为排尿的通路。

一、肾脏的解剖生理

（一）肾的结构

肾实质：分为皮质和髓质两部分。皮质位于肾实质表层，富有血管，由肾小体及肾小管曲部构成，肾小体由肾小球及肾小囊组成，髓质位于肾实质内层，约占肾实质的 2/3，由髓襻和集合管构成。它由 10 ~ 20 个肾锥体组成。2 ~ 3 个锥体合成一个乳头，每个肾平均有 7 ~ 12 个肾乳头，每个肾乳头开口于肾小盏，每 2 ~ 3 个肾小盏再合成一个肾大盏，最后集合成肾盂。肾盂在肾门附近逐渐变小，出肾门移行于输尿管。肾间质主要分布在肾髓质（肾间质为支持肾脏的结缔组织，内含血管，淋巴管及神经）。

每个肾脏有 100 万以上肾单位，每个肾单位由肾小体及肾小管组成，是肾脏结构和功能的基本单位。肾小体是由肾小球和肾小囊组成的球状结构，具有滤过作用，形成原尿。肾小管是细长迂回的小管，具有重吸收住用和排泌功能。通常可分为三段：第一段称为近端，依其走行曲直，可分为曲部和直部；第二段称为细段；第三段称远端小管，也可分直部和曲部近端与远端小管直部和细段连成 U 形，称为髓襻或 Henle 氏襻。

1.肾脏的超微结构。第一，肾小球滤过膜，是指肾小球毛细血管襻（一团毛细血管网丛）的管壁。由 3 层组成。最里层是毛细血管内皮细胞，有大量小孔排列呈筛状，防止大分子物质通过；中层为基膜可分为 3 层（内、外疏松层，中间为致密层），带负电荷；外层为上皮细胞（肾小囊脏层），细胞发出足突，足突间有裂隙。第二，肾小球系膜，位于肾小球毛细血管之间，球内血管系膜与球外血管系膜相连，球内血管系膜由系膜细胞和基质组成。系膜细胞有支持、吞噬、收缩、合成与分泌等作用。第三，肾小球旁器，由球旁细胞，致密斑和球外系膜细胞组成。球旁细胞位于入球小动脉进肾小体之前的一段管壁上，具有分泌肾素的功能，致密斑在远曲小管起始部，具有调节肾素释放的功能。球外系膜细胞位于入球、出球小动脉与致密斑之间的三角区，能分泌肾素。肾小球旁器与肾素 – 血管紧张素 – 醛固酮系统的分泌有关。

2. 肾的血管：肾动脉起自腹主动脉两侧，流入肾脏的血液占心搏出量的 25%，为全身灌流量最多的一个器官。90% 的血流供应皮质，供髓质的血流不到 10%。输出小动脉发出直小动脉供髓质血流，从直小动脉发出分支到髓质的肾小管和集合管周围。

肾静脉与肾动脉伴行，但与肾动脉不同，肾静脉各支间存在广泛吻合。肾静脉分支与周围静脉有丰富吻合，如，与膈下静脉、肾上腺静脉、睾丸（或卵巢）静脉均有吻合。当肾静脉有血栓、栓塞时，可成为侧支循环的通路。

（二）肾脏的生理功能

肾脏的生理功能可概括为：第一，清除代谢废物；第二，调节水、电解质、酸碱平衡，维持人体内环境恒定；第三，吸收有用物质，如，糖、蛋白质、氨基酸等；第四，产生多种激素。

1. 尿的生成：包括肾小球的滤过作用；肾小管和集合管的重吸收作用及分泌作用。受神经、体液的调节和多种因素影响。

（1）肾小球的滤过：正常人血液流经肾小球毛细血管时，除了血细胞和大分子的蛋白质外，血浆中的一部分水、电解质和有机物（如少量的分子量较小的血浆蛋白），可以通过肾小球滤过膜进入肾小囊而形成原尿。影响肾脏滤过作用的因素有五点。①肾小球滤过膜的变化、如炎症、缺氧或中毒时滤过膜通透性增加，产生蛋白尿、血尿；滤过膜滤过面积减少产生少尿甚至无尿；滤过膜上带负电荷减少或消失，使白蛋白滤过增加，形成蛋白尿。②肾小球毛细血管压的变化。当血压下降至 9.3 kPa（70 mmHg）以下时，超过肾血流的自动调节范围，肾小球毛细血管压则下降，滤过减少，产生少尿或无尿。③血浆渗透压的变化。血浆胶体渗透压降低时（如血浆白蛋白的浓度降低），有效滤过压升高，尿量往往增多。④肾小管内压变化。当肾小囊内压逐渐升高（输尿管梗阻时），有效滤过压降低出现少尿，甚至无尿。⑤肾血流量的改变。正常人肾的血流量约 1200 毫升 / 分，流经肾脏的血浆，约 1/5 从肾小球滤出。肾小球的滤过率受肾血量影响。

（2）肾小管与集合管的重吸收和排泄。①近曲小管。可重吸收绝大部分的葡萄糖、氨基酸、蛋白质、水、钾、钠、氯、钙、镁离子及磷酸盐、肌酸、尿酸、尿素等。可分泌少量肌酐、酚红等。②髓襻。可重吸收一部分钾、钠离子和水，有分泌尿素的功能。③远曲小管。重吸收小量的氢、钙、镁离子及少量水。分泌氢、钾及氯离子调节酸碱平衡。④集合管（与远曲小管曲部末端相连，经过合并，最后形成乳头管，开口于肾乳头尖）。在抗利尿激素的作用下重吸收水及尿素分泌氢、钾离子、尿酸和氨。最后确定尿量、尿的成分和酸碱度。

2. 肾脏的内分泌功能：肾脏不仅是一个排泄器官，亦是一个重要的内分泌器官。它可产生 10 余种激素和生物活性物质。在血压、水电解质平衡、红细胞的生成、钙与磷代谢等许多生理功能的调节过程中，起着重要的作用。

（1）肾素：主要来源于肾小球旁器，调节血压及肾局部血流。

（2）激肽释放酶：主要来自肾皮质，使小动脉扩张，增加肾脏血流量，促进钠和水的排泄，从而降低血压。

（3）前列腺素：具有降压作用，由髓质乳头的间质细胞和集合管生成。

（4）促红细胞生成因子：肾内产生的部位尚不了解。促进原始红细胞的分化和成熟，促进骨髓内网状红细胞释放入血，使红细胞生成增加。

（5）1.25 二羟骨化醇：是维生素 D 经过肝肾作用而形成的一种调节钙磷代谢的激素。

二、泌尿系统疾病常见的症状和体征

（一）水肿

是肾脏病的常见症状，一般先出现于眼睑和面部，再延及全身，甚至胸腔、腹腔积液、常见水肿有肾炎水肿与肾病水肿。

1. 肾炎水肿表现：其水肿常为全身性，而以头皮、眼睑显著。因肾小球滤过率下降，而肾小管重吸收功能尚好引起球管失衡，致使水钠潴留发生水肿。因水肿有水钠潴留常伴血压高。

2. 肾病性水肿表现：常为严重水肿，除皮下水肿外常有胸水、腹水。伴有血管内脱水现象如血压下降，水肿主要因大量尿蛋白，使血浆白蛋白下降引起血浆胶体渗透压降低，使液体从血液流入组织间隙。

（二）高血压

肾脏疾病几乎均可引起高血压，肾性高血压可分为 4 种临床类型。

1. 肾小球肾炎时的高血压：急性肾炎时因水钠潴留使血容量扩张，引起容量依赖性高血压。约 3/4 的慢性肾炎患者有高血压，这是血容量扩张及肾素活性水平升高两个因素综合作用的结果。

2. 慢性肾盂肾炎时的高血压：慢性肾盂肾炎时高血压发生原理尚不清楚，可能因肾间质小血管广泛炎症，小血管变狭窄，致肾缺血引起高血压。

3. 慢性肾功能衰竭（尿毒症）时的高血压：肾衰早期主要由于水、钠潴留，血容量扩张所致。肾衰晚期主要是肾素活性水平上升。

4. 肾血管性高血压：其高血压发生原因有肾素活性增高及血容量扩张，早期以前者为主。晚期以后者为主。

（三）尿异常

1. 尿量异常

（1）少尿：正常情况每昼夜尿量约1500毫升。总尿量＜400毫升（或每小时＜17毫升）称少尿。尿量不足100毫升称无尿或尿闭。少尿与无尿与血容量不足，肾实质严重损害，肾后性梗阻等因素有关。

（2）多尿：每天尿量超过2500毫升称多尿。超过4000毫升称尿崩。由于肾小管的浓缩功能受损，见于急性肾功能衰竭的恢复期。慢性肾脏病进入肾功能减退。或内分泌病（尿崩症、糖尿病等）。

（3）夜尿多：正常人夜间排尿0～2次，尿量为300～400毫升，相当总尿量的1/3，夜间排尿次数和量明显增多称夜尿多。夜尿甚至超过日尿量，夜尿多常为肾功能减退的一个信号。

2. 排尿异常（尿路刺激征）

正常人白天排尿4～5次，夜间0～2次。排尿次数明显增多时称尿频。当一有尿意迫不及待地要排尿称尿急。排尿时会阴或耻骨上或尿道感到挛缩样疼痛或烧灼感称尿病。尿频伴尿急、尿痛及排尿排不尽时称尿路刺激征或膀胱刺激征。多为膀胱，尿道有感染或由于结石、肿瘤，前列腺肥大所致膀胱痉挛。

尿频、尿急有时与神经因素有关。严重血尿时亦可有排尿不适感。

尿质异常：

第一，蛋白尿，正常成人尿中有微量蛋白，一般每天不超过150毫克，常规定性试验呈阴性，每日尿蛋白持续超过150毫克即为病态。蛋白尿分类：（1）病理性蛋白尿：包括肾小球性蛋白尿、肾小管性蛋白尿及溢出性蛋白尿。（2）功能性蛋白尿：包括运动性蛋白尿及体位性蛋白尿。

第二，血尿：尿内红细胞异常增多，轻者镜下血尿，重者肉眼血尿。正常人12小时尿红细胞＜50万（每小时＜4万）；直接涂片检查每个高倍视野＜1个；10毫升离

心尿 < 3 个，凡过此限者，称为血尿。常见病因：（1）泌尿系统本身疾病如肾盂肾炎、肾炎、肾结核等；（2）全身性疾病及药物如过敏性紫癜、环磷酰胺等；（3）泌尿系统邻近器官疾患如盆腔炎，阑尾炎波及泌尿系统血管发生充血及炎症而出现镜下血尿。

第三，管型尿：正常尿可偶见透明及颗粒管型，肾小球或肾小管病变时，尿中管型由蛋白质、细胞或其碎片在肾小管凝聚而成。

第四，脓尿及细菌尿：尿沉渣中细胞 > 5 个 / 高倍视野，称白细胞尿。退变了的白细胞称脓细胞。脓尿时一小时尿白细胞排泄率 > 30 万。尿白细胞增多见于泌尿系统感染、结石及急性肾小球肾炎。

细菌尿：尿涂片每个高倍视野均找到细菌，或冲洗后的中段尿培养菌落计数 > 10 毫升尿，此为真性菌尿，见于尿路感染。

（四）肾绞痛及肾区慢性钝痛

肾绞痛见于输尿管结石，或血块或坏死组织在输尿管内移动等。

肾区慢性钝痛见于肾盂肾炎、肾下垂、肾肿瘤及慢性肾小球肾炎。

（五）肾功能检查

肾功能试验的主要目的是查明肾脏疾病的严重程度及估计预后。常用的肾功能检查：

1. 肾小球滤过功能试验

（1）内主肌酐清除率：本试验是利用机体的内生性肌酐来进行肾小球滤过功能测定。血中肌酐均来自肌肉的分解代谢，由于人体肌肉的容积和活动相对稳定，故血肌酐含量非常稳定。肌酐由肾小球滤过，不被肾小管重吸收，故可做肾小球滤过率测定。正常值为 80 ~ 120 mL/ 分，而小于 20 mL/ 分为重度损害。健康成人随年龄增长其正常值逐渐减低。

（2）血清尿素氮：尿素氮和肌酐均从肾小球滤出，故可以作为肾小球滤过功能的诊断筛选指标。肾小球滤过功能减低时，血中尿素氮及肌酐因潴留增高。当肌酐清除率下降 50%，血中尿素氮才逐渐高于正常，表示肾功能受损，但远不如肌酐消除率灵敏。血中尿素氮受食物中蛋白质含量，胃肠大出血、肾血流量减少（脱水、休克）等影响，使血尿素氮升高。血清尿素氮正常值为 2.9 ~ 7.5 mmol/L（8 ~ 21mg/dl）。

（3）血清肌酐：体内肌酐生成量比较稳定，血中肌酐浓度随着肌酐清除率下降而上升，因此可以用测定血中肌酐浓度判断肾功能，但是只有肾小球滤过率降到正常人的 1/3 时，血中肌酐才明显上升，所以该项指标仍不如肌酐清除率反映肾功能可靠。正常值为 70 ~ 133 u mol/L，（0.8 ~ 1.5 mg/dl），血清肌酐明显上升时 90% 以上系肾功能不全所致。

2. 肾血流量

在一定单位时间内流经双侧肾脏的血量，称肾血流量。如，血浆中某物喷流经肾脏后，完全被清除了，则该物质的清除率等于肾脏在一分钟内的血浆流量。用对氨基马尿酸检测肾血浆流量。正常值为 600 mL/分钟，按血浆占全血 58% 计算；测得经过肾脏的余血流量为 1200 mL/分钟以上。肾血流量从 40 岁以后随年龄增长而下降。

3. 肾小管功能

（1）近曲小管功能：酚红排泄试验。酚红是一种对人体无害的有机染料，主要由近曲小管排泌，所以，酚红排泄试验可作为近曲小管分泌功能的测定。正常值为 15 分钟排泄率 > 25%，2 小时共排出 > 55%。

（2）远曲小管功能试验。①昼夜尿量与比重：正常人远曲小管及集合管有稀释和浓缩功能，血容量不足时（脱水、出汗多），远曲小管与集合管对水的重吸收明显增多，使尿浓缩，比重上升；相反大量饮水，用利尿剂，肾脏病时，因肾小管受损，远曲小管及集合管对水重吸收减少，使尿稀释，比重下降，夜尿多。正常人日夜尿量之比为 3 ~ 4 : 1。夜尿量 < 750 mL，最高尿比重在 1.018 以上，最高比重与最低比重差 0.009 以上。②尿的渗透压：尿比重是反映尿内溶质和水的比例，而尿的渗透压是反映尿中溶质的分子和离子的浓度。尿渗透压的测定可精确地了解肾脏的浓缩和稀释功能。正常人尿渗透压波动在 700 ~ 1500 mosm/kg 水之间。晨尿在 800 mosm/kg 水以上。

三、泌尿系统疾病的护理

泌尿系统疾病的护理包括评估病人的主、客观资料做出护理诊断，制订护理计划及护理措施，最后评价执行护理工作的效果，以上即为护理程序的 4 个步骤，按护理程序进行工作，使病人能够得到全面整体的护理，护理措施包括病情观察、具体护理内容及卫生宣教，这 3 个方面内容对不同病人，重点是不同的，这主要根据病人存在护理问题而定，可以灵活运用。本系统疾病主要护理诊断及护理措施叙述如下：

（一）主要护理诊断

1. 体液过多水肿、高血压，由于急慢性肾炎水钠潴留所致。

2. 体液过多水肿，由于尿内丢失大量蛋白引起血浆白蛋白降低所致。

3. 潜在心搏出量减少由于血容量急骤增加或减少引起心功能不全。

4. 潜在高血压脑病由于水钠潴留引起脑血管痉挛所致。

5. 活动无耐力疲乏无力，活动后心跳气短，由于慢性肾炎、肾功能衰竭发生贫血所致。

6. 舒适的改变排尿时下腹、尿道疼痛、腰痛、肾绞痛，由于泌尿道感染，肾结石所致。

7. 知识缺乏对预防慢性肾炎、泌尿道感染再发作的知识缺乏。

8. 营养失调低于机体需要量，由于大量蛋白尿丢失、食欲不振、限制饮食所致。

9. 自我概念紊乱对疾病态度消极、对自己的能力丧失信心，由于慢性肾功能衰竭所致。

10. 预感的悲哀忧愁、哭泣，由于疾病久治不愈，又看到其他病人的预后，心中悲哀不安。

11. 水、电解质、酸碱平衡失调高钾血症，低钾血症，酸中毒，由于尿少及限制饮食及水所致。

（二）护理措施

1. 病情观察

肾脏病患者应记录每日出入量、血压，对严重水肿者每周测体重 2 次，观察水肿情况。高血压者应定期测量血压、心率、呼吸，血压明显高者一旦出现头痛、呕吐、肢体活动不灵活、视力障碍等，要警惕高血压脑病、脑出血的可能，应立即让病人保持安静卧床休息，同时报告医生能及早处理。对肾功能衰竭病人特别要准确记录尿量，若尿量突然减少，有可能肾功能恶化或体内液量不足，应及时向医生报告。

2. 具体护理内容

（1）休息

急性泌尿系感染、急性肾炎、急性肾衰等患者必须绝对卧床休息，直到临床症状消失及尿检查正常后才可逐渐增加活动。慢性肾炎、肾盂肾炎、慢性肾衰等患者，若临床症状明显、血、尿检查尚不正常，也需要卧床休息。恢复期病人则可适当活动，但不宜过度劳累。指导患者合理安排生活，以免病情反复。

（2）饮食护理

饮食也是治疗肾脏病的一项重要措施，根据肾脏病种不同，疾病发展的阶段不同应区别对待，如，急性肾炎、慢性肾炎急性发作或急性肾衰患者，应给予高碳水化合物、高热量、多种维生素的清淡饮食，蛋白质应视病情不同阶段予以限制，对有浮肿、尿少、高血压、心力衰竭患者应严格限制盐分，高血钾者应限制含钾高的蔬菜、水果，慢性肾炎者应适当给予高蛋白饮食以补充尿中长期丢失的蛋白质。晚期肾衰血中尿素氮、肌酐升高时，应给予高质量的低蛋白饮食。长期透析者，则可适当放宽蛋白的摄入量，特别是腹膜透析者更为重要。

（3）心理护理

泌尿系统疾病往往是慢性过程，由于长期不愈，且病情逐渐加重，患者常表现焦虑、忧郁、消沉，随着血、尿化验结果时有情绪波动。另外，对泌尿系疾病的一些检查如肾穿、静脉肾盂造影、膀胱镜及肾盂逆行造影等，病人有恐惧心理，不愿接受，或对某些治疗措施如激素疗法、透析疗法等持怀疑态度，或成为精神负担。护士要善于观察了解病人的心理变化，并通过向病人讲述疾病常识包括防治及各种检查知识，解除病人的顾虑，应给予患者高度同情、安慰和鼓励，以高度责任感认真护理。观察药物的副反应，使患者产生安全感、信赖感及良好心理状态，以达疾病早日缓解、治愈。

（4）预防感染

肾脏病患者一般营养状况欠佳，免疫功能减退，在疾病过程中极易并发感染，如，肺部感染、尿路感染、败血症等。故应做到两点。①保持室内空气新鲜，可用紫外线消毒，每日一次，每次30分钟，或同时用2%～4%清洗消毒剂擦地一次。医护人员感冒时应戴口罩接触患者，且严格执行操作规程，保持无菌，如注射、输液、做动静脉瘘手术等。应用透析疗法的患者须做好保护性隔离。②保持口腔及皮肤的清洁，尿毒症患者口中常有尿味，这是由于尿素从唾液腺排出所致，且易发生牙龈肿胀、口腔黏膜发炎，应给患者每日早晚2次用3%双氧水擦洗口腔，进食后必须漱口。长期使用皮质激素及免疫抑制剂患者易发生皮肤感染、病情稳定者，应勤洗澡换内衣，剪短指（趾）甲，保持个人卫生，长期卧床者，护士要定时帮助患者翻身擦背，避免褥疮发生。

（5）症状护理

①肾性水肿急性肾炎时水肿常先出现于组织疏松处，如，眼睑、头皮、阴部等，严重时波及全身。在慢性肾炎时可表现全身性水肿，继发心功能不全时可使水肿加重。对眼睑面部水肿者，应把枕头放高一些，有胸腔积液者宜半卧位，阴囊水肿者应用托带将阴囊托起。要保持皮肤卫生，被褥、衣裤应平整、柔软、清洁。防止皮肤损伤及感染，对严重水肿者应严格控制入量，准确记录每日入量、尿量和体重。测量体重时注意患者所穿衣服、大小便排泄、饮食等情况应相同，以便观察水肿加重还是减轻。

患者做各种穿刺前皮肤消毒要严密。静脉注射前应先推开皮下水分，露出静脉，易于进针。肌肉注射时也应先推开皮下水分和组织之后进针，使穿刺点不在各层组织的同一位置上，当拔针后避免药液及组织液外渗。各种穿刺后应使用无菌棉球给予皮肤按压，至液体不外渗为止。对使用大剂量利尿剂的患者，要注意观察治疗反应，防止迅速大量利尿而产生脱水、低钠、低钾、酸碱平衡失调等情况。对严重水肿者，补液时更应控制点滴速度，每小时记录一次滴速（滴数/分），以防发生心力衰竭、脑水肿等。

②肾性高血压伴高血压的肾病患者，护士应定期测量和记录患者血压，对血压不稳定者和应用较强降压药或初次使用降压药者，要增加测血压的次数，防止血压骤降，保持安

静的环境，避免情绪激动，督促病人要做到按时按量服降压药，根据病情不同适当限制水钠摄入量。严重高血压患者，可能出现左心衰竭，要严密观察呼吸、心率及肺底湿啰音；若出现头痛，喷射性呕吐、视力障碍等可能为高血压脑病，应及时通知医生。

③尿路刺激征又称膀胱刺激征可出现尿急、尿频、尿痛及下腹会阴部坠痛、尿不尽等症状。多为泌尿系感染、结石和肿瘤所致。出现尿路刺激征的患者应多饮水，以达到清洁尿路的目的，并注意会阴部的清洁，定期冲洗预防交叉感染。嘱咐患者按时服药。不可随意停药以达彻底治愈。患者尿液培养标本应在治疗前采集。

④肾区疼痛肾区疼痛多由输尿管结石所致，表现发作性剧烈腰痛，一般沿侧腹向下腹部，大腿内侧和外阴部放射，因剧痛可导致呕吐及休克，常伴有血尿，应注意观察血压、脉搏、面色及皮肤湿冷情况，必要时按医嘱给予止痛药。肾区慢性钝痛多见肾盂肾炎、肾小球肾炎，疾病急性期应卧床休息，肾盂肾炎者应多饮水冲洗尿道，按时给予抗生素，控制炎症后，疼痛会自然消失。

⑤尿量异常健康人每24小时尿量在1500～2000毫升之间，若24小时尿量大于2500毫升时，称为多尿。多见急慢性肾功能衰竭的不同阶段，尿崩症、糖尿病等。多尿时要记录每日尿量及入量，观察有否脱水、鼓肠、恶心呕吐、低钾、酸中毒表现，并注意原发病的护理，若24小时尿量少于400毫升为少尿，不足100毫升为无尿。少尿或无尿常见血容量不足、肾实质损害等原因所致，急慢性肾功能不全引起少尿无尿须注意避免发生高钾血症、体内液量过多引起左心衰竭及氮质潴留加剧等并发症。护理时认真记录出入量，测量血压、脉搏、呼吸及观察神志情况。做腹膜透析和血液透析患者，按透析护理。

（6）药物护理

护士应熟悉掌握治疗肾病的常用药物。

①肾上腺皮质激素

常用剂量较大，疗程较长，易产生副作用，如，柯兴氏综合征的表现满月脸、痤疮、多毛、向心性肥胖等，易出现激动、失眠，可引起高血压，消化道出血、糖尿病及诱发或加重感染等。护士应向患者说明皮质激素的作用及副作用，且在停药后副作用常逐渐消失。用药过程中护士应密切观察患者精神状态、体温、血压、脉搏、皮肤、尿蛋白等变化。痤疮不允许用手挤，可用清水擦洗，大剂量皮质激素治疗时，患者可在消毒隔离房间，避免发生感染。

②利尿药

近年来，速尿在抢救急性肾衰和治疗慢性肾衰、肾性水肿中有较突出的疗效。速尿的药理作用是抑制肾小管对钠的重吸收。尿毒症患者早期应用可提高肾血流量，增如肾皮质缺血区的灌注，利尿作用可使阻塞的肾小管不断得到冲洗，防止肾小管萎缩和坏死。对慢性肾衰患者可加速尿流，减少肾小管中尿素的重吸收，使血中尿素氮下降。使用大剂量速尿时，应注意观察其副作用。如，恶心、口干、心悸、直立性晕眩等。长期使用应注意水和电解质紊乱。可表现低血容量、低血钾、低血钠等，出现恶心、呕吐、腹胀、肌无力及心律失常可能是低血钾反应，要及时通知医生，用药期间记录尿量避免低血容量发生。

③免疫抑制剂

如氮芥、环磷酰胺、硫唑嘌呤等可治疗某些肾脏病。环磷酰胺常引起肠道反应如恶心、呕吐。两餐间用药较好。静脉给药后，护士应让患者多饮水，防止该药及其代谢产物对膀胱的刺激所致出血性膀胱炎，故应注意观察尿的颜色。长期或短期大量用药常可引起脱发。应向患者讲明，停药后头发会重新长出。小剂量盐酸氮芥可用于治疗慢性肾炎，该药对皮肤黏膜刺激较大，若药液从血管内外漏可引起局部组织坏死。因此，静脉用药必须确保针头在静脉内，才可推药，给药前先静点液体，给药后加快点滴速度将药物稀释冲入，约20分钟内调为正常滴速。氮芥有明显的胃肠反应如恶心、呕吐等，故给药宜在晚间睡前，并提前给予镇吐剂，以减轻反应。

④抗生素

许多抗生素须经肾脏排泄，对肾脏有毒性作用，在已有肾脏病情况下，可造成肾脏进一步损害。因此肾功能不全时，不可使用对肾功能有毒性的抗生素如卡那霉素、庆大霉素、多黏菌素B等，这类抗生素对肾脏的损害表现为蛋白尿、管型尿、血尿等，停药后可自愈，但用量过大或用药时间长可引起肾功能严重衰退。护士应掌握药物毒副作用及使用方法。用药后密切观察病人有无发热、皮疹、眩晕、耳鸣、血尿、尿闭等毒副作用。

3. 卫生宣教

将以上所做的护理及疾病知识，向病人及家属介绍，使他们能主动、积极配合治疗，并学会自我护理。

第二节 肾小球疾病

一、概述

肾小球疾病系双侧性肾脏疾病。其病理改变主要在肾小球。肾小球疾病可分为原发性和继发性两类。继发性是指全身或系统性疾病引起的肾小球损害，如、糖尿病、过敏性紫癜和系统作红斑狼疮引起的肾损害。

（一）按病理改变分型

1.炎症不明显的肾小球病变：①微小病变；②膜性肾病；③局灶节段性硬化。

2.以炎症为主要表现的肾小球病变：①弥漫性内皮、系膜性肾小球肾炎；②系膜增生性肾炎；③新月体性肾炎；④局灶增生性肾炎；⑤膜、增殖性肾炎。

（二）临床分类

①急性肾小球肾炎。②急进性肾小球肾炎。③慢性肾小球肾炎。④隐匿性肾小球疾病。⑤原发性肾病综合征（分Ⅰ型及Ⅱ型）。

临床分类与病理类型之间尚无肯定的相应关系。炎症病变不明显的常表现为肾病综征，征炎症病变明显的常表现为肾炎综合征（血尿、蛋白尿、高血压、水肿）。怀疑有肾小球疾病的病人首先根据临床表现做出临床诊断，在肾脏活检后再确定其病理类型。

二、急性肾小球肾炎

急性肾小球肾炎（Acute Gloraerulone Phritis），简称急性肾炎（Acute Nephritis）。急性肾炎是一组常见的疾病，急性起病，病程短，以血尿、蛋白尿、高血压、水肿、少尿及氮质血症为其常见临床表现。本病多见于儿童，男性多于女性，大部分病人预后较好。

（一）病因与发病机理

急性肾炎多发生在感染后，除链球菌感染以外，还有其他细菌如葡萄球菌、肺炎球菌、伤寒杆菌等。病毒感染亦可引起急性肾炎。

发病机理：主要系免疫反应，引起免疫复合物型肾炎。细胞免疫过程在本病发生中亦起一定作用。

病理改变：以链球菌感染后肾炎为例，病理改变主要为弥漫增生性肾小球炎症，轻者仅见肾小球内皮细胞及系膜细胞轻度、中度增生；重者上皮细胞增生形成新月体。常伴有渗出性炎症。少数严重者毛细血管襻坏死、断裂，小血栓形成，红细胞逸出。电镜见典型的上皮细胞下驼峰状电子高密度沉着物。

（二）临床表现

1.潜伏期

以链球菌感染后肾炎为例。在链球菌感染（咽炎、扁桃体炎等）后 7 ~ 20 天开始出现临床症状。潜伏期短者为 4 ~ 7 天，最长约 3 周，超过 3 ~ 4 周者极少见。

2. 一般表现

（1）肉眼血尿：血尿见于所有病例。肉眼血尿出率约 40%，常为起病的第一个症状，尿色呈洗肉水样或棕色混浊但无血凝块，酸性尿中红细胞破坏常呈酱油样棕褐色。肉眼血尿待续数日或 1 ~ 2 周转为镜下血尿，镜下血尿持续数月，甚至数年。

（2）水肿：亦常为起病的第一个症状，发生率约为 80% ~ 90%。轻者晨起眼睑浮肿，严重水肿可延及全身如头皮、阴囊及浆膜腔积液，体重可较病前增加 5 公斤以上，约 20% 的病例可出现肾病综合征。大部分病人于 2 ~ 4 周内自行利尿、消肿。水肿或肾病综合征持续发展，常提示预后不良。

水肿因肾小球滤过率下降，球管功能失衡所致。毛细血管病变引起毛细血管通透性增加，低蛋白血症及心力衰竭等因素均可加重水肿。

（3）高血压：见于 80% 左右病例，多为中等度高血压，偶可见严重高血压。高血压多呈一过性。

高血压原因主要与水钠潴留，血容量扩张有关。高血压与水肿程度常平行一致，随着利尿，血压逐渐恢复正常。

（4）少尿：大部分病人起病时尿量少于每天 500 毫升。可因少尿引起氮质血症及一系列症状。两周后尿量逐渐增加，肾功能恢复。病人中约 5% 由少尿发展成无尿，表明肾实质病变严重。

（5）全身表现：常有疲乏、厌食、恶心、呕吐、嗜睡、头痛、头晕、视力模糊及腰部钝痛。

3. 尿常规改变及肾功能损害：几乎全部病人尿蛋白阳性，多系中等量。尿沉渣中常见红细胞，白细胞很少，偶可达数十个，新鲜尿可见红细胞或血红蛋白管型，是急性肾炎的重要特点，尚可见颗粒管型及少量肾小管上皮细胞，偶见白细胞管型。

常有一过性氮质血症，约 65% 患者血肌酐及尿素氮升高。经利尿数日后，氮质血症可恢复正常。肾小球滤过功能一过性受损，肾脏滤过分数相应下降，为急性肾炎的典型改变。肾小管功能受累较轻，肾小管最大回吸收葡萄糖下降，尿比重多正常。

4. 合并症。第一，上心力衰竭：程度不等的心力衰竭，表现心脏扩大、奔马律，肺淤血、肝淤血等左右心衰竭的典型表现。主要原因是循环血容量急骤增加所致。第二，脑病：表现为剧烈头痛、呕吐、嗜睡、神志不清，严重者有阵发性惊厥及昏迷。脑病发生原理尚不完全清楚。高血压与脑病同时存在，但在脑病发生中所起作用尚不好肯定。可能与水、钠潴留引起脑水肿及缺氧引起脑血管痉挛有关，亦有出现脑出血者。第三，尿毒症：发生于急性期。表现为持续少尿，显著水肿、高血压，血尿素氮和肌酐明显升高。

（三）有关检查

血沉常增快。轻度贫血、血清白蛋白浓度轻度下降，主要与血液稀释有关。可有一过性高脂血症。

患者血中纤维蛋白原增加，尿中出现纤维蛋白降解产物（FDP），表现急性肾炎时肾脏中存在着小血管内凝血及纤溶作用，这些检查结果与病情的严重性一致。

（四）诊断要点

链球菌感染后，1～3周中发生血尿、蛋白尿、尿少、水肿、高血压等典型病例，诊断多无困难。临床表现不明显者，须连续多次做尿常规检查，根据尿液典型改变做出诊断。仅有链球菌感染史而尿液检查基本正常者，必要时须经肾穿刺活检做出诊断。

诊断急性肾炎时须排除以下疾病：第一，急性全身性感染发热疾病，于高热时均可出现一过性蛋白尿与镜下血尿。第二，急性肾盂肾炎。第三，慢性肾炎急性发作。第四，急进性肾炎。第五，过敏性紫癜、系统性红斑狼疮引起的肾损害。

（五）治疗要点

对症治疗如降血压、利尿，主要为预防和治疗水、钠潴留，控制循环血容量，达到减轻水肿、高血压，预防致死性合并症（心力衰竭、脑病）的目的。

1.休息：急性期应卧床休息，直至肉眼血尿消失，利尿消肿，血压恢复正常，血肌酐恢复正常之后，可逐步增加活动。

2.一般饮食原则：应给富有维生素的低盐饮食，蛋白质入量40～70克/日（约每公斤体重1克）。有水肿及高血压者。应免盐或低盐（每日200～300毫克食盐，不包括食物所含钠），直至利尿开始。水肿重且尿少者，入水量不超过尿量加不显性失水量。出现肾功能不全、氮质血症者，应限制蛋白质入量，仅给高质量蛋白质（牛奶、瘦肉、鱼、鸡蛋），每日约20克左右，以减轻肾脏排泄氮质的负担，又保证营养。

3.中医中药治疗：治疗上针对表邪、水湿、清热3个环节。

4.控制感染灶：因急性肾炎常有链球菌等感染，放射急性肾炎患者一律用青霉素为期2周左右，剂量为80万单位，肌注，每日2次。

急性肾炎迁延 3 个月至半年以上不愈，或病情常反复且扁桃体病灶明显者，应考虑做扁桃体摘除术。

5. 对症治疗：

（1）利尿：水肿严重者，应用利尿剂，常用噻嗪类利尿剂，必要时可用速尿及利尿酸钠，此两种药于肾小球滤过功能严重受损时仍有利尿作用。可用各种解除血管痉挛的药物，以达到利尿目的。

（2）降压药物：①利尿药如双氢克尿噻 50 毫克 / 日或速尿 20 ~ 40 毫克 / 日；②扩张血管药物如肼苯哒嗪 75 毫克 / 日或哌唑嗪 3 ~ 10 毫克 / 日；③钙离子拮抗剂如心痛定 30 ~ 60 毫克 / 日；④重症或有高血压脑病者，可用利血平 0.5 ~ 1.0 毫克，肌注，或静脉用低压唑、硝普钠降压。

（3）控制心力衰竭：利尿、降压治疗，必要时应用酚妥拉明或硝普钠静脉滴入，以减轻心脏前后负荷。必要时可用血液滤过脱水治疗。

（六）主要护理诊断及护理措施

1. 主要护理诊断

（1）体液过多水肿、高血压。由于急性肾炎水钠潴留、血容量扩张所致。

（2）潜在心搏出量减少由于循环血容量急骤增加，易造成心脏负相过重而发生心力衰竭。

（3）潜在高血压脑病由于水、钠潴留引起高血压，可致脑血管痉挛。

2. 护理措施

（1）密切观察血压、浮肿、尿量变化，每日记录血压、尿量，一旦存在有血压上升，尿量减少的趋势时，应该警惕严重合并症心力衰竭、脑病、尿毒症的发生。

（2）卧床休息是必要的。直至血尿、浮肿消失，血压恢复正常时，方可增加活动量。

（3）应给予高维生素、低盐饮食，出现肾功能不全应限制蛋白质入量，每日约 20 克左右，以动物蛋白为主（如，牛奶、瘦肉、鱼、蛋）。

（4）心理护理，急性肾炎患者对本病会产生害怕担心或无所谓态度，这两种心理均不利疾病恢复，护士应向病人耐心说明大部分病人都会自然痊愈，但要认真配合治疗、好好卧床休息。

（5）恢复期患者要防止受凉、受湿及过劳，禁用有损肾脏的药物，对彻底治愈，避免复发很重要。

（七）保健教育

大部分急性肾炎患者经 2 ～ 4 周，均可消肿、血压下降，尿检查异常可持续时间较长，成人患者尿中红细胞可延迟 1 ～ 2 年才消退。故急性肾炎病人出院后要定期检查，直到完全恢复。

预防链球菌感染极重要。有慢性扁桃体炎患者应做扁桃体切除，上呼吸道感染易发季节应注意预防。要保持皮肤清洁，预防皮肤化脓感染。急性肾炎自然痊愈率高，成人迁延为慢性肾炎发生率比小儿高，少数因严重合并症而死亡。

三、急进性肾炎

急进性肾炎（Rapidly Progressive Glomerulose Phritis）为一组多种病因引起的疾病。发病机理为免疫复合物或抗肾小球基膜抗体或其他机理引起发病。病理变化主要为肾小球囊腔内广泛新月体或环形体形成。临床表现与急性肾炎相似，血尿、蛋白尿，但迅速发展为无尿或少尿性肾功能衰竭，为预后恶劣的肾小球肾炎的总称。根据临床过程的特点又称为"亚急性肾炎""恶性肾炎""急骤性肾炎""急性少尿或无尿性肾炎"，根据病理改变又称为"毛细血管外肾炎""新月体肾炎"。

（一）病因和发病机理

本病按病因分为原发性与继发性，继发性者有明确的原发病如过敏性紫癜、系统性红斑狼疮；原发性者（特发性）其病因不明，本文重点描述。

原发性急进性肾炎约半数以上患者有上呼吸道前驱感染史，其中，少数呈典型链球菌感染表现，其他一些病人呈病毒性呼吸道感染的表现。但本病与病毒感染的关系，尚待进一步观察。某些化学毒物亦可能是急进性肾炎（抗基膜抗体型）的病因。其中以与各种烃化物的污染关系较密切。

原发性急进性肾炎的发病机理，根据免疫荧光检查，急进性肾炎 I 型属于抗肾小球基膜抗体型肾炎；急进性肾炎 II 型属于免疫复合物型；急进性肾炎 II 型则无免疫性病变的任何证据，发病机理尚不清楚，我国以 II 型为常见。

急进性肾炎病理改变以广泛的肾脏小球的囊壁上有细胞增生，形成新月体。免疫荧光检查见 I 型急进性肾炎者，肾小球基膜上有弥漫性线条状沉积物，主要成分为 IgG、C3，II 型急进性肾炎，肾小球基膜上有弥漫性颗粒状沉积物，主要成分为 IgG、IgM，偶有 IgA，伴有 C3 沉积。电子显微镜所见基膜断裂、纤维素性栓子及系膜基质增生，为本病的特征性改变。

（二）临床表现

男女比例为 2 ：1，多见于 15 ~ 50 岁的青、中年。免疫复合物型（Ⅱ型）较多见于年长者。春、夏季发病者较多，可呈急剧起病，但多数病例呈隐袭的发病，较快地发展成为尿毒症。

临床表现类似急性肾炎，但以严重的少尿、无尿较迅速地（数周至数月内）发展成为尿毒症为其突出表现。血压可轻度或中度升高，也可正常。偶有明显浮肿。

尿常规检查可见大量红细胞或呈肉眼血尿，常见红细胞管型。亦可见到白细胞。尿蛋白少量或中等量，或大量尿蛋白呈肾病综合征的表现。尿比重一般不降低。

肾功能检查：血尿素氮、血肌酐均迅速增高，肌酐清除率明显下降。

常呈严重贫血，有时血小板减少。

在抗基膜型患者的起病早期，血清抗基膜抗体阳性，补体各成分正常，免疫复合物型患者，血清免疫复合物对呈阳性，出现冷球蛋白血症。尿纤维蛋白降解产物阳性。

腹部平片及肾脏超声检查肾脏大小多正常或增大而轮廓整齐。

（三）诊断要点

凡急性起病，有水肿、蛋白尿、血尿的肾炎病人，而以严重的血尿、突出的少尿及进展性肾功能衰竭为表现者应考虑本病。

鉴别诊断应与起病严重、发展急骤的急性肾炎相鉴别。对慢性肾炎的病人，因急性发作或感染、药物等损害而致少尿、无尿、肾功能衰竭者亦应注意鉴别。此外，应与急性肾小管坏死所致的急性肾功能衰竭鉴别及与继发性急进性肾炎等鉴别。

（四）治疗

由于本病发展快、迅速恶化，所以，治疗要千方百计。近年来，随着治疗方法的进展，效果明显提高。

1. 肾上腺皮质激素与免疫抑制剂：一般在强的松及免疫抑制药通常剂量基础上加用甲基强的松龙静脉冲击疗法：剂量为 500 ~ 1000 mg 静脉滴注（5% 葡萄糖 300 ~ 500 mL），每日或隔日一次，3 ~ 5 次为一疗程，以后继续口服强的松，按通常用法。甲基强的松龙冲击疗法对急进性肾炎Ⅱ型、Ⅲ型疗效较好。

2. 血浆置换疗法：本疗法可降低免疫反应的致病作用。对急进性肾炎Ⅰ型有一定疗效，对Ⅱ型急进性肾炎也常有效。每次置换血浆 2 ~ 4 L，每或隔日一次。直至血中抗基膜抗体或免疫复合物转阴，病情显著改善再停止。用此疗法时常须伴用强的松、环磷酰胺等药。

血浆置换疗法易并发细菌感染，有时可引起出血、溶血、过敏反应、传染性肝炎等，但只要小心，上述并发症可避免。

3.四联疗法（皮质激素、免疫抑制剂、抗凝与抑制血小板凝聚药物联合使用）：肾上腺皮质激素常用为强的松，免疫抑制剂用环磷酰胺或硫唑嘌呤，抗凝剂可用肝素、华法令，抗血小板凝集的药常用潘生丁。四联疗法一般用数月，最长达三年。尚无统一意见。此疗法对急进性肾炎Ⅰ型、Ⅱ型可选用试治。Ⅲ型尚待验证。该疗法副作用：可引起出血、骨髓抑制、诱发感染等。注意调节药量可避免上述副作用。

4.血液透析及肾移植：

当肾小球的滤过率低于 5 ral/min，肾脏病理改变严重者，应及时给予透析治疗。肾移植必须等待血清抗肾小球基膜抗体转为阴性才能进行。但移植后仍可再发生肾炎。

四、慢性肾小球肾炎

慢性肾小球肾炎（Chronic Gloraerulone Phritis）简称慢性肾炎，为最常见的一组原发于肾小球的疾病。慢性肾炎是由多种病因引起的，慢性肾炎的发病不是病原体直接作用于肾组织，主要通过免疫反应造成肾损害。临床特点为：起病可急可缓，病程长（超过一年），多为缓慢进行性。尿常规检查常有不同程度的蛋白尿、血尿、管型尿。可出现水肿，大多数患者有不同程度的高血压及肾功能损害。治疗困难、预后较差。

（一）病因和发病机理

大多数慢性肾炎的病因不清楚。急性链球菌感染后肾炎迁延不愈，病程在一年以上，可转入慢性肾炎。但大部分慢性肾炎并非由急性肾炎迁延而致。其他的细菌、病毒、立克次体、原虫等部可通过免疫机理引起本病。特别是病毒感染（乙型肝炎病毒）可引起慢性肾炎。

由于慢性肾炎不是一个独立的疾病，其发病机理各不相同。大部分是免疫复合物疾病，可分为：①原位免疫复合物型肾炎；②循环免疫复合物型肾炎；③难溶性或不溶性免疫复合物型肾炎。

非免疫性机理在慢性肾炎的发生与发展中也可能起重要作用。非免疫机理包括：①肾小球病变能引起肾内动脉硬化，硬化的小动脉可进一步引起肾脏缺血而加重肾小球损害；②健存的肾小球血流动力学代偿性改变，久之引起健存肾小球硬化，最后引起肾功能衰竭，另外，健存肾小球分子筛及电荷筛的性状均有异常；③长期高血压引起缺血性改变，导致肾小动脉狭窄、闭塞，加速了肾小球硬化；④超负荷的蛋白饮食使肾小球系膜负担过重，则系膜区产生增殖，终致硬化。

病理变化一般分为：①膜性肾病；②局灶性节段性肾小球硬化；③系膜增生性肾小球肾炎；④膜、增生性肾小球肾炎。慢性肾炎病变继续发展，形成终末性固缩肾，甚至形成无结构的玻璃样小团。由于肾小球血流受阻，相应地，肾小管萎缩纤维化，间质纤维组织增生，淋巴细胞浸润。

（二）临床分型及表现

1. 普通型：最常见，临床表现主要尿检查异常，中等量尿蛋白，不出现肾病综合征表现，有红细胞尿、管型尿、轻、中度水肿和高血压。可有一定程度肾功能损害。病人可有乏力、疲劳、腰酸痛、纳差、轻度贫血，此型一般进展缓慢，常持续多年。

2. 高血压型：除普通型表现外，突出的表现为持续的中度以上的高血压及心血管损害，常合并眼底动脉变细，动静脉交叉压迫，严重时眼底出血或絮状渗出，甚至视乳头水肿。此型肾功能恶化较快。

3. 急性发作型：在疾病相对稳定情况下，由于某种诱因出现急性发作，在短期内病情急骤恶化。尿改变加重，甚至出现肉眼血尿，大量蛋白尿，尿管型增加。明显水肿和高血压，以及肾功能进行性恶化。经适当处理，病情可以缓解，甚至恢复到原来水平，但亦可能因此而恶化，进入尿毒症阶段。

慢性肾炎常累及心脏，由于高血压、水肿、贫血、并发的动脉粥样硬化、氮质血症的毒素等多种因素影响。慢性肾炎容易并发尿路感染，上呼吸道感染，多数因患者机体抵抗力差，再加应用免疫抑制药物引起。

（三）诊断要点

临床出现下列情况时应考虑慢性肾炎：1. 水肿伴尿检查异常（蛋白尿、血尿、管型尿）。2. 高血压合并尿检查异常。3. 疲乏无力、食欲不振、极度贫血合并尿检查异常。4. 不明原因的血尿。5. 体检或因其他病做尿常规检查发现尿不正常。

慢性肾炎明确诊断应做下列检查：1. 尿蛋白定量，有条件做尿蛋白电泳分析；2. 尿红细胞形态的鉴别；3. 肾功能检查；4. 测血压，查眼底；5. 血浆蛋白及血脂分析。

诊断慢性肾炎时应鉴别诊断：1. 慢性肾盂肾炎；2. 急性发作型慢性肾炎与急性肾炎相鉴别；3. 高血压型慢性肾炎与高血压引起的肾损害鉴别；4. 排除继发性肾炎如过敏性紫癜性肾炎，狼疮性肾炎，糖尿病引起肾损害，多发性骨髓瘤的肾损害等。

有条件时，慢性肾炎应争取做肾活检，以明确病理形态，及时指导治疗，推断预后。

（四）治疗要点

治疗目的在于保护肾功能，改善症状，消除蛋白尿并巩固疗效。采用的手段为中、西医结合，几种西药联合应用的综合治疗措施。

1. 一般治疗：慢性肾炎患者，若尿蛋白不多，水肿不明显，无严重的高血压及肾功能损害时，可以从事轻工作，但应避免剧烈体力活动、受潮、受凉，防止感染，避免用对肾有损害的药物，饮食应含丰富的维生素 B、维生素 C。紧密随诊追踪病情变化。第一，凡有明显水肿、血压较高，应卧床休息，好转后可起床活动。第二，蛋白质的摄入量，当肾功能正常，尿排除蛋白多，则应增加蛋白质的摄入。肾功能不全时，食用含必须氨基酸的优质蛋白（鸡肉、牛奶、瘦肉等）。

2. 对症治疗：

（1）利尿，水肿较明显的病人，可利尿消肿、常用口服药有 3 种。①双氢克尿塞 75 ~ 100 mg/ 日，分 2 ~ 3 次服，易吸收，利尿作用较强，毒性低。长期用药防止电解质紊乱（低钠、低钾）。②速尿或利尿酸钠为强效利尿药，适应证广，剂量范围大，较为安全，口服或注射用药。速尿 20 ~ 120 mg/ 日，利尿酸钠 25 ~ 50 mg/ 日。用药防止电解质紊乱及对耳的毒性。③安体舒通与氨苯喋啶为保钾利尿药，与双氢克尿塞合用，可加强利尿。安体舒通 60 mg/ 日（分 3 次），氨苯喋啶 100 ~ 300 mg/ 日（分 2 ~ 3 次服）。长期用药防止高钾。

（2）降压：①利尿药（双氢克尿塞、速尿），对水钠潴留，血容量扩张引起的高血压有效；②利血平、降压灵，对肾素活性高的患者尤有效，注意可引起精神症状；③肼苯哒嗪，降压同时增加肾血流量；④甲基多巴为酶的抑制剂，降压时不影响肾血流量和肾小球滤过率；⑤心得安、氨酰心安为 β - 肾上腺素能受体阻滞剂，降肾素活性，对肾素性高血压起重要降压作用；⑥顽固性高血压可用巯甲丙脯胺酸（血管紧张素转换酶抑制剂）或心痛定（钙离子拮抗剂），或低压唑（扩张血管药）快速血管内注入，迅速降压，不影响肾血流量。

3. 特殊疗法

（1）针对抗体及免疫复合物：用肾上腺皮质激素，细胞毒药，血浆置换疗法。

（2）抑制血小板积聚药：潘生丁、阿司匹林。

（3）非特异性消炎药：消炎痛。

（4）抗凝药：肝素、华法令等。

慢性肾炎的治疗是困难的，应采用综合性措施。用激素和环磷酰胺（或硫唑嘌呤）或激素和盐酸氮芥（或苯丁酸氮芥），再加消炎痛、潘生丁和中药等。国内外用综合治疗疗效尚无肯定结论。对肾功能不好的病人，偏重于选用激素加环磷酰胺；对合并肝功能不好的病人，则偏重于选用激素和氮芥；重症高血压及肾功能损害严重者，不宜用激素治疗。

（五）主要护理诊断及护理措施

1.体液过多水肿，由于尿内丢失大量蛋白质引起血浆白蛋白降低所致。

2.活动无耐力疲乏、活动后心跳气短。由于慢性肾炎肾功能不全、贫血所致。

（六）护理措施

1.休息伴高血压或肾功能不全者强调卧床休息。

2.饮食伴水肿、高血压者应该以低盐或无盐饮食为宜。肾功能不全者应给予低蛋白、高糖、高维生素饮食，限制各种刺激性食物。

3.避免使用对肾脏有损害的药物。告诉患者及家属不能随意服用偏方，以防损害肾功能。在治疗过程中注意观察使用药物的副作用，如，糖皮质激素、免疫抑制剂等（详见总论部分。

4.预防感染慢性肾炎患者易发生各种感染，尤其是在用药治疗期间，注意病室空气新鲜，定期消毒，预防呼吸道感染、发现患者发烧、腰痛加剧，应及时报告医生。及时治疗以防肾功能恶化。

5.心理护理。该病为长期疾病，常给病人带来精神痛苦、焦虑、恐惧及家庭经济问题。护士应向病人讲述疾病知识，组织病友间交流养病经验。必要时请单位及家属共同协商解决家庭经济问题。

（七）保健教育

慢性肾炎大部分是由免疫机理发病，一部分可能与感染有关，故积极预防各种感染和治疗感染是很重要的。患者出院后要预防感冒，冬季外出戴口罩，少去公共场所，注意不要过劳。坚持治疗定期门诊复查。

五、肾病综合征

肾病综合征分为原发性肾病综合征（Essential Nephrotic Syndrome）和继发性肾病综合征。原发性肾病综合症原发于肾小球疾病，根据临床表现区分为Ⅰ型、Ⅱ型。两者共同临床表现为肾病综合征：病人有大量蛋白尿，低蛋白血症。可有重度水肿和高脂血症；不同点为Ⅰ型没有血尿、高血压及肾功能损害，此型病人大多数对肾上腺皮质激素及其他免疫抑制药物治疗反应好。继发性肾病综合征，继发于全身性疾病，如，系统性红斑狼疮，糖尿病等。下面重点介绍原发性肾病综合征。

（一）病因与发病机理

原发性肾病综合征病因尚未明确。其病理类型有多种，其中，儿童及少年以微小病变型较多见，中年以膜型肾病、系膜增殖性病变为多见，局灶性硬化肾病、膜增殖性肾炎也可呈肾病综合征表现。

蛋白尿主要为白蛋白，也可包括其他血浆蛋白成分，蛋白尿的基本原因为肾小球基膜通透性的变化。

低蛋白血症主要原因是自尿中丢失大量蛋白。

血浆胆固醇、甘油三酯增加是由于低蛋白血症引起脂蛋白代谢紊乱所致。但发生机理尚不清楚。肾病综合征时水肿的发生机理主要与血浆白蛋白下降所致胶体渗透压下降及继发性水、钠潴留有关。

（二）临床表现

起病缓慢，但亦可于短期内发病。临床表现为：①以大量蛋白尿（每日 ≥ 3.5g）为突出表现，尿蛋白在 I 型原发性肾病综合征基本是白蛋白，常呈高度选择性，I 型者尿蛋白除白蛋白外尚包括其他血浆蛋白成分，无选择性；②血浆蛋白含量显著降低，除血浆白蛋白下降明显（常低于 3 g/dl，甚至低于 1 g/dl）、血浆蛋白电泳可见 α2、β 球蛋白增加，α2 可正常，IgG 明显下降，IgA 有时可下降，IgM（可能稍高）、IgE 正常；③可出现严重的全身水肿，甚至出现胸、腹腔积液；④血浆胆固醇明显增高，甘油三酯有增高，一般血沉明显增快。

I 型原发性肾病综合征病人一般无肉眼血尿，偶有镜下红细胞，但少于 10 个/高倍视野（离心尿）；无高血压（偶因水、钠潴留可能有轻度血压上升，但利尿后迅速恢复正常），亦无肾功能损害（少尿或无尿时，血尿素氮可一过性地升高，利尿后迅速恢复正常）。II 型原发性肾病综合征除上述肾病综合征的 4 项基本表现外，可有高血压、血尿、肾功能损害。

原发性肾病综合征的并发症：①感染，因低蛋白血症而致机体抵抗力低下，易并发各种感染；②循环衰竭或急性肾功能衰竭，因低蛋白血症，胶体渗透压下降所致有效循环血容量下降，由此导致体位性低血压、休克以致急性肾功能衰竭；③血栓形成，常见为肾静脉血栓、肺动脉或静脉血栓、肺梗塞、周围静脉的血栓等，因患者呈高凝状态所致。

（三）有关检查

血沉常增快，小细胞性（缺铁性）贫血。血浆白蛋白低，血胆固醇、甘油三酯增高，血尿素氮及肌酐可增高，血蛋白电泳 α2、β 球蛋白增高。24 小时尿蛋白定量大于 3.5g。病人呈高凝状态时抗凝血酶Ⅲ下降，血小板聚集能力增加，血液黏稠度增加，血中纤维蛋白原增加；Ⅱ型原发性肾病综合征病人肾功能检查（肌酐清除率、肾图等）可示异常。

（四）诊断要点

凡肾脏病人有大量蛋白尿，低蛋白血症、可伴有高度水肿和高脂血症，没有明显血尿、高血压及肾功能损害者诊为原发性肾病综合征Ⅰ型；同时伴有高血压或血尿或肾功能损害者则诊为原发性肾病综合征Ⅱ型。但应排除以下情况：①继发性肾小球损害引起的肾病综合征，如系统性红斑狼疮肾炎、糖尿病性肾病、肾淀粉样变、新生物、药物引起的肾病综合征，有原发病的表现，并常兼有血尿、高血压、肾功能不全；②遗传性疾病。如，先天性肾病综合征（Alports 综合征），青少年病人应注意了解家族史，必要时进一步检查，包括肾穿活体组织检查。

（五）治疗要点

1.一般治疗

（1）休息：凡病人有严重水肿、低蛋白血症时，应卧床休息。水肿消退，一般情况好转后，可起床活动，生活自理。

（2）饮食：肾功能正常者应给予高蛋白饮食，但蛋白质为高质量的，肾功能受损者蛋白质的入量根据肾功能予以限制。水肿、高血压的患者应给低钠饮食。

2.利尿：一般情况下，对激素或其他免疫抑制药物治疗敏感的患者，用药后尿量可迅速增多，不须采取利尿措施。对水肿严重、尿量过少或对药物治疗不敏感的患者，可选用以下措施：

（1）噻嗪类利尿剂：双氢克尿噻。

（2）襻利尿剂：速尿与利尿酸钠。

（3）渗透性利尿剂：低分子或中分子右旋糖酐，或甘露醇。以上三类药物的应用基本同肾炎的治疗。为了加强利尿效果有时合并应用血管扩张药如多巴胺。

（4）提高血浆胶体渗透压：血浆、白蛋白、血浆代用品等注射后均可提高血浆胶体渗透用，出现显著利尿效果。

3.降压：药物及应用方法见肾炎的高血压治疗。

4.感染：积极预防，及早诊断，早期治疗不用对肾有害的药物。

5.肾上腺皮质激素和免疫抑制剂药物治疗：

适应证：原发肾病综合征Ⅰ型及部分Ⅱ型（无明显肾功能损害及高血压者）。皮质激素对Ⅰ型疗效显著。根据对皮质激素的治疗反应，可分为"激素敏感型""激素依赖型""激素无效型"。

皮质激素治疗肾脏病的机理尚未完全明了。可能通过抑制免疫反应过程，减少炎症反应，降低肾小球基膜的通透性，消除尿蛋白；抑制醛固酮，抗利尿激素的分泌，而起利尿作用。

皮质激素的用法、用量各不相同。一般常用强的松每日 30 ~ 60 mg。如用药后尿量增加，尿蛋白减少，则应持续用药 6 ~ 8 周，然后逐渐减量。如症状无反复，每两周左右可减量一次，每次减原用药量的 10 ~ 20%。最后以最小的有效剂量 5 ~ 10 mg/ 天作为维持量，持续半年或更长。也可用地塞米松、促肾上腺皮质激素、甲基强的松龙或氢化可的松治疗。影响治疗的 3 个关键是：剂量要足够，时间要充分，减药或停药不可过快。

免疫抑制剂：这类药物可用于"激素依赖型"或"激素无效型"的患者，协同激素治疗。一般不作为首选的或单独的治疗用药。

（1）盐酸氮芥：有利尿和消尿蛋白效果，可能由于抑制免疫所致。用法：从每日 1 ~ 3 mg 开始，每次增加 1 mg，直至每次 5 mg，以后维持在每次 5 mg，每周两次，总量可达每公斤体重 1 ~ 2 mg。副作用：注射局部刺激；胃肠道反应；骨髓抑制。

（2）环磷酰胺：如用皮质激素治疗 2 ~ 6 周后，尿蛋白仍不减少时，可加环磷酰胺，每日 100 ~ 200 mg 或静脉注射，每日或隔日 200 mg，总量 6 ~ 8 克。副作用：胃肠道反应；中毒性肝损害；骨髓抑制；尚有抑制性腺功能，以及引起脱发及出血性膀胱炎。

（3）其他：①苯丁酸氮芥：口服吸收良好，毒性小，但疗效亦较差。②噻嚯派、长春新碱、硫唑嘌呤亦可应用。

6.中医治疗

（1）辨证施治：单纯中药治疗，疗效一般出现慢，需 3 个月或一年以上。

（2）中医中药配合激素及免疫抑制药治疗。

（六）主要护理诊断及护理措施

1.主要护理诊断

（1）体液过多：迅速出现严重的全身水肿，可引起胸、腹腔积液、心包积液、颈部及下肢水肿甚至纵隔积液以致呼吸困难。由于低蛋白血症所致血浆胶体渗透压下降，继发水、钠潴留。

（2）潜在感染：由于低蛋白血症而致机体抵抗力下降，常并发呼吸道、泌尿道感染和原发性腹膜炎等。

（3）潜在心搏出量减少：由于低蛋白血症致胶体渗透压下降，水分外渗造成血容量降低所致。

2. 护理措施

（1）卧床休息，直至水肿消退，一般情况好转后，可起床活动，生活自理。

（2）肾功能无损害者，应给予高蛋白饮食，而且高质量。水肿及高血压者应低盐饮食。

（3）密切观察血压、浮肿、尿量变化，一旦血压下降，尿量减少时，应警惕循环衰竭或急性肾功能衰竭。

（4）感染：应该积极预防感染，一旦有感染争取早诊断，早治疗。防止病情加重或反复。

（七）保健教育

原发性肾病综合征特别是Ⅰ型大部预后良好，病情可反复，诱因可能为感染、劳累，停药或撤药造成；病人定期门诊复查尿常规与肾功能，在医生指导下减药或停药；有呼吸道感染应积极治疗防止病情复发或加重；病人及家属向医护人员了解激素及其他免疫抑制药的主要作用及毒副作用，以便积极密切合作完成治疗计划。Ⅱ型原发肾病综合征病人治疗的主要目的是保护肾功能，维持病情恒定。

第三节 肾盂肾炎

一、病因和发病机理

（一）致病菌

1. 常见的细菌：革兰氏阴性菌占 75%，阳性菌占 25%。革兰氏阴性菌中以大肠杆菌最常见，约占 45% ~ 90%，其次，为副大肠杆菌、绿脓杆菌、变形杆菌、产气杆菌、产碱杆菌等，革兰氏阳性菌较少见，其中以葡萄球菌为最常见，肠球菌与绿色链球菌也常见。

2. L 型变态细菌：大肠杆菌、金黄色葡萄球菌等经抗菌药、抗体、溶菌酶等作用后，细菌的胞膜破裂脱落。细菌呈各种异常形态，称 L 型变态细菌，存在于肾髓质。此菌见于疾病的恢复期。

3. 其他病原体：如，霉菌、支原体、病毒等可致病。

（二）感染的途径

可通过上行、血行、淋巴路及直接蔓延 4 个途径产生感染，以上行感染最常见，血行感染次之。

（三）易感因素

1. 细菌因素：某些大肠杆菌对尿路上皮细胞有特殊的亲和力，如有的大肠杆菌可以吸附于尿路引起损害。

2. 尿路梗阻：如，结石、肿瘤等使尿路不畅，细菌逆流到肾损害肾盂、肾盏，形成疤痕。

3. 膀胱输尿管返流：引起返流性肾病，目前认为是非梗阻性原因引起肾盂肾炎的主要发病因素。

4. 机体抵抗力降低：如糖尿病，长期应用肾上腺皮质激素等，均可使机体抵抗力下降而易患本病。

5. 妇女的易感因素：女性尿道短、直而宽，括约肌力弱故易发生上行感染。尿道口与肛门、阴道相近，粪便细菌易引起上行感染。女性在经期、妊娠期、绝经期，皆因内分泌等因素改变而容易发病。

6. 泌尿系统局部损伤与防御机制的破坏：如，外伤、手术、导尿致黏膜损伤，使细菌进入深部组织而发病。

7. 免疫反应：肾盂肾炎发病过程中，血循环与肾脏感染灶局部均可产生抗体，即免疫应参与肾盂肾炎发病。

二、临床表现

（一）急性肾盂肾炎

起病急、畏寒、发热、体温可高达 40℃，常伴头痛、全身痛、恶心、呕吐等全身症状。泌尿系统可有腰痛、肾区叩痛，脊肋角有压痛，部分患者有腹痛、输尿管走行区有压痛。有尿频、尿急、尿痛症状。尿浑浊或有血。病程多数是短的，用抗菌药治疗 7 ~ 14 天临床症状消失。部分病例转入慢性肾盂肾炎。

末梢血中内细胞增多，尿检查有蛋白、脓细胞或白细胞管型，部分患者可见肉眼而尿或镜下血尿。急性肾盂肾炎常见临床类型：

1. 血尿型：临床表现肉眼血尿或镜下血尿，应与肾肿瘤、肾结核、肾结石相鉴别。

2. 高热型：以高热为唯一表现，而无明显尿路刺激征，多见于血行感染。

3. 急性肾炎型：表现为浮肿、蛋白尿、镜下血尿及血压升高，酷似急性肾炎。

4. 隐匿型：年老体弱者表现无力、疲倦、食欲不振或低热，无明显尿路刺激症状，常误诊。

（二）慢性肾盂肾炎

大多数由急性肾盂肾炎未彻底治疗反复发作所致。大多数患者有梗阻诱因或膀胱输尿管返流因素，致病菌以大肠杆菌为多见。常见以下 3 种表现：

1. 活动性：肾小管及间质有活动性炎症感染灶，有菌尿及脓尿，可有低热。

2. 瘢痕性：肾内病变以纤维化为主，尿内无明显异常，亦无菌尿，有肾功能减退。

3. 反复发作性：肾内有活动性炎症感染灶及瘢痕病变，可有低热、脓尿、菌尿及肾小管功能下降。典型病例约一半以上先有急性肾盂肾炎反复发作史。部分患者有高血压或轻度浮肿。晚期出现贫血及肾功能不全。可引起肾小管酸中毒。病程长，即使出现尿毒症后仍可存活数年之久。

非典型病例，可无急性肾盂肾炎病史及尿路刺激症状，易误漏诊。部分患者表现下腹痛或高血压或无症状性菌尿或发作性血尿伴腰痛，少数就诊时上是尿毒症期，但平时无泌尿系统症状。

三、有关检查

（一）尿常规

急性肾盂肾炎者，尿蛋白少量或无，尿沉渣白细胞增多（＞5 个 Hp），尿红细胞稍多，少数病人有血尿。不到 5% 的病人可有肉眼血尿。

慢性肾盂肾炎患者，尿蛋白稍多，但一般 < 2 g/24 h，尿中白细胞常不多，偶有白细胞管型。

（二）尿白细胞排泄率

正常人尿白细胞排泄率为＜ 20 万 /h，尿红细胞＜ 4 万 /h，管型为零。一小时尿白细胞排泄率＞30万者，则为尿白细胞增多，有诊断价值。此项检查与Addis计数准确性基本一致，但方法较为简便。

（三）尿细菌学检查

1.尿涂片镜下找细菌：油镜下查10个视野，每个视野平均有一个以上的细菌即为阳性。

2.膀胱穿刺尿细菌培养阳性率高达100%。

3.尿菌落计数：为诊断肾盂肾炎提供可靠依据。冲洗中段尿经24小时培养后，每毫升尿含菌落在105以上时为真性菌尿，可诊断肾盂肾炎。

（四）化学性检验

1.亚硝酸盐试验：尿内细菌（除粪链球菌）能将尿内硝酸盐还原成亚硝酸盐，使尿呈红色为阳性反应，可做细菌尿的筛选试验。

2.氯化三苯四唑试验（TTC试验）：革兰氏阴性菌常呈阳性，亦为一种简单的菌尿过筛试验。

（五）尿酶测定

尿溶菌酶、尿 γ – 谷氨酰转肽酶（γ–GT）等在肾盂肾炎，特别是急性肾盂肾炎时明显升高。

（六）免疫学检查

抗体包裹细菌检查，测定人血清内抗革兰氏阴性杆菌。抗原的抗体，滴度高时多为肾盂肾炎。

（七）其他检查

血色素、血沉；肾功能检查，最早出现异常是尿比重下降。酚红排泄试验降低。晚期肾小球滤过功能受损，肌酐清除率明显下降。血尿素氮升高。

（八）特殊检查

1.X线检查。（1）腹部X线平片：观察肾脏大小、形态、位置、有无结石。（2）造影：包括静脉肾盂造影、逆行肾盂造影等。协助明确病变程度、病因及有无外科情况。一般用于慢性肾盂肾炎的检查。

2.同位素检查。包括同位素肾图，同位素扫描等，了解肾脏的分泌、排泄功能、大形态、有无梗阻，可了解肾功能。

3.B 超检查。可了解肾脏大小、形态、结构。为无痛苦、无创伤性检查。

4.肾活体组织检查。对肾盂肾炎诊断价值不大，必要时肾穿排除慢性肾小球肾炎。

四、诊断要点

典型病例根据临床表现、查尿及肾功能及血的化验，可以诊断。但对慢性肾盂肾炎的不典型性应注意，除一般化验检查外，尚应根据病人具体情况做特殊检查以协助确诊。诊断慢性肾盂肾炎，应排除慢性肾小球肾炎。

五、治疗要点

治疗的目的除了缓解症状外还要消灭细菌及预防复发。治疗的原则是纠正诱因，采用合理的药物消灭细菌，辅以全身支持疗法。

（一）全身治疗：除休息，给充分营养外，还应增加饮水量，排出足够的尿量，必要时输液以补足入量。

（二）药物治疗：急性肾盂肾炎选择的药物为尿中浓度高，对细菌敏感并对肾无损害。疗程 10 ~ 14 天。如反复发作，须寻找复发因素。常用药物：口服呋喃坦啶、吡哌酸、氟哌酸等；肌肉与静脉可用氨苄青霉素、氧哌嗪青霉素、庆大霉素、先锋霉素等。用庆大霉素时注意用药时间长可引起肾毒性。用青霉素及先锋霉素应做皮试。

慢性肾盂肾炎有菌尿者：①用抗生素直到细菌尿消失。并定期追踪，巩固疗效，防止复发；慢性肾盂肾炎，如果经常有症状，尿常规改变轻微，菌尿时有时无者，可用抑菌疗法，即睡前排尿后，口服单剂量抗生素（如，氟哌酸 0.2 克或呋喃坦啶 0.1 克即全天量 1/3 ~ 1/2），持续一年或更长，但也有学者不主张这种治疗方法；②慢性肾盂肾炎急性发作治疗同急性肾盂肾炎；③慢性肾盂肾炎的发病过程中有免疫作用参与，治疗中可用中药扶正去邪，调节机体免疫机能增强体质；④对症治疗。

六、主要护理诊断和护理措施

（一）主要护理诊断：

1.疼痛腰痛、排尿时下腹、尿道疼痛，由于泌尿系感染所致。

2.体温异常高热，泌尿系感染所致。

（二）护理措施：

1.高热、尿路刺激症状明显者应卧床休息，体温在 38.5 ℃以上者可用物理降温或遵医嘱肌肉注射柴胡等降温药。按医嘱服用碳酸氢钠可碱化小便，以减轻尿路刺激症状。

2. 给予足够热量、维生素和易消化的食物，鼓励患者多饮水，必要时静脉输液以保证入量，使患者多排尿，达到冲洗尿路目的。

3. 用药前先做中段尿培养及药物敏感试验，按医嘱给予患者静脉或口服抗生素，注意观察药物毒副作用。发现问题及时向医生报告。

4. 向病人讲述疾病常识，急性肾盂肾炎患者要坚持治疗，在症状消失尿检查阴性仍要服药 3～5 天，并继续每周做尿常规检查，连续 2～3 周。慢性肾盂肾炎急性发作者除按急性期治疗护理外，对反复发作者应协助寻找发作原因，对伴有糖尿病、肝病者应积极治疗，以提高机体抵抗力。

七、保健教育

开展宣传教育，特别是女性患者要注意月经期、妊娠期卫生，每天用流动水冲洗会阴部，保持会阴部清洁。急性肾盂肾炎应积极治疗，追踪观察争取完全治愈，有不利因素存在，应设法纠正。易引起下尿路感染的妇女，须清除病灶外，可在性生活后排空膀胱或内服抗生素一次（如呋喃坦啶 50～100 mg），以预防细菌上行感染，对慢性肾盂肾炎较难完全治愈，要注意选择有效药物，恰当治疗和长期门诊随访观察，使尿常规检查正常，尿培养阴性。但仍可复发。若坚持治疗，预后仍然良好。只有炎症长期不愈或加剧恶化者，才会发展为尿毒症。

第四节 肾功能衰竭

一、急性肾功能衰竭

急性肾功能衰竭（Acute Renal Failure）为一临床综合征。各种原因引起的急性少尿（< 400 mL/ 日）或无尿（< 100 mL/ 日），含氮的代谢废物排出急剧减少，迅速出现氮质血症，水、电解质和酸碱平稳紊乱，并由之发生一系列的循环、呼吸、神经、消化、内分泌、代谢等功能变化的临床综合征，称急性肾衰综合征。一部分病例表现为尿量不少，称为非少尿型急性肾衰本病多数为可逆性疾病。

（一）病因和发病机理

1.急性肾衰病因，从广义可分三类：①肾前性；②肾后性；③肾性引起急性肾衰。就狭义讲，急性肾衰指急性肾小管坏死。本文重点谈急性肾小管坏死。

（1）肾前性急性肾衰。肾脏无器质性病变，由肾前病因引起循环衰竭，使肾血灌注量减少。致肾缺血，肾小球滤过率降低。及时治疗可恢复。引起肾血灌注量减少病因有：

①有效循环血容量减少：由于大量失血，胃肠液体大量丢失，大量利尿，败血症休克等引起；②血压急剧下降至 10.7 kPa（80 mmHg）以下，使肾血流量急骤减少，造成肾小球滤过率减少引起少尿；③心、肺功能衰竭均可导致肾小球滤过率下降，如，心力衰竭、急性心肌梗塞等引起心源性休克，心排血量减少引起肾血流灌注下降；④严重的肝脏病引起肾功能衰竭。

肾前性急性肾衰的病因如果不及时去除，持续两小时以上引起肾实质性损害，发展成肾性肾功能衰竭。肾前性急性肾衰的治疗原则不是针对肾脏，而是增加有效循环血容量，纠正血压，纠正心、肺功能。

（2）肾后性急性肾衰。为肾以下尿路梗阻引起的急性肾衰，如，膀胱或双输尿管内梗阻（结石、肿瘤），前列腺肥大等引起。

急性尿路梗阻引起急性肾功能衰竭机理：①尿路梗阻引起肾盂积水，最后造成肾实质损害，产生急性肾衰；②梗阻时间大于两周引起反射性肾血管收缩，使肾缺血，肾实质破坏引起急性肾衰；③当尿路梗阻时，使尿液引流不畅，伴发继发感染加重了急性肾衰。

肾后性急性肾衰临床表现多为突然少尿或无尿，肾区剧烈疼痛，梗阻为双侧时可引起少尿。外科方法解除梗阻，病可好转，甚至完全恢复。

（3）肾性急性肾功能衰竭。肾本身有器质性病变，包括四点。①肾小管病变，主要为肾小管坏死。引起肾小管坏死的原因有肾缺血、肾中毒及肾小管堵塞（磺胺结晶）。②肾小球疾病，如，急性肾小球肾炎、急进性肾炎、急性弥漫性狼疮性肾炎均可引起急性肾衰。③肾间质病变，如，青霉素、磺胺等药致成的急性肾功能衰竭。④肾血管性疾患，如，坏死性血管炎、过敏性血管炎等引起急性肾功能衰竭。

2.急性肾小管坏死发病机理：急性少尿发生机理，当前有两种学说。

（1）肾血流减少学说：肾皮质血管收缩（儿茶酚胺增加，肾毒素），使血管阻力增加。造成肾皮质缺血，使肾小球滤过率下降，产生少尿或无尿。

（2）肾小管损害学说：肾小管堵塞使管内压力升高，肾小球有效的滤过压下降引起少尿。肾小管内液反漏，使肾间质水性，肾血流下降，肾损害加重，另外，肾间质水肿压迫肾小管而致少尿或无尿。

综上所述，急性肾衰初期，肾血管持续性收缩，使肾血流下降起重要作用。在肾功能衰竭的待续期，肾小管的阻塞及反漏起重要作用。非少尿型急性肾衰的肾损伤比少尿量轻，非少尿型者肾小球滤过压较少尿型高，肾小管重吸收功能减退，所以尿量在非少尿型急性肾衰时不少。

（二）急性肾小管坏死临床表现

1.少尿或无尿期：病人遭受缺血、休克、毒物损害后 1~2 天出现少尿（<400mL/日）有呈无尿者（<100 mL/日）。持续性完全无尿者较一般少尿期持续 7~12 天。主要表现：早期为原发病表现。少尿或无尿 3~5 天出现典型急性肾功能衰竭表现。水中毒、高血钾、高血镁、低血钠、低血钙、高血磷、尿毒症及代谢性酸中毒。随少尿期延长，上述症状加重，此期处理不当，除死于原发病外，病人多死于水中毒及高血钾。

（1）水中毒：肾脏丧失排水功能，内生水常增多，易造成体内水分过多，严重者引起水中毒，其表现为头痛、恶心、呕吐、表情淡漠，严重者抽搐、昏迷、紫绀、呼吸困难、血压升高，甚至突发肺水肿致死。

（2）高血钾：肾脏不能排钾，组织破坏释放大量钾、酸中毒、饮食钾高或服用含钾的药物或输陈旧血液，均可使血钾增高。临床表现四肢麻、无力、软瘫、烦躁不安，心率慢，心律紊乱，甚至心跳骤停，高血钾心电图改变，早期高 T 波，严重高血钾时房室传导阻滞，室扑、室颤、心脏停跳。

（3）尿毒症：因胍类、酚及某些中分子物质等蛋白质代谢产物在体内蓄积引起尿毒症。在急性肾功能衰竭少尿期时，反应肾功能的血肌酐和尿素氮明显升高。血清尿素氮上升速度与体内组织的破坏速度有密切关系。发病初期因有组织破坏、感染、热的负平衡，因此，尿素氮增加比较迅速，可每天升高 > 10.7 mmol/L（> 30 mg/dl），表现首先易出现消化系统症状，如，食欲不振、恶心及呕吐等。呼吸系统除肺水肿伴发感染外，常有尿毒症性肺炎。心血管系统因高血钾、酸中毒、伴发高血压、体液负荷过度引起心律失常及心力衰竭。中枢神经系统常受累表现躁动、谵语、抽搐、昏睡，严重时昏迷。血液系统可表现贫血、出血。此阶段因全身抗力低可引起感染，常见为呼吸道与泌尿道感染。

（4）代谢性酸中毒：酸性代谢产物在体内蓄积引起酸中毒。发热、热量负平衡可加重酸中毒。表现为恶心、呕吐、疲乏、嗜睡，呼吸深而快。

2.多尿期：多尿早期约 5~7 天，尿量 > 500 mL/日，可每天增加，直到 2000 mL/日以上，或尿量增到 600~800 mL/日，徘徊数日后再增加，最多达 6000 mL/日。此阶段因肾功能尚未恢复，肾小球的滤过率低于正常，血清肌酐与尿素氮仍然高，尿浓缩功能严重障碍。利尿后期，血清肌酐与尿素氮明显下降，降到某个水平后不再降或降到正常。肾小管的功能尚未恢复。尿量 > 2000 mL/ 日。此期应注意电解质紊乱，否则仍可危及生命。

3. 恢复期：病人虚弱无力，贫血好转，一般 2 ~ 3 个月才能完全康复，肾小管功能恢复极慢，尿浓缩功能在 6 个月后恢复正常。完全恢复需一年左右。少数病人留有永久性肾功能损害。

（三）诊断要点

具有外伤、失血、失液、感染、休克等病史。在血容量恢复中仍然少尿。经用利尿剂尿量不增加时，临床时诊断为急性肾功能衰竭。

（四）治疗要点

治疗原则不是针对肾脏病，而是使病人能生存下来。肾脏病可自行恢复。治疗的基本环节是使少尿引起的内环境紊乱减至最低限度。不应做对肾脏有任何有害的处理。

1. 原发病的治疗：纠正脱水、电解质平衡紊乱，恢复有效血容量。下述情况要积极治疗。对防治急性肾功能衰竭起重要作用。①创伤、感染及大手术前等。②老年人肾脏储备能力差，更容易发病。③抗休克治疗要合理。扩充血容量的同时要采用肾上腺素能受体的阻滞剂（苄胺唑啉等）或 β 受体的兴奋剂（多巴胺等）。④预防弥漫性血管内凝血（早期应用肝素起一定预防作用）。

2. 治疗措施

（1）少尿期治疗

第一，利尿。有些病人经及时应用甘露醇、速尿等强效利尿剂后，尿量迅速增加，减少肾小管阻塞，降低肾小管内压，增加肾小球滤过率。对缺血型急性肾功能衰竭效果更显著。①甘露醇：具有较强渗透性利尿作用，不被肾小管重吸收。用甘露醇 12.5 ~ 25 克。静脉快速滴入，两小时后不利尿再用一次上述剂量的甘露醇加速尿 240 mg 一起静点。两小时后仍不利尿可单独用速尿，不再应用甘露醇。甘露醇副作用为可引起脑萎缩、溶血，当用药后不利尿时可引起脑水肿。②速尿：作用下肾小管襻的升支及远曲小管，抑制钠和水的重吸收。对甘露醇无利尿反应的病人可打利尿作用，用量 500 ~ 1000 mg/ 次，静脉滴入。无效的急性肾功能衰竭病人可能为急性肾小管坏死。速尿副作用可出现耳聋。

第二，血管扩张。可扩张肾血管。减少肾实质缺血，增加尿量。常用 654-2、多巴胺与罂粟碱等静脉滴入，或多巴胺与速尿静脉滴入。可预防或减轻急性肾衰，使少尿型急性肾衰转变为少尿型急性肾衰。

第三，预防弥漫血管内凝血，可用肝素或潘生丁。

第四，高血钾。首先控制进食含钾高的食物与药，有感染者应加强治疗。高血钾者可采取排除、转移、对抗3个途径，三者常配合使用。①排除：用阳离子交换树脂，口服后使钾从消化道排除，或用山梨醇与树脂混悬后口服或灌肠。以透析排除钾最有效（血透析、腹膜透析）。②转移：使钾从细胞外转入细胞内。暂时缓解高血钾。用10%～25%葡萄糖加胰岛素4克糖加1单位胰岛素），或矫正酸中毒。可促使钾从细胞外进入细胞内。③对抗：静脉输入钙，高渗钠盐。碱性药物，可直接对抗钾对心肌的毒性作用。危急高血钾，静注10%葡萄糖酸钙20 mL或5%碳酸氢钠100～200 mL。

第五，代谢性酸中毒。当二氧化碳结合力在13.5 mmol/L（30 %vol1）以下同时有高钾血症时，可静脉滴入5%碳酸氢钠200～300 mL，同时须给10%葡萄糖酸钙10～20 mL，以防低钙性抽搐。透析治疗是治疗酸中毒的有效措施。

第六，营养问题。非透析少尿期时限制入量，适当补充营养。原则上低容量、低钾、低钠、高热量、高维生素及适量蛋白质、使体质增强。避免负氮平衡。并发症减少及生存率提高。每天供热量1500卡左右。使蛋白质的分解减少，尿素氮下降。

透析有助于解决营养问题。透析可排除水分，使尿素氮下降，食欲改善。不须严格控制饮食。成人每天进30克以上蛋白质，加足够的糖和脂肪以维持体重。

第七，贫血与出血。当血红蛋白低于60 g/L（6 g/dl）时，可输新鲜血或红血球。并发胃大出血时，用甲氰咪呱和或去甲肾上腺素冰水洗胃。

第八，抗感染治疗。原则上避免用对肾有毒性的抗生素，对革兰氏阴性杆菌感染中毒性休克治疗时，避免应用大量杀菌药物，防止短期内释放大量毒素，促使肾功能衰竭恶化。易有肾毒性的药物有二性霉素、氨基甙类，先锋霉素Ⅱ。青霉素G盐，先锋霉素Ⅴ则常常不引起肾毒性。新型青霉素Ⅱ、红霉素、林可霉素等对肾无毒性。

第九，透析疗法。透析治疗包括腹膜透析与血透析。在急性肾功能衰竭中占重要地位。能有效纠正水中毒、电解质紊乱、排出尿毒症的毒物，使急性肾功能衰竭的治疗和预后得到很大改观。

急性肾功能衰竭透析的适应证：①有尿毒症症状；②血尿素氮＞28.5 mmol/L（＞80 mg/dl），血肌酐707 umol/L（8 mg/dl）以上；③血钾在6.5 mEq/L以上或上升很快。目前主张早期透析或预防性透析。原则上早做、多做，多尿期亦可能要做透析以帮助排出毒物。

血透须用人工透析器。腹膜透析不需特殊设备，方便、安全、有效。但丢失蛋白质较多，容易感染为其缺点，若能严格消毒，注意补充营养，腹膜透析可作为急性肾功能衰竭的首选透析疗法。

（2）多尿期治疗

①当尿量＞2000 mL/日。按尿量1/3～1/2补充等渗盐水，每排出1升尿补氯化钾（15%KCl）10毫升。

②大量输液时间时加碱性药物，否则加重酸中毒。

③尿量＞4000～5000 mL/日，则减少输液量，当尿量＞10 000 mL/日时输入高渗盐水可使尿量减少。

④当尿量增多，而尿毒症、酸中毒、水、电解质平衡紊乱仍较严重，则可短期继续透析治疗。

（3）恢复期治疗

在恢复期一般须特殊治疗，但应避免使用对肾有毒的药物，定期复查肾功能。如原发病尚未痊愈，应继续治疗。

（五）主要护理诊断及护理措施

1. 主要护理诊断

（1）高钾血症嗜睡、烦躁、无力、软瘫、心律失常等，主要由于尿少所致。

（2）体液过多水肿、恶心、呕吐、心力衰竭等，由于少尿期肾脏失去排水功能所致。

（3）体液不足：脱水、低血压征象，由多尿期后期排尿过多所致。

2. 护理措施

（1）病情观察。监测水、电解质平衡，特别在少尿期及多尿期。少尿期入量出量要基本平衡，故记录出入量要准确，此期易发生体内水分过多及高钾血症。多尿期时，因大量排尿易产生脱水、低钾、低钠血症，故除认真记录出入量外，要经常检查血电解质水平，注意病人临床表现。

（2）饮食护理。少尿期：既要限制入量又要适当补充营养，原则上应是低容量、低钾、低钠，高热量、高维生素及适量的蛋白质。多尿期：供给足够热量和维生素，蛋白质可逐日加量，以保证组织的需要。恢复期：高热量，高蛋白饮食，鼓励逐渐恢复活动，防止出现肌肉无力现象。

（3）防治感染。控制及预防感染，常见呼吸道、口腔及泌尿道的感染。注意清洁及护理，避免用对肾有毒性的药物，以防造成进行性肾损害。

（4）卫生宣教。向病人及家属说明上述处理的重要性以取得合作。急性肾功能衰竭后，大部分病人肾功能恢复正常，仅少数病人遗留肾功能损害。

二、慢性肾功能衰竭

慢性肾功能衰竭（Chronic Renal Failure）是一个综合征，习惯称尿毒症。是各种肾脏疾病进行性发展恶化的最终结局。主要表现为肾功能减退，代谢产物、毒物潴留引起的一系列全身中毒症状，水、电解质及酸碱平衡失调。与急性肾功能衰竭不同，多为不可逆性的，预后差，肾功能减退可分为4个阶段：

第一，肾贮备能力下降阶段：肾单位减少25%～50%，肾排泄和调节功能尚好，血尿素氮和肌酐正常，临床无症状。

第二，肾功能不全阶段：肾单位减少50%～70%，肾排泄和调节功能下降出现夜尿多、乏力、恶心、呕吐、腹泻及贫血等症状，肾浓缩功能差，血尿素氮及肌酐明显升高，可有酸中毒。

第三，肾功能衰竭阶段：肾单位减少75%～90%，严重贫血及尿毒症的全身中毒症状，有低钙、高磷、高氯及低钠血症。代谢性酸中毒明显。

第四，终末尿毒症阶段：残存肾单位很少，出现全身的严重中毒症状，突出表现在消化系统、心血管系统、造血系统、神经系统等，并出现继发性甲状旁腺机能亢进症，须透析治疗维持生命。

（一）病因和发病机理

常见病因为慢性肾小球肾炎；慢性间质性肾炎为另一种常见病因，包括慢性肾盂肾炎、肾结核等；高血压和动脉硬化也可导致肾功能损害；全身系统性疾病如系统性红斑狼疮、过敏性紫癜、糖尿病引起肾损害最后均可导致肾功能衰竭；慢性尿路梗阻如肾结石；先天性疾患如多囊肾、遗传性肾炎、肾发育不良等均可导致肾功能衰竭。

慢性肾功能衰竭发病机制很复杂，目前有4种学说：

1. 健存肾单位学说

肾脏病患者其部分肾单位受损而失去功能，另一部分肾单位受损较轻者或仍属正常者，为适应机体的需要，增加工作使肾功能得以代偿。如病变继续发展，健存肾单位越来越少，则出现肾功能不全、尿毒症。

2. 矫枉失衡学说

肾功能减退时某些代谢产物在体内蓄积，为了矫正这一不平衡，体内发生新的变化以维持平衡状态，但这一新的变化又导致新的不平衡而产生临床症状，如肾功能不全。磷排泄减少，血磷增高和血钙减少，两者促使甲状旁腺激素分泌增加，作用于肾小管增加磷的排泄和血钙升高。肾功能继续恶化，则引起继发性甲状旁腺激素持续分泌增加，导致肾性骨病、周围神经病变、软组织钙化、皮肤瘙痒等。故造成新的不平衡使病情逐渐加重。

3.高灌注、高滤过学说

慢性肾功能不全时，多数肾单位被破坏，而残余的肾单位发生高灌注高滤过，以代偿肾功能，而其本身随着这一过程受到损害逐渐发生硬化性改变失去功能。

4.毒素滞留学

尿毒症的各种临床表现与血中某些代谢产物的蓄积有关。氮质血症主要与小分子毒物有关、包括尿素、肌酐、胍类、胺类、酚类等。

（二）临床表现

肾功能不全早期仅有原发病症状，检查中发现肾功能减退如血肌酐上升、肌酐清除率下降等。慢性肾功能衰竭时，可引起全身各系统的中毒症状。

1.毒素积蓄引起的中毒症状

（1）消化系统：胃肠道症状是最早、最突出的症状。表现食欲不振、恶心、呕吐、呃逆、腹泻及溃疡病出血。口腔有臭味，呼气有氨味。主要由尿素、胍类、水、电解质平衡紊乱，代谢性酸中毒等因素引起。

（2）心血管系统：心功能不全及心律紊乱是慢性肾功能衰竭常见死亡原因之一。主要由于高血压，水、电解质紊乱、贫血及毒素的作用。最常见表现为高血压、心包炎及心力衰竭。

（3）呼吸系统：呼吸困难，咳泡沫痰，两肺湿性罗音，胸片肺门血管淤血，周缘肺野相对清楚。为蝶翼分布称尿毒症肺表现。

（4）血液系统：慢性肾功能衰竭时贫血显著，血色素可降至 20 ~ 30 g/L（2 ~ 3 g/dl）。贫血主要由于红细胞生成减少和破坏增加。肾功能不全时红细胞生成素减少，代谢产物抑制骨髓造血；毒素使红细胞寿命缩短、破坏增加及溶血引起贫血。常有出血现象如鼻衄、严重呕血及便血，主要由于毒素的作用使血小板功能异常及数量减少所致。

（5）神经系统：首先表现周缘多神经病变，尿毒症脑病，表现不安，记忆力减退，智力减低。重者嗜睡或呈木僵状态。晚期出现惊厥及癫痫、脑血管意外等。主要由毒素、电解质紊乱、高血压等作用所致。

（6）骨骼系统：表现骨软化症（肾性佝偻病），纤维性骨炎及骨硬化症。由于钙磷、维生素 D 代谢障碍、继发性甲状旁腺机能亢进等因素引起。

（7）皮肤表现：皮肤瘙痒、干燥、脱屑及尿素霜沉积。因异常代谢产物沉积皮肤或甲状旁腺机能亢进引起的钙沉着于皮肤而致奇痒。

（8）性功能障碍：女性患者月经不规则甚至闭经。男性患者常有阳痿现象。

（9）代谢紊乱：尿毒症时糖耐量低，表现耐量曲线异常。因长期恶心、呕吐使蛋白质摄入不足，出现负氮平衡及低蛋白血症。

（10）免疫系统机能低下：易伴发感染，以肺部及尿路感染多见，且不易控制。

2. 水、钠、钾代谢紊乱

因肾小管浓缩功能衰减，尿多特别是夜尿多。常有厌食、呕吐或腹泻引起脱水。尿少、晚期患者尿量可少于 400 毫升 / 日。当水、钠的摄入量增加。不能相应地排泄、则引起水、钠潴留，出现水肿、高血压甚至充血性心衰。大量应用强有力的利尿剂可引起低钠血症，表现乏力、表情淡漠、厌食、恶心、呕吐及血压下降。容易脱水和水肿为尿毒症常见的特点。

肾功能衰竭晚期。钾代谢失调多见。由于利尿、呕吐、腹泻、摄入不足可出现低钾。表现无力、尿潴留、肢体瘫痪，重者表现为心律紊乱、心跳骤停。终末期患者常发生高血钾。因进食水果、肉类多，尿量少及使用保钾利尿药造成。患者常诉无力和感觉异常。常表现心律失常或心跳骤停。

3. 酸中毒

是慢性肾功能衰竭进展中常见的症状。因肾小管排氢减少；肾小管合成氨能力下降；酸性代谢产物在体内贮留引起。严重者出现 Kussmaul 呼吸。

4. 高镁血症

一般与高钾血症同时存在，因镁的排出减少引起。可表现为呼吸麻痹、昏迷、心跳停止。

5. 低钙血症和高磷血症

慢性肾功能衰竭时，尿磷排出减少，血磷升高，为维持钙、磷乘积、血钙下降。高磷低钙刺激甲状旁腺分泌增加，促使尿磷排出增加，血磷逐渐下降。终末期时尿磷排出不增加，中状旁腺激素分泌增加，导致骨钙脱出，血钙增加，血磷仍高水平。引起肾性骨病。

（三）有关检查

1. 血常规

血红蛋白多在 80 g/L（8 g/dl）以下，最低达 20 g/L（2 g/dl），白血球与血小板正常或偏低。血小板的聚集力下降，黏附力差。

2. 尿常规

尿蛋白 + ~ +++，晚期可阴性。尿沉渣有管型，蜡样管型对诊断有意义。可有红细胞、白细胞，若数目增多示病情活动或有感染。尿量可正常但夜尿多，尿比重低，严重者尿比重固定在 1.010。

3. 大便潜血试验

大便潜血试验可阳性，因消化道出血所致。

4. 血生化试验

血肌酐均在 177mol/L（2mg/dl）以上，肌酐消除率在 0.5mL，s-1/1，73m2（30mL/min）以下。血尿素气在 8.9mmol/L（25mg/dl）以上。血清白蛋白和总蛋白常降低。血钙偏低，血磷均见增高。血清钾、钠浓度可正常、降低或增高，血二氧化碳结合力常降低。

5. 其他检查

B 超检查示双肾体积减少，肾萎缩、肾图示双肾功能明显受损。

（四）诊断要点

根据慢性肾脏病的病史，尿毒症的临床表现和肾功能损害的指标，一般诊断不困难。确诊慢性肾功能衰竭后，尽量寻找病因和促使肾功能恶化的诱因（感染、脱水、高血压等）。本病常以消化道症状为突出表现。应排除消化道疾病（如肿瘤）、血液病、糖尿病、高血压病。急性肾功能衰竭等。

（五）治疗要点

1. 非透析治疗

（1）一般治疗：饮食疗法：低蛋白（20 ~ 40 g/ 日）但生物价是高的，如，鸡蛋、牛奶、瘦肉、鱼等。蛋白质入量根据肾功能加以调整，可降低尿素氮。在低蛋白饮食中，应保证供给充足的热量以减少体内蛋白质的消耗，并补充多种维生素。有高血压、浮肿及尿量少者应限盐、每日液体入量应按不显性失水 500 ~ 600 mL 加前一天尿量来计算。尿量在 1000 mL/ 日以上者，可不限制饮水。

高血钾症者限制含钾高的食物摄入。限制含磷丰富的食物，每日食磷 400 ~ 600 mg，血磷下降。纠正诱发因素：如治疗感染、高血压、纠正血容量不足、控制心力衰竭。纠正水、电解质和酸碱平衡失调及贫血，使肾功能部分恢复。

（2）必需氨基酸疗法：慢性肾功能衰竭时，血浆必需氨基酸减少，而非必需氨基酸增多，治疗用的肾衰氨基酸含 8 种必需氨基酸和一种组氨酸。每日或隔日用药 200 ~ 250 mL，15 ~ 20 日为一疗程。这种治疗使体内必需和非必需氨基酸比例适当，使血清白蛋白升高，尿系氮下降血磷明显下降。症状改善。

（3）氧化淀粉疗法：为一种吸附剂，日服 20 ~ 30 g，使尿素氮下降。可有轻度头晕、腹泻等副作用。

（4）纠正酸中毒：当二氧化碳结合力＞30%vol，可口服碳酸氢钠 1 ~ 2 g，每日 3 次：

当二氧化碳结合力＜30%vol 时，酸中毒症状明显，应静脉补碱，达到 40%vol 即可。按每公斤体重提高二氧化碳结合力 1%vol，需要 5% 碳酸氢钠 0.5mL 给药，先给计算所需总量的 2/3 药量，以后根据化验结果调整剂量。在纠正酸中毒过程中同时补钙，防止低钙引起的手足搐搦发作。

（5）扩容利尿法：由于呕吐、腹泻、消化道出血等使血容量不足，常使肾功能进一步恶化，应采取扩容疗法。扩容后用强利尿剂速尿，由 100 mg/ 次开始，逐渐加量，终末期可增至 1000 mg/ 日，使尿量增加，肾功能改善。

（6）肾性骨病。①降低血磷：氢氧化铝凝胶 10 ~ 15 mL，每日 3 次，减少磷在胃肠道的吸收，以降低血磷。②提高血钙：口服乳酸钙 2 g，每日 3 次。有低钙抽搐者，可静脉注入葡萄糖酸钙。③补充维生素 D2 或 D3 或 1.25 双羟胆骨化醇。

（7）贫血与出血倾向：①对贫血者补充造血原料（优质蛋白质、必需氨基酸、铁剂、叶酸），对长期摄入不足所致贫血有效；②苯丙酸诺龙 25 ~ 50 mg，肌注，每周 2 次。可使贫血改善。严重贫血可适当输新鲜血。

（8）高血压：容量依赖型患者。限水、钠、降压药、利尿药等综合治疗。常用降压药为甲基多巴 250 mg，一日 2 次。还可用肼苯达嗪口服。利尿药为双氢克尿塞、速尿等通过利尿降压。终末期尿毒症患者，上述疗效不佳时，可采取透析疗法，脱水超滤，使血压下降。

对肾素依赖型患者，可用血管扩张剂如巯甲丙脯酸，10 ~ 25 mg，每日 3 ~ 4 次。可引起血钾升高。心痛定 10 ~ 20 mg，每日 3 ~ 4 次。肌丙抗增压素对此型高血压也可有效。使用各种降压药均应定时观察血压，避免血压下降太快而影响肾血流量，进一步影响肾功能。

（9）抗生素的应用：慢性肾功能衰竭出现感染时，应积极控制感染，防止肾功能进一步恶化。应尽量避免使用肾毒性药物，如氨基甙类抗生素（庆大霉素、卡那霉素等）。病情需要用药可根据肌酐清除率，药物半衰期，调整药物剂量。

2. 透析疗法

慢性肾功能不全的患者，因肾功能损害不能排出代谢废物、引起一系列中毒表现，严重者危及生命。透析疗法就是代替失去功能的肾脏排泄各种毒物，减轻症状，维持生命。透析方法：

（1）血液透析疗法（人工肾）。透析目的：①长期维持生命；②配合肾移植；③肾功能急性加重因某种诱因造成。血透帮助渡过难关。血透指征：①非透析治疗无效，有严重酸中毒；②严重尿毒症症状；③心力衰竭；④血尿素氮明显升高或血肌酐明显增高或肌酐清除率明显下降；⑤血钾高有危险者。年龄以 20 ～ 50 岁为好。

（2）腹膜透析；指征回血透；更适应：老年患者，糖尿病、心血管系统不稳定、活动性出血者不宜全身用肝素。腹透可使血色素上升，可透出中分子毒物。但易感染。

（3）结肠透析；高位结肠透析，用中药（大黄、牡蛎、公英）煎剂做透析液，可降低尿素氮。适用于肾功能不全较轻者。

（4）口服透析液疗法。通过口服大量透析液引起腹泻，以清除毒物，改善症状，价钱便宜、适合国内推广。指征同结肠透析。

3. 肾移植

对慢性肾功能衰竭的患者，如无可逆因素，经保守治疗无效时，年龄在 15 ～ 45 岁应考虑做肾移植。供肾者有两种：亲属活体肾；尸体供肾。

（六）主要护理诊断及护理措施

1. 主要护理诊断

（1）活动无耐力疲乏无力，活动后心跳气短，由于慢性肾功能衰竭之毒物、贫血所致。

（2）营养失调低于机体需要量，用于肾功能衰竭引起食欲不振、限制饮食所致。

（3）水、电解质平衡紊乱因肾脏功能衰竭所致。

（4）神经系统功能紊乱由于慢性肾功能衰竭毒物、水、电平衡紊乱等所致。

2. 护理措施

（1）观察病情：每天测体重、血压、记出入量，观察体内液体增多或不足。

（2）饮食：保证病人有足够的热量，补充多种维生素，摄入蛋白质一般为 20 ～ 40 g/ 日，但应为高生物价者（奶类制品、蛋、鱼、瘦肉），可根据肾功能调节蛋白质入量。高血压者应限盐。

（3）定期检查血钾、钠、钙、磷、二氧化碳结合力，以便处理。

（4）脑部异常表现搐搦、谵妄。抽搐时应保护病人以免自我伤害，并立即通知医生，及时处理。

（5）预防治疗感染各种感染常使肾功能恶化，切忌使用损害肾功能的药物如庆大霉素等。

（6）卫生宣教护士应该向病人及其家属讲述疾病常识及其医疗及护理情况，以取得合作，使病人的肾功能尽可能维持恒定。

第七章 肝胆疾病护理技术

第一节 肝胆疾病常用检查治疗的护理

一、经皮股动脉插管行肝动脉栓塞化疗术

经导管动脉化学治疗和栓塞治疗（TACE）是介入放射治疗应用最广的方法。20 世纪 80 年代后期，肝癌的介入放射治疗在我国得到了开展并迅速推广，取得了显著的疗效，挽救了广大患者的生命。

（一）适应证

1. 肿瘤的诊断。

2. 肿瘤的治疗，不能切除的晚期肝癌患者或手术切除后复发者。

3. 急症肝动脉栓塞治疗肝癌病灶破裂出血。

4. 栓塞肝动脉－门静脉瘘，以降低门静脉高压，防治静脉破裂出血。

5. 行脾动脉栓塞治疗脾功能亢进。

（二）禁忌证

1. 严重的肝硬化和肝功能受损。

2. 严重的肝细胞性黄疸。

3. 大量腹水并伴少尿的患者。

4. 肿瘤全身广泛转移或终末期患者。

5. 门静脉主干完全阻塞，无侧支循环者慎行，但不完全阻塞如门脉癌栓，肿瘤压迫为相对禁忌证。

（三）临床护理

1. 术前准备

（1）对患者解释治疗手段，床上练习大小便。

（2）碘过敏试验。

（3）穿刺部位备皮，剃去毛发，清洁干净，减少局部感染。备皮范围：大腿上 1/3 至腹股沟部剃毛。

（4）术前 4 小时禁食，防止术中及术后呕吐。

（5）术前按医嘱用镇静药及镇吐药物。

2.术后观察与护理

（1）补液 3 ~ 5 日，补液量每日 1000 ~ 1500 mL。内加抗生素、制酸剂、止血药物及止呕吐药物，并根据不同情况给予保肝药物。

（2）保持穿刺侧肢体伸直、制动，防止出血。病人卧床休息 24 小时，生活上给予照顾。

（3）穿刺处加压包扎，用沙袋压迫 4 ~ 6 小时。防止穿刺部位出血及血肿形成。观察足背动脉搏动，远端肢体皮肤温度、颜色及末梢感觉，防止压迫血管及神经引起肢体坏死及感觉丧失。

（4）定时测血压、脉搏，1/2 小时测 1 次，3 次稳定后停测。

（5）观察栓塞后综合征，这是术后最常见的反应，包括恶心、呕吐、发热、腹痛、肝功能损害、非靶器官栓塞等，护理人员在观察中应仔细认真，及时发现问题，及时向经治医师汇报并进行处理。

二、B 超引导下无水酒精注射术

无水酒精注入肝脏肿瘤内，可以使肿瘤组织细胞蛋白质凝固、变性、坏死，导致癌组织细胞的死亡，肿瘤纤维化。肝癌瘤内无水酒精注射治疗，操作简便，一般可在门诊进行，疗效佳，对于肿瘤的疗效达到或接近手术效果。对肝囊肿患者，亦取得一定的疗效，可免除开刀之苦，有效率 100%，治愈率 50% ~ 100%。

（一）适应证

1.原发性或继发性肝癌，肿瘤个数少于 3 个，瘤体小于 5 cm，以小于 3 cm 肿瘤疗效最佳。合并肝硬化或严重肝、肾、肺功能不全不能手术者；肝癌邻近大血管或位置欠佳，不宜手术者；其他原因不能手术者。

2.肝囊肿大于 5 cm，单发或多发；肝囊肿合并感染；不宜手术但患者要求治疗。

（二）禁忌证

1.酒精过敏者。

2.肝癌巨大超过肝面积 60% 以上，呈浸润性生长，无包膜，数量多于 5 个。

3. 囊肿与胆管交通,穿刺途径易损伤大血管、胆管。

4. 全身情况极差者。

(三)临床护理

1. 术前准备

(1)术前一般禁食 4 ~ 6 小时,清洁局部皮肤。

(2)向患者交代术中可能发生的不适,如,轻度疼痛、一过性热感等。

(3)根据医嘱对精神紧张者应用镇静药物。

2. 术后观察及护理

(1)纱布覆盖穿刺部,并用腹带加压包扎,以防穿刺部位出血。

(2)术后观察 2 小时,禁食 4 小时,24 小时内禁止剧烈活动,防止穿刺部位出血。

(3)注意观察生命体征及腹部情况,观察并发症的发生。术后可有不同程度的发热、腹痛、胸闷及呕吐,可给予对症处理。腹痛多为一过性,无须特殊处理。发热多在 38 ℃左右。数日后可恢复,高热时可酌情处理,给予物理降温或吲哚美辛栓剂肛塞。

三、全埋入式药物灌注泵化疗

通过置入药物灌注泵将大剂量、高浓度的化疗药物直接注入肝动脉或门静脉内,可显著提高抗癌效果,减少全身用药引起的消化系统及造血系统的毒副反应,并提高患者的生活质量。

可避免体外带管引起的滑脱、感染及堵塞等并发症。可减少反复股动脉穿刺肝动脉插管栓塞化疗时的操作及病人痛苦。它是中、晚期肝癌患者治疗的一种可取方法。全埋入式药物灌注泵化疗时可采用推注法或滴注法两种。

(一)适应证

1. 不能手术切除的肝癌,门静脉内无癌栓者。

2. 手术切除后须进行化疗者。

(二)禁忌证

1. 严重出血倾向,凝血功能障碍。

2. 心肺功能差,不适合化疗者。

（三）临床护理

1. 熟悉药物灌注泵的构造，并熟练掌握电脑输液泵的正确使用方法。

2. 嘱患者经常清洁局部皮肤，保持干净。

3. 严格无菌操作，穿刺前局部皮肤彻底消毒。

4. 采用专用针头，掌握进针技巧，将药泵体表投影处皮肤绷紧，进针时手法轻稳、准确，勿过深。

5. 推注时压力不宜过大、过猛，滴注化疗药物时，针头须妥善固定并经常巡视，防止药物外渗。

6. 密切观察药物的毒副反应。

7. 化疗间隔时，每隔 10 ～ 14 日将稀释的肝素液冲洗导管系统 1 次，量为 3 ～ 5 mL。配制肝素稀释液的方法：0.9% 氯化钠注射液 100 mL 内加肝素 12 500 单位。

8. 治疗期间，如局部皮肤有红肿、硬结，应暂停注射。

四、经皮微波、射频肝癌凝固术（射频消融摧毁术）

将微波、射频电流作用于人体肿瘤区，在局部高频电场区，组织中带电荷的分子和离子在电场交流变化的作用下发生移动或振动，相互碰撞摩擦而产生热能，使肿瘤细胞坏死。

（一）适应证

0.5 ～ 5 cm 的原发性、继发性肝癌。

（二）禁忌证

1. 严重肝硬化、肝功能失代偿。

2. 心脏起搏器植入者。

3. 孕妇。

（三）临床护理

1. 术前护理

（1）向患者讲明该手术方法系微创手术，创伤小，痛苦少，以消除患者恐惧心理。

（2）术前禁食、禁水 4 ～ 6 小时，术前 30 分钟给予皮下注射苯巴比妥、阿托品、甲氧氯普胺等药物，保持镇静和防止术中呕吐。

2. 术后护理

（1）禁食、禁水 6 小时后可恢复饮食。

（2）定时监测血压、脉搏，1/2 小时 1 次，3 次后若无异常可停测。

（3）注意观察手术穿刺点有无渗血、出血，术区皮下有无瘀血斑等。

五、经皮肝穿刺胆管造影及置管引流术

经皮肝穿刺胆管造影（PTC）是用特制的细穿刺针经皮肤直接穿入肝脏进入胆管后，注入造影剂造影。置管引流术（PTCD）是经皮行肝穿刺胆管造影后，随即放置导管做胆管引流。目前，两者往往联合使用，临床已普遍开展。

（一）适应证

1. 鉴别黄疸性质。

2. 了解梗阻原因、部位、范围及程度。

3. 术前胆管减压，改善黄疸及肝、肾功能。

4. 急性化脓性胆管炎的急诊胆管减压。

5. 不能行手术治疗的胆管肿瘤引起的胆管梗阻的姑息性治疗。

6. 为胆管镜检查建立经肝通道或经该通道行胆管或胆索的溶石治疗。

（二）禁忌证

1. 凝血机制障碍。

2. 肝、肾功能不全伴严重腹水者。

3. 肝包囊虫病或肝多发性肿瘤。

4. 严重心、肺功能不全。

5. 碘过敏者。

（三）临床护理

1. 术前准备

（1）术前 1 餐禁食，危重病人给予静脉补液。

（2）术前 2 日按医嘱肌注维生素 K_3 注射液或维生素 K_3 注射液，术前给予抗生素 1 ～ 3 日。

（3）按医嘱做碘过敏试验。

（4）做好心理护理，解除思想顾虑，告知患者术中应轻微呼吸，避免深呼吸及咳嗽。

2.术后观察及护理

置管引流术的并发症主要有出血、胆源性休克、胆汁性腹膜炎、败血症。

（1）穿刺后绝对卧床24小时，生活上给予照顾。

（2）密切观察血压、脉搏、体温及腹部情况，防止并发症的发生。一旦出现并发症，应及早处理。

（3）术后进流质饮食，次日可恢复术前饮食。

（4）密切观察胆管引流液的量及颜色、性质，保证引流管的通畅、在位，防止脱落及曲折。

（5）术后补液，按医嘱正确应用抗生素及止血药物。

六、经内镜逆行胰胆管造影

经内镜逆行胰胆管造影(ERCP)是经纤维十二指肠镜将导管插入十二指肠乳头进行胆、胰管造影的一种诊断方法。目前，成功率可达90%以上，现已广泛应用于临床，为胆、胰疾病的诊断和治疗提供新的手段。

（一）适应证

1.原因不明的黄疸。

2.疑有胆管或胰腺疾患。

（二）禁忌证

1.严重的胆管感染。

2.重症胰腺炎或慢性胰腺炎急性发作。

3.碘过敏者。

4.严重心、肺等疾患及内镜检查禁忌者。

5.上消化道改道手术后。

（三）临床护理

1.术前准备

（1）禁食6小时以上。

（2）碘过敏试验，并抽血查血淀粉酶，为术后检查提供对照。

（3）术前用药，地西泮10 mg肌注，哌替啶（杜冷丁）50 mg肌注，阿托品0.5 mg肌注，可抑制腺体分泌，松弛肝胰壶腹括约肌，以利于导管顺利插入。

2. 术后观察及护理

（1）术后禁食 12 小时以上，防止进食后刺激胰腺引起分泌增加，并以低脂饮食 2 日。

（2）造影后 3 小时及翌晨分别抽血查淀粉酶，若发现血清淀粉酶异常升高，应及时报告经治医师处理。

（3）遵医嘱补液，常规应用抗生素 3 日。

（4）密切观察体温、腹痛及消化道症状。

（5）并发症可有急性胰腺炎、败血症、胆管感染、出血、十二指肠穿孔等。

七、经十二指肠镜胆管引流术

经十二指肠镜胆管引流术可分为外引流及内引流两类。外引流又称内镜鼻胆管引流术（EXBD），内引流根据所用的引流材料，分为塑料胆管内置管引流术（ERBD）和金属胆管支架引流术（EMBD）。

（一）内镜鼻胆管引流术

1. 适应证

（1）梗阻性黄疸的术前减黄引流。

（2）重症胆管炎及重症胰腺炎的紧急减压引流，预防经内镜逆行胰胆管造影术后胆管炎发生。

（3）创伤性或医源性胆瘘。

（4）胆管结石病人冲洗排石及溶石治疗。

2. 禁忌证

（1）同经内镜逆行胰胆管造影禁忌证。

（2）重度食管静脉曲张，严重出血倾向者。

3. 临床护理

（1）术前准备：同经内镜逆行胰胆管造影的术前准备。

（2）术后观察及护理

①保持口咽部卫生，可用硼酸溶液漱口，少数病人可能对鼻胆管的刺激较难耐受，耐心做好解释工作。必要时可行气溶及超声雾化治疗。

②引流管应妥善固定，防止脱落，保持通畅，每日记录引流液的性质及量。如引流量突然减少或颜色由黄变白（十二指肠液），可能引流管已脱出。如为鼻胆管堵塞，则可用稀释抗生素溶液低压冲洗。

（3）置管时间：鼻胆管引流一般放置 1 ~ 2 周，不宜长期放置，须长期引流者可改行内引流，鼻胆管外置负压引流袋应每日更换 1 次。

（二）塑料胆管内置管引流术

首先是在经内镜逆行胰胆管造影的基础上，了解胆管病变性质、部位、范围等，确定内置管引流的部位。沿导丝插入内支撑管（7-10Fr），用推道导管将内支撑管向前推送，越过狭窄一处，撤出导丝后继续推送导管，尾端留在十二指肠腔内 1.5 ~ 2 cm。

1. 适应证

（1）恶性肿瘤（原发性和继发性）所致的胆管梗阻，既可做术前准备，也可做晚期肿瘤患者的姑息性治疗。

（2）胆管结石不宜手术、不宜经内镜括约肌乳头切开术（EST）及内镜取石不成功，为预防结石嵌顿或胆管炎发作，可做术前准备。

（3）良性胆管狭窄。

2. 禁忌证

（1）经内镜逆行胰胆管造影禁忌者。

（2）肝门部胆管肿瘤，肝内多级分支胆管侵犯，引流范围极有限者。

3. 临床护理

（1）术前准备：同经内镜逆行胰胆管造影的术前准备。

（2）术后观察及护理。

①患者一般术后可有一过性胰淀粉酶升高，多数患者 72 小时后可恢复正常（术后一般禁食 3 日），根据医嘱应用抑制胰腺分泌及抗胰酶药物。

②根据医嘱常规使用抗生素 3 日，密切观察生命体征的变化。

③观察黄疸减退情况。使用 7-10Fr 平均通畅期 3 个月左右。须长期引流者，3 ~ 4 个月更换 1 次内置管。一旦黄疸加重或胆管炎发作，应及时更换。

④注意并发症，常见的并发症有胆管炎、脓毒血症、胰腺炎、内置管脱出或阻塞等。

（三）内镜胆管金属支架引流术

方法基本同塑料胆管内置管引流术的方法。

1. 适应证

仅适用于无法根治性切除的恶性胆管梗阻，预计可存活 3 个月以上患者。

2.禁忌证

经内镜逆行胰胆管造影禁忌者，良性胆管疾病。

3.临床护理

（1）术前准备同经内镜逆行胰胆管造影的术前准备。

（2）术后观察及护理同塑料胆管内置管引流术。术后由于肿瘤生长，可造成支架阻塞，金属支架不可取出，但可在支架中央重新放置金属和塑料支架，亦可行鼻胆管引流。

八、腹腔镜胆囊切除术

我国自1991年开始成功应用腹腔镜进行胆囊切除术。此手术具有创伤小、出血少、术后恢复快、住院时间短、腹部无明显瘢痕等优点，受到广大患者的欢迎。但其尚有一定的局限性，须掌握适应证，不能完全替代剖腹胆囊切除术。

（一）适应证

1.症状性胆囊结石病。

2.无症状胆囊结石或伴有糖尿病。

3.胆囊良性息肉性病变。

（二）禁忌证

1.有出血倾向或凝血障碍，肝硬化。

2.胆囊癌或可疑胆囊癌病变。

3.胆囊急性炎症并有坏疽、穿孔、积脓；萎缩性胆囊炎。

4.孕妇。

5.腹腔感染、败血症、重危病人。

6.膈疝。

7.有腹上区手术史、病理性肥胖、合并胆总管结石、腹部外伤史作为相对禁忌。

（三）临床护理

1.术前准备

（1）同普通外科一般护理。

（2）放置胃管。

（3）特别注意脐部的清洁与消毒，用松节油软化松动清除脐眼中的污垢，清除干净后再用75%酒精轻轻擦拭。

2. 术后护理及观察

（1）患者回病房后应注意呼吸、血压，保持呼吸道通畅，继续吸氧 2 小时以上，促进二氧化碳的排出，尽快恢复血气平衡。密切观察有无气胸及纵隔气肿的发生。

（2）置腹部引流管者应观察引流液的量及性质，保持通畅。患者术后 4 ~ 6 小时若无腹痛、腹胀等症状，可拔除胃管，并可下床活动。

（3）密切观察穿刺孔有无出血、红肿、向外突起等症状，防止术后出现穿刺孔出血内流入腹腔或渗透敷料而危及生命；防止出现穿刺孔的感染、愈合不良、内脏脱出或穿刺孔疝的发生。

（4）术后第 1 日若无异常，可进半流质食物。

（5）无并发症者可予术后 24 ~ 72 小时出院。

（6）行腹腔镜胆囊切除者，由于气腹可造成下肢静脉血回流受阻，尤其在术中应选择上肢输液。

（7）病人返回病室后，应检查皮肤，及早发现有无电极板所致皮肤烫伤，以便及时处理。同时观察有无皮下气肿，一旦发生，应热水擦浴、局部按摩，能较快吸收。

（8）腹腔镜胆囊切除的严重并发症有胆管损伤、胆汁漏、大出血、消化道损伤等，应严密观察生命体征及局部变化，发现异常及时报告经治医师处理。

（四）家庭护理

1. 切忌进食高脂、油腻食物，如感上腹饱胀、消化不良时，可服多酶片、消炎利胆片等，勿暴饮暴食，忌烟酒。

2. 有腹泻及大便不成形时，应适当调整饮食，1 ~ 3 个月后此症状会慢慢消失。口服胆酸钠等药物。

3. 一旦穿刺孔有渗液、红肿、线头外露等现象，请勿自行处理，应及时就诊。

4. 全休 2 周，3 个月后可正常工作。

九、纤维胆管镜检查

纤维胆管镜是内镜外科技术的代表之一，临床应用较普遍，已有 30 多年。有以下几种用途：①术中胆管镜，术中将胆管镜自胆囊管切开处插入进行检查与治疗；②术后胆管镜，一般于术后 3 ~ 6 周进行，将胆管镜自窦道内插入胆管进行检查与治疗；③术前胆管镜，先行置管引流术（PTCD），然后逐渐扩张置管引流窦道至能容纳胆管镜插入，再行胆管镜检查与治疗，故又称经皮经肝胆管镜（PTCS）或经皮经肝经胆囊胆管镜（PTCCS）。

纤维胆管镜因系插入肝内胆管，故应严格消毒。因胆管镜外包有树脂外壳，内有光导纤维与塑料软管，不能用高压消毒法，只能用液体浸泡消毒和气体熏蒸消毒法。比较常用的消毒方法有：① 2% 戊二醛浸泡 20 分钟，对乙肝病毒有效；②福尔马林气体熏蒸，国内常用消毒时间为 4 ~ 12 小时。

（一）适应证

1. 已知或可疑胆管残余结石。

2. 胆管出血。

3. 胆管内异物及胆管蛔虫。

4. 胆石梗阻引起的高热、黄疸，及时取石解除梗阻。

5. 应用胆管镜超选择胆管造影。

（二）禁忌证

1. 出、凝血时间明显异常。

2. 胆管以外原因所致高热，暂缓检查。

3. 心功能不全者。

（三）临床护理

胆管镜检查与治疗比较安全，严格护理病人，做好各项准备工作，操作时耐心仔细，一般无严重并发症。至今未有因胆管镜致死病例的报道。

1. 密切观察体温变化，胆管镜术后可引起胆管感染，体温可在 38 ~ 39℃，经静滴抗生素及引流胆汁后，体温可在 12 小时内降至正常。

2. 如胆管壁有炎症和糜烂，胆管镜检查时易于碰触而损伤导致出血，少量出血一般可自止。出血量较多时，可向胆管内灌注去甲肾上腺素注射液止血，护理中密切观察血压、脉搏的变化。

3. 胆管镜检查时，为便于观察，常用生理盐水灌注。若过多过凉的生理盐水注入十二指肠可致肠道蠕动增加而引起腹泻，一般不须做特殊处理。

（4）术后 3 周内，因胆管镜插管不顺利而强行插管时，可致窦道穿破，引起胆汁性腹膜炎。

4. 胆管镜检查治疗时，可致局部炎症、水肿；胰液排出暂时受阻时，可致胰腺炎，故术后应密切观察腹部的症状与体征。

第二节 肝脏常见疾病护理

一、肝脏恶性肿瘤

肝脏恶性肿瘤可分为原发性和继发性肿瘤两大类。原发性肝癌中以肝细胞癌多见；继发性肝癌指身体其他器官的原发癌和肉瘤经血液、淋巴或直接侵犯肝脏所致。

（一）原发性肝癌

原发性肝癌是我国常见恶性肿瘤之一，病因至今不十分明了，可能与病毒性肝炎、肝硬化、某些化学致癌物质（黄曲霉素、亚硝基化合物、农药杀虫剂等）及其他因素（营养不良，肝内寄生虫感染、遗传）有关，好发于 30 ~ 60 岁男性。

1. 临床表现

起病隐匿，早期症状不明显，缺乏特异性，当典型症状和体征出现时，诊断并不困难，但已属中、晚期。

（1）肝区疼痛为最常见症状，多为持续性隐痛、胀痛或刺痛，如突然发生剧烈腹痛并伴有腹膜刺激征和休克时，多有肝癌破裂的可能。

（2）消化道症状：食欲下降，腹胀、恶心、呕吐、腹泻，因缺乏特征性，易被患者本人忽视。

（3）乏力、消瘦：早期不明显，随病情发展而加重。

（4）发热呈弛张热型，最高可达 38.5 ~ 39℃，抗生素无效，口服吲哚美辛或吲哚美辛栓塞肛有效。

（5）腹泻不十分常见，易误诊为胃肠炎。

（6）其他，如发生肝外转移，即有相应的症状和体征。

2. 治疗原则

目前对早期患者以手术治疗为主，并辅以其他综合治疗方法；对不能施行手术治疗的中、晚期患者，则可采用化疗、放疗、中医中药、免疫治疗和其他支持疗法或姑息性治疗等综合措施，以延长患者的生命。

3. 临床护理

（1）做好心理护理。肝脏手术复杂、风险大，患者及家属都不同程度地存在恐惧和忧虑。再次行肝叶切除或不能进行肝叶切除的患者,心理更为复杂,做好心理护理极为重要。

（2）术前准备

①保护和改善肝功能,应用保肝药物;嘱病人减少体力消耗;对于肝功较差、贫血和低蛋白血症病人,按医嘱给予白蛋白、血浆和全血等,以改善营养状况。

②饮食:给予三高一低饮食,即高维生素、高蛋白、高糖及低脂饮食,增加病人营养,适当限制钠的摄入。

③预防和控制感染:嘱病人多休息,注意冷暖,防止上呼吸道感染。要求患者禁烟,控制和预防局部及全身感染情况。练习床上大、小便及掌握正确的咳嗽、排痰方法。

④防止和纠正凝血功能障碍:应用维生素 K, 注射液 10 mg 或维生素 K_3 注射液 8 mg 肌注,每日 2 次。要求术前凝血酶原时间与正常人对照不超过 3 秒。

⑤备皮:以预计手术大小准备。左半肝切除,上界乳头连线,下界耻骨联合,包括阴毛、两侧至腋后线。右半肝切除:上至锁骨,包括右腋毛,其他与左半肝相同。

⑥胃肠道准备:术前晚给予大量不保留灌肠,或者用硫酸镁粉 25 克加水至 1500 mL,于术前 1 日 14 时服用。怀疑肿瘤侵及肠道者,须在术前 3 日即做肠道准备,术前 3 日即给予链霉素、新霉素、卡那霉素药物口服,抑制肠道细菌,术前清洁肠道可以减少血氨的来源,消除术后可能发生肝性脑病的部分因素。

⑦术晨准备:术前 4 小时禁食、水。按医嘱应用镇静药物。放置胃管,预防肠胀气及呕吐。胃管插入时动作宜轻柔,对中度以上食管静脉曲张患者,应与医生共同配合,并备好急救物品。

⑧病室准备:准备麻醉床、监护仪器、吸氧装置、吸引器、胃肠减压器及输液用品等。

（3）术后观察与护理:术后安返病房时,护理人员要立即妥善处置各种引流管,观察生命体征,了解术中情况,如,病变大致性质、麻醉方式、手术切除范围、术中出血量以及输入液体的质和量等情况。根据不同麻醉方式给予常规护理。

①禁食:一般禁食 3 日,肠蠕动恢复后,可逐步给予流质、半流质和普食。进食以少量多餐为基本要求。肝动脉结扎患者应延长禁食时间,以减少肠道氧的消耗。因进食刺激,肠蠕动的增加,可降低门静脉的血氧量。

②吸氧:肝叶切除者,术中行肝门阻断、肝动脉结扎或栓塞;肝硬化严重者,术后均应给予氧气吸入,以利于细胞的修复与再生。术后吸氧时间 24 ~ 72 小时,成人采用鼻导管式和鼻塞式法,吸氧浓度 3 ~ 5升/分,婴幼儿可采用面罩吸氧。暖氧浓度、时间和方式,视病员情况调整,血氧饱和度应维持在 95% 以上。

③密切观察病情:密切观察生命体征、神志情况;有无出血点、发绀及黄疸的情况;

观察伤口的渗血、渗液情况；观察患者的尿糖、尿比重、尿量情况；观察各种引流液情况并做好引流管护理；正确记录出入量；根据病情和治疗方案，合理安排输液顺序并做好各种护理记录，为患者的诊治提供可靠的依据。

（4）并发症的监护。

①出血：术中和术后出血是肝脏手术的严重并发症。多发生于术后 24 小时之内，术后 24 小时内应严密观察血压、脉搏、全身情况、尿量、伤口渗血渗液，注意观察腹腔双套管引流液的量、颜色，保持腹腔双套管的绝对通畅。如引流液较多，一般每小时超过 200 mL 且引流管温暖，或者 8 小时超过 400 mL，应疑有活动性出血的功能。此外，少数肝叶切除术后患者，由于腹腔引流不畅，可造成肝创面的局部感染，导致继发性出血的发生。术后亦可引起消化道出血，应严密观察患者的消化道症状，观察呕吐物及粪便的颜色和性质，必要时做隐血试验。

②肝功能衰竭：是肝叶切除后常见而严重的并发症，是导致死亡的主要原因。术后肝功能不全或肝功能衰竭与肝切除量和肝硬化程度有关。术前应加强保肝治疗，术后根据病情给予保肝药物，及时补充全血、血浆和白蛋白，慎用对肝脏有损伤的药物。密切观察患者的神经症状、尿量、黄疸、肝功能情况，避免便秘。对术后仍未排便者，应给予灌肠，减少肠道内氨的吸收，避免血氨升高。灌肠液一般用灌肠液，禁用肥皂水。

③胆汁漏：术后常见并发症之一。主要是由于肝脏创面较大的胆管分支结扎不牢及胆管破溃，造成胆汁外溢。胆汁渗出量少时，经充分引流后可逐渐恢复。如胆汁量较多时，须妥善处理，将其引出体外。护理中要保持腹腔双套管引流通畅，密切观察引流出胆汁的量及颜色，遵医嘱加强抗生素治疗及全身支持治疗，观察有无腹膜刺激症状。对经久不愈的胆瘘可行手术治疗。

④膈下脓肿：是肝叶切除后严重并发症之一。其发生的原因是由于创面大，创腔渗液多，如手术引流不当，术后引流不充分或过早拔除引流管，易继发感染而致膈下脓肿。术后护理应保持腹腔双套管的通畅，经常检查引流管是否阻塞、扭曲受压或负压不足等。一旦发现应及时处理。

⑤血不凝：术后血不凝，是肝功能损害的一种临床表现。主要原因是肝功能损害，凝血功能障碍，术中输入过多凝血因子被破坏的库存血也是原因之一。术前积极保肝，改善凝血功能，术中减少出血，尽量输新鲜血液。必要时，视具体情况给予纤维蛋白原、凝血酶原复合物、巴曲酶及其他凝血药物。一旦出现血不凝，往往提示预后较差。

⑥胸腔积液：主要发生于开胸病员，近年发现未开胸患者亦常发生。少量积液可自行吸收，如积液量多，有气急、胸闷或体温升高时，可在无菌操作下行胸腔穿刺抽液或胸腔

闭式引流，抽出液做常规生化及细菌培养等，并加强全身支持及用抗生素治疗。

⑦肺部并发症：多发生于右侧，开胸或吸烟患者多见。由于手术创伤大，膈肌抬高，呼吸运动受限及原有呼吸道炎症。术后加强护理，经常更换患者体位，协助翻身拍背，鼓励及指导患者做有效的咳嗽、排痰及深呼吸，给予超声雾化或气溶。

⑧切口裂开和切口感染：肝叶切除后，由于低蛋白血症或肺部并发症致剧烈咳嗽，切口张力增加致裂开，或由于感染影响愈合而切口裂开。对于切口裂开感染，应加强抗生素治疗及全身支持治疗。

（二）继发性肝癌

肝外各系统的癌，特别是腹腔内脏器的恶性肿瘤均可转移至肝脏，有原发性癌所有的临床表现，如，肝大、肝区疼痛、全身乏力、消瘦等临床表现，甲胎蛋白大多数为阴性。

1.治疗原则

可根据病情切除原发病灶和继发性病灶；如原发病灶不能切除，则继发性肝癌亦不宜手术，可根据病情采用其他方法进行综合治疗。

2.临床护理

如原发癌切除，参照其脏器手术前后护理内容，继发性肝癌手术或非手术治疗参阅肝癌手术前后护理及其他治疗护理内容。

3.家庭护理

（1）术后3个月内注意休息，减轻肝脏负担，有利于肝脏修复，可适当进行锻炼，如，慢跑、散步等，避免劳累和重体力活动。

（2）饮食宜清淡，进食高蛋白、高热能、高维生素、低脂肪食物，忌食辛辣食物，戒烟、戒酒。多吃新鲜蔬菜及瓜果。有食管静脉曲张病人，宜吃软质食物，忌吃多刺及粗硬油炸食物，养成定时排便习惯。

（3）坚持服用保肝药物及应用中西医治疗，保持心情愉快，以积极乐观态度配合治疗。

（4）定期进行复查，术后半年内每月1次B超、甲胎及胸片检查，半年以后每3月1次B超、甲胎及胸片检查，注意术后的抗癌治疗。

二、肝包虫病

肝包虫病是犬绦虫（棘球蚴虫）的囊状幼虫（棘球蚴）寄生在肝脏所致。是牧区的常见病，在我国多见于西北和西南牧区。本病可发生于任何年龄。单独肝脏发病者占77%，与其他脏器并发者占23%。

（一）临床表现

早期无明显症状，当囊肿增大时可出现上腹饱满、轻度胀痛。如囊肿压迫胃肠道，可出现食欲下降、恶心呕吐和腹胀；如压迫胆管，可出现黄疸、胆绞痛和胆囊炎等症状；压迫肺可影响呼吸；压迫门静脉时司出现脾肿大和腹水。

囊肿自行穿破或在术中囊液溢入胸、腹腔，可引起发热、气急、荨麻疹、恶心等变态反应，严重时可出现谵妄、昏迷和休克。

（二）治疗原则

一旦确诊，应手术治疗，并辅以药物治疗，疗效将更满意。手术原则，清除内囊，防止囊液外溢，消灭外囊残腔，防止感染。

囊肿无继发感染者，行囊肿内囊摘除术。

囊肿合并感染者，可切开囊壁，清除内容物，摘除内囊，用甲醛液纱布擦拭囊肿内壁，生理盐水冲洗后置双套管持续吸引，术后辅以抗生素，囊肿破裂累及其他器官者，首先处理病情紧急的并发症，然后根据全身情况同时或延期进行肝包虫囊肿根治性手术。

肝组织严重破坏并局限在者，可行肝叶切除术。局限并合并慢性脓肿者，也可行肝叶切除术。

（三）临床护理

1. 对巨大肝包虫囊肿患者，应嘱其休息，避免囊肿部位的撞击，导致囊肿破裂。

2. 术中及术后均应注意观察有无变态反应或过敏性休克，准备急救用药及设备器材。如出现变态反应，可口服泼尼松；对出现严重过敏者，可立即皮下注射 1：1000 肾上腺素或静脉注射氢化可的松 100 mg。

3. 内囊摘除术后患者，术后应严密观察病情，如有持续低热、腹部明显胀痛者，往往提示囊内积液继发感染，应立即报告医师，须立即穿刺或切开引流。

4. 做好引流管护理。如用负压闭式引流时，应妥善固定，防止滑脱，保持通畅。如有堵塞，应及时处理。如有 T 形引流管按 T 形引流管护理。

5. 对施行肝叶切除或肝总管切开引流等手术者，术前、术后护理参阅肝叶切除术或胆系疾病护理。

（四）家庭护理

1. 加强卫生知识宣传教育，提倡以预防为主，养成良好的饮食习惯，不食生水及未煮熟的食物，提高防病的知识水平。

2. 养成良好的个人卫生习惯，饭前、便后应洗手，与家畜接触后亦应洗手。

3. 加强家畜检疫及犬类管理。

4. 死家畜及捕杀的病犬应焚烧或深埋，以防犬类吞食。

三、细菌性肝脓肿

细菌性肝脓肿主要病因是继发于胆管结石、胆管感染，尤其是肝内胆管结石并发化脓性胆管炎时。病理变化与感染途径、菌种、数量、患者全身情况及治疗情况有关。血源性感染常呈多发性，胆源性感染常呈多发且与胆管相连，外伤性和隐源性常为单发。

（一）临床表现

细菌性肝脓肿并无典型的表现，急性期常被原发性疾病症状所掩盖，一般起病急，全身中毒症状显著。主要表现有高热，寒战，右上腹钝痛或胀痛，肝大，体温最高达38～40℃，呈弛张热型，伴有大量出汗，脉率增快，恶心、呕吐，食欲减退或全身乏力。由于脓毒性反应及全身消耗，短期可出现严重病态。肝区疼痛及肝大是其最常见的症状体征。

（二）治疗原则

应以全身性支持治疗和有效的抗生素治疗为主，尽早诊断，积极治疗。

1. 非手术治疗

处理原发病灶，应用大剂量抗生素，加强全身营养支持，维持水、电解质平衡，多次输入新鲜血液和血浆，改善肝功能，增强机体抵抗力。

2. 手术治疗

对于较大脓肿，全身中毒症状严重并已出现并发症者，应立即手术引流。病程长的慢性脓肿，由于壁厚而不能用其他方法治愈，可行肝叶切除术。脓肿破入胸腔，应行胸腔引流术。胆源性肝脓肿须同时引流胆管，可在 B 超引导下经皮肝穿刺抽脓，注入抗生素或置管引流。

（三）临床护理

1. 严密观察病情变化及生命体征，全身中毒症状严重者，密切观察神志。

2. 做好高热护理，加强饮食指导，给予高热能及高维生素易消化食物。

3.按照医嘱准确按时应用抗生素，使其达到最佳治疗效果，并且观察疗效及毒副反应。

4.如行手术引流，应做好引流管的护理并妥善固定，密切观察引流液的量、色及性质，并详细记录。

5.如行肝叶切除，按肝叶切除常规护理。

（四）家庭护理

1.注意锻炼，提高机体抵抗力。

2.积极治疗化脓性、感染性疾病。

3.进食高热能、高维生素、易消化食物。

4.忌服对肝功能有损伤的药物，忌烟、酒。

第三节 肝移植

一、种类

（一）原位肝移植切除

受体肝脏后在正常解剖位置植入供体的肝脏。

（二）异位肝移植

保留或不保留受体肝脏，另在体腔内其他位置，如，脾床、盆腔或脊柱旁移植供肝，亦称辅助性肝移植。

二、适应证

（1）慢性终末期肝病。

（2）代谢性肝病。

（3）暴发性或急性肝功能衰竭。

（4）首次肝移植失败后。

（5）肝脏恶性肿瘤。

三、禁忌证

（1）生理年龄大于60岁。

（2）严重心、肺疾病。

（3）全身性感染。

（4）肝外存在恶性肿瘤。

（5）吸毒者、艾滋病毒（HIV）阳性者。

四、临床护理

（一）术前护理

1. 心理护理：由于肝移植患者病情重且较复杂，手术创伤大，危险性高，所以，应特别重视心理护理，耐心解释与移植相关的知识，指导病人如何配合医护工作，使之增强治疗信心。

2. 加强营养支持：给予高蛋白、高糖、高维生素饮食，如有贫血、低蛋白，按医嘱给予输血及输白蛋白治疗。

3. 术前用药：术前 1 日给予流质，并给予口服肠道抗生素，以抑制肠道细菌。术前 3 日给予维生素 K10 mg，肌注 2 次 / 日；漱口水漱口，每日 4 次；0.5% 氯霉素滴眼液滴眼，每日 2 次。预防和治疗全身潜在的感染病灶，必要时全身应用抗生素。术前按医嘱应用免疫抑制剂。

4. 备皮：上自下颌，下至大腿上 1/3，两侧至腋后线，注意不要损伤皮肤。

5. 病室及物品准备：患者术后须长期使用免疫抑制剂，全身抵抗力下降，易合并感染，故应实施保护性隔离。病室应采光充足、利于消毒、有层流设备和监护系统，温度应保持在 20 ℃左右，空气、被服、地面及用具均应消毒。并备消毒物品及各种医用器材，进入病室时穿隔离衣。

（二）术后护理

肝移植手术死亡率平均约30%，术后早期可因出血、休克、心搏骤停、血管吻合口破裂、胆瘘和供体肝失活等，后期可因排异、感染，胆管并发症和肿瘤复发而引起各种并发症。

1. 专人护理：肝移植术后常伴有凝血机制紊乱，加之手术创面大，吻合口多，极易发生出血和渗血，术后须专人护理。严密观察病情变化，持续心电监护，15 ~ 30分钟测量血压、脉搏、呼吸各 1 次。

2. 密切观察患者神志：准确记录清醒时间，一般情况下，术后 4 小时后应清醒；如长期不醒，应考虑术中低血压，脑缺氧时间长，有脑水肿或凝血机制紊乱导致的颅内出血及移植肝失活致血氨升高所致。

3. 做好复温工作：由于较长时间手术，大量补液和低温肝脏复温等原因，病人刚回重症监护病房时体温可降至 33 ℃。要注意做好复温工作，其方法包括：呼吸机加温、电热毯体表加温或输入液体时导管经过热水加温等。

4. 注意观察移植肝是否存活：存活的移植肝术后即应有胆汁分泌。术后每小时记录胆汁量、颜色，透明度，有无脓块及坏死组织碎片等。24 小时胆汁量应大于 100 mL，胆汁应为金黄或棕色，较黏稠；胆汁量少、呈绿色或水样，则提示肝脏功能差。

5. 术后 24 小时内每小时测定尿量、尿比重、尿糖变化：判断肾脏及新移植肝的情况，尿量每小时应保持 1 mL/ 千克体重。

6. 做好腹腔双套管护理：如无明显渗出物，术后 48 ~ 72 小时即可予以拔除。

7. 严密消毒隔离：长期应用免疫抑制剂和抗生素，易并发细菌感染和真菌感染。术后病室应定时消毒，患者定期做咽拭子培养。饭前、饭后及睡前均应漱口，制霉菌素涂口腔，每 4 小时 1 次，连用 30 日。定期做引流液、大小便及口腔分泌物培养。全身皮肤皱褶和指缝每日涂抹酮康唑软膏或制霉菌素软膏，定期做真菌培养。以上培养第 1 周内 1 次 / 日，以后可视病情逐渐改变至 2 次 / 周。

8. 密切观察排异反应：急性排异反应发生于移植后 5 ~ 10 日，患者可有低热、心率加快、肝大及压痛，血清胆红素、转氨酶增高及凝血酶原时间延长等。慢性排异反应多发生于移植后 1.5 ~ 10 个月，常见于前 3 个月，表现为进行性胆汁淤积、胆管梗死，应结合免疫学检查确定是否为排异反应，根据医嘱加大免疫抑制剂的用量。

9. 密切观察黄疸发生时间及深度：术后排异反应、胆管并发症及胆管感染均可引起黄疸。

10. 营养支持：肛门排气后即可给予流质饮食。以后根据病人具体情况逐步恢复正常饮食。对于须延长呼吸支持的患者，可以经胃管鼻饲或胃肠外高营养支持。

肝移植术是一项多学科的综合性课题，离不开精心的护理。随着器官移植科学的不断发展，肝移植术将使过去认为不治之症的多种肝病得到有效的治疗，与之相匹配的移植护理将进一步完善，以造福于人类。

第四节 胆系疾病护理

一、胆囊炎、胆石症

胆系疾病中，最常见的是胆囊炎、胆石症。胆石形成的原因比较复杂，多数学者认为与代谢异常、胆管感染等因素有关。根据结石发生的部位，可分为胆囊结石、肝胆管结石；根据结石的性质，可分为胆固醇结石、胆色素结石及混合结石。

急性胆囊炎中约90%是由于结石梗阻胆囊管引起的，由于胆囊管梗阻和细菌感染而引起胆囊炎症。慢性胆囊炎是由于胆囊炎反复发作，致结缔组织增生和慢性炎症细胞浸润，黏膜萎缩，胆囊壁增厚。

（一）临床表现

1.胆囊结石

胆囊内较大结石通常无症状或仅有腹上区闷胀隐痛，较小的结石易嵌顿于胆囊颈部或胆囊管，出现剧烈的胆绞痛，并伴有恶心、呕吐。起病与进食油腻食物有关。当平卧时，胆囊结石易滑入胆囊管造成阻塞，故常于夜间发作，较小的结石可落入胆总管形成继发性胆总管结石，引起胆管炎和阻塞性黄疸。胆囊坏疽与穿孔是其严重并发症。

2.胆总管结石

结石可原发于胆总管或来自胆囊、肝内胆管，如发生梗阻和合并感染可引起胆管炎。典型表现为反复发作的腹痛、寒战、高热和黄疸，称为柯氏三联征，其他表现有恶心、呕吐，肝脏和胆囊肿大，并有压痛，尿色深黄，大便颜色变浅或呈陶土色，血清胆红素增高，如结石移动，梗阻解除，则症状缓解，胆管感染可随之解除；如梗阻严重可引发急性化脓性胆管炎。

3.肝内胆管结石

多见于肝脏左外叶和右后叶的胆管内。病人可有右上腹或肝区胀痛，伴有发热和黄疸，主要并发症有化脓性胆管炎、肝内脓肿及胆管出血。长期广泛性肝内胆管结石阻塞，可致胆汁性肝硬化。

4.急性胆囊炎

主要表现为右上腹持续性疼痛伴阵发性加剧，并向右肩背部放射，伴有恶心、呕吐和发热，一般无寒战。如病情严重，可因胆囊坏死穿孔而致胆汁性腹膜炎，并可出现轻度黄疸及全身中毒症状，墨菲征阳性。

5. 慢性胆囊炎

主要表现为消化不良、心窝部闷胀或右上腹轻压痛，病人常误认为胃痛。

（二）治疗原则

慢性胆囊炎、胆囊结石患者要择期手术。胆囊炎、胆囊结石急性发作时，尽早手术。如病情较轻，则可先行非手术治疗，解痉、镇痛、抗炎，待择期手术。在非手术治疗效果不佳，胆囊明显肿大，有腹膜刺激征时，应立即手术治疗，施行胆囊切除术。如患者有黄疸及术中发现胆总管结石者，应行胆总管切开探查，T形管引流术。如发病超过72小时，因胆囊及其周围组织炎症反应明显、充血水肿严重，应先行非手术治疗，密切观察病情，必要时行胆囊造口术。

胆管结石以手术为主，术前做好准备，查清胆管系统情况，以求手术彻底。但有以下情况须急诊手术：①中毒性休克；②腹上区有明显腹膜刺激征；③非手术治疗毒血症不能控制。

急诊手术以解除梗阻、胆管减压为主，择期手术应以取净结石、解除梗阻、去除病灶、通畅引流为原则。常见术式有胆总管切开取石、T形管引流术、胆总管空肠 Roux-Y 吻合术、胆总管十二指肠吻合术、肝叶切除手术。

（三）临床护理

1. 术前护理

（1）饮食：胆囊炎急性发作时应禁食，使胆囊休息，给予补液、抗菌治疗，以维持水、电解质及酸碱平衡。择期手术病人入院后，给予低脂饮食。

（2）手术前应注射维生素 K：纠正凝血机制障碍。

（3）密切观察病情变化：观察腹痛、发热和黄疸的发展趋势，注意有无胰腺炎、腹膜炎和休克等并发症的发生，注意观察神志、脉搏及血压变化。

（4）遵医嘱应用抗生素：如拟行胆肠吻合者，术前3日即应口服卡那霉素、甲硝唑等，术前给予清洁灌肠。单纯胆囊切除或胆总管探查病人，术前1日口服泻药或灌肠，可不做肠道抗生素准备。

（5）术前置胃管：防止胃肠胀气而影响手术野暴露。

（6）导尿：病情危重者，应留置导尿管，以利观察尿量。择期手术者，根据手术方式选择放置导尿管。

2. 术后护理

（1）如行肝叶切除者按肝叶切除术后护理。

（2）密切观察病情，观察病人神志、血压、体温、尿量、黄疸程度和腹部切口。

（3）多数病人带有 T 形引流管和腹腔引流管，造瘘术后病人带有造瘘管，应做好引流管护理。

（4）禁食 24 ~ 48 小时，静脉补充水、电解质。肠蠕动恢复后，可进食流质，并逐步过渡至低脂普食，限制刺激性食物及脂肪的摄入。

（5）按医嘱合理安排抗生素的使用。

（6）T 形引流管护理，详见普通外科引流管护理。

（四）家庭护理

1. 宜进低脂、高糖、高蛋白营养丰富的饮食，但应避免过饱。

2. 养成良好的生活习惯。

3. 如有腹痛、发热、黄疸应及时就医。胆囊炎非手术治疗后应尽早择期手术。

4. 如带 T 形引流管出院，应教会患者做好 T 形引流管护理。保持 T 形引流管的通畅，观察引流液的量及颜色，注意有无沉渣、结石及凝块阻塞。避免 T 形引流管打折、扭曲。正确掌握更换引流袋的方法，注意无菌操作。保持引流管周围皮肤的清洁。观察有无发热等情况，如觉异常，及时就诊。根据医嘱及时到医院复诊。

二、急性梗阻性化脓性胆管炎

急性梗阻性化脓性胆管炎是在胆管部分梗阻的基础上发生的化脓性胆管炎。梗阻的主要原因是胆管结石，蛔虫、胆管肿瘤、胆管狭窄等亦可引起。其特点是发病急、病势险，多有寒战、高热、黄疸、中毒性休克及脑病等一系列脏器功能异常，并发症多，死亡率高，被认为是胆管疾患中死亡率最高的疾病。发病机制中有 3 个主要因素：胆管梗阻、胆管压力升高和细菌毒素作用。

（一）临床表现

患者过去常有胆管疾病发作史和胆管手术史，多见于 40 岁以上女性。患者突然发生剑突下或右上腹疼痛，常伴有恶心、呕吐，继而寒战，高热达 39 ~ 40℃，绝大多数患者有明显黄疸，短时间内即可出现血压下降及神态改变，甚至休克、昏迷。腹部检查，肝区有叩击痛，剑突下和右上腹明显压痛，伴有不同程度的肌紧张，有时可触及肿大的胆囊及肝脏。白细胞计数明显升高，核左移并出现中毒颗粒，多数病人有代谢性酸中毒。

（二）治疗原则

有效控制感染，及时解除梗阻，积极防治休克，保护肝脏功能。

1. 非手术治疗

积极抗休克治疗，加强全身支持治疗，维持水、电解质及酸碱平衡，纠正代谢性酸中毒，控制感染，抗生素应足量并联合用药，对不宜手术治疗的危重病人，紧急胆管引流，可提供完全有效的胆管减压方法。

2. 手术治疗

经积极准备和治疗后，病情无明显好转应尽早手术，解除梗阻，去除病灶，胆管减压及通畅引流，减轻感染。

（三）临床护理

1. 术前护理

（1）密切观察生命体征及神志：注意有无中毒性休克的出现；保持呼吸道通畅，给予持续氧气吸入；高热者可采用物理降温措施；体温不升者，应做好保暖措施。每15～30分钟测量血压及脉搏1次，多数病人在寒战、高热、腹痛后，可出现脉搏增快（130～140次/分），呼吸急促（40次/分），血压一度偏高后很快下降，出现中毒性休克，病情严重者无中间症状，很快出现休克。

（2）抗休克：建立切实有效的静脉通道，积极进行抗休克治疗，根据血压及时调整输液速度，保证心、脑、肾的血液灌注口密切观察尿量变化，必要时给予留置导尿，维持水、电解质和酸碱平衡，保护肝肾功能。详见感染性休克护理。

（3）抗感染，按医嘱应用抗生素，根据药物有效浓度及配伍禁忌，合理安排抗生素的使用时间，使药物能达到最佳的治疗效果。

（4）做好患者的生活护理：注意营养支持，保持床单清洁、平整、干燥，做好皮肤护理。

（5）施行内镜鼻胆管引流术、置管引流术、紧急胆管减压时的护理：按各自常规护理执行。

2. 术后护理

（1）密切观察患者生命体征的变化，急性梗阻性化脓性胆管炎病人术前已有中毒性休克者，术后病情虽有好转，仍不能放松对病情的观察，以防病情逆转。

（2）做好引流管的护理。

（3）观察伤口渗血、渗液情况。

（4）肠蠕动恢复后可给予低脂饮食。

（5）观察术后并发症的发生，包括出血、胆瘘、肺部并发症等，加强监护。

三、胆系恶性肿瘤

（一）胆囊癌

胆囊癌约占胆管系统肿瘤的半数以上，达64.7%，多见于50岁以上的女性。其致病原因尚不清楚，一般认为慢性胆囊炎及胆石症可能为胆囊癌的诱因，也有人认为与结石的机械刺激、炎症、胆固醇代谢异常和胆汁刺激等综合因素有关。胆囊癌恶性程度一般均较高，发展较快，转移较早。

1. 临床表现

临床表现与急、慢性胆囊疾病相似，可有右上腹痛、不适，食欲不振，乏力，体重减轻，黄疸，低热及胆囊肿块等。在合并有慢性胆囊炎及胆囊结石时，可有反复发作的胆囊炎病史。部分患者发病隐匿，仅感腹上区不适，体质软弱，无特异性消化道症状和明显的胆管症状，一旦出现右下腹肿块、黄疸、腹水时，绝大多数已属晚期。

2. 治疗原则

（1）手术治疗：胆囊癌目前的治疗以手术治疗为主，手术方式的选择应根据病变范围、转移情况而定。

①单纯胆囊切除术：适用于癌局限于胆囊的早期患者。

②扩大性胆囊切除术：适用于有肝门、胆总管周围及十二指肠淋巴结转移但无肝转移者。

④胆囊及中肝叶部分切除术：适用于肝脏有局限性浸润转移。如肝门部、肝十二指肠韧带内胆总管周围和十二指肠附近的淋巴结肿大并有转移时，应予以清除，达到根治目的。

（2）非手术治疗

①药物治疗：化疗药物对胆囊癌收效甚微，临床意义不大。

②放射治疗：对缓解症状及延长生命有一定帮助。

3. 临床护理

（1）术前护理

①做好心理护理：对晚期患者，生活上关心照顾，提高其生活质量。

②增加营养：给予高蛋白、高维生素、高糖类饮食，提高机体抵抗力以增加对手术的耐受力。

③其他护理：同普通外科一般护理。

（2）术后护理

①施行胆囊切除术、肝叶切除术者按肝叶切除术后及胆囊切除术后常规护理。

②注意各种并发症的观察及护理。

③根据患者病情遵医嘱给予饮食，加强营养支持，必要时输入白蛋白及血液制品，以促进其康复。

4. 家庭护理

（1）保持乐观心情，树立信心。

（2）宜进低脂、高维生素、高蛋白及高糖类易消化食物。

（3）定期复查。

（4）加强卫生宣传教育，对慢性胆囊炎、胆囊结石的患者，应早期施行胆囊切除术，以防胆囊癌的发生。

（二）胆管癌

胆管恶性肿瘤几乎全部为胆管癌，以腺癌为主，指发生于主要肝管和肝外胆管的癌，亦称肝外胆管癌，不包括壶腹部和乳头部的癌。多发生于 50 ~ 70 岁患者，男性略多于女性。病因不明，胆石的慢性刺激、胆管慢性炎症改变是诱发胆管黏膜癌变的一个原因。与胆囊癌不同，胆管癌扩散和转移发生较晚，亦较局限，这与病灶转移前早有胆管梗阻及黄疸而来诊治有关。

1. 临床表现

主要表现为进行性黄疸及腹上区不适，黄疸进展快，并伴有食欲不振、消瘦及皮肤瘙痒，黄疸是患者就诊的主要原因。如合并胆管结石和感染时，有发冷、发热、阵发性腹痛或隐痛。早期胆管癌缺乏特异性症状和体征，主要依据是进行性梗阻性黄疸、肝大、食欲不振、消瘦等。

2. 治疗原则

国内报道，胆管癌切除率为 20%，半数属治愈性切除，平均生存期 19.3 个月，姑息性引流术时间 8 个月，不做引流者平均两个月。手术治疗是首选措施，提高疗效的关键是早诊断、早手术。

（1）手术治疗

第一，根治性手术：胆管切除及部分肝叶切除。

第二，姑息性手术：①癌段胆管切除，胆总管吻合术；②胆囊、空肠或十二指肠吻合术；③左、右周围型肝内胆管空肠 Roux-en-Y 吻合术；④经胆总管放置 U 形支撑引流等。

（2）非手术治疗

①经皮肝穿刺胆管引流术（PTCD）。

②胆管内置管引流术（ERBD）。

③金属胆管支架引流术（EMBD）。

3. 临床护理

（1）术前护理

①术前积极营养支持，补充足够的蛋白质、维生素、热能及电解质，可以直用全营养混合液施行肠外营养，以提高机体对手术的耐受力。

②预防感染，术前即给予抗生素应用。

③纠正患者凝血功能，肌注维生素 K。

④中度以上黄疸者，一般术前均应引流减黄，如行经皮肝穿刺胆管引流术或胆管内置管引流术按各自的常规护理。

（2）术后护理

①如行胰、十二指肠切除，按胰、十二指肠切除术后护理常规执行。

②密切观察生命体征，伤口渗血、渗液情况，注意有无出血及胆漏，若发现异常应及时报告。

③患者术后一般有胃管、T 形引流管、腹腔单腔管、腹腔双套管及胰腺引流管、留置导尿管等。注意引流液的量和性质，保持各引流管的通畅，做好引流管的护理。

④氧气持续吸入，注意肝功能的改变及黄疸消退情况。

⑤保持水、电解质平衡，准确记录患者的出入量，24 小时尿量保持在 1500 mL 以上。

⑥术后早期时能有明显的低蛋白血症，可输入白蛋白及冻干血浆做补充治疗。术后 48 小时患者即应给予静脉内营养支持，做好深静脉营养导管的护理，防止感染、脱出等并发症。

⑦持续胃肠减压直至肠功能恢复。

⑧患者肠功能恢复后可给予半量清流—流质—半流低脂普食。

4. 家庭护理

（1）定期随访及复查。

（2）保持乐观情绪，注意休息，避免劳累。

（3）宜食低脂易消化、少刺激富有营养食物。

（4）如有黄疸及发热等症状，及时到医院就诊。

（5）如有外置引流管的患者，应做好引流管的护理，保持引流管的通畅，注意无菌操作，定时更换引流袋。

第八章 内科重症护理技术

第一节 癫痫持续状态

癫痫持续状态是指一次癫痫发作持续 30 min 以上，或连续多次发作，持续抽搐或有间断暂停，但意识一直模糊，即一次大发作后意识尚未恢复又出现另一次大发作，如此重复不止。此种患者亟须进行抢救，否则可导致高热、脑水肿、衰竭而死亡。

一、临床表现

（一）病史

首先确定是否为癫痫，病史是诊断的主要依据，患者多有停药或不规范治疗，颅脑外伤、脑卒中或脑肿瘤史，多有诱发因素。

（二）频繁的癫痫发作

2 次发作间期意识障碍没有完全恢复，或者持续 30 min 以上的癫痫发作。

（三）全身性惊厥性癫痫持续状态（GCSE）

GCSE 是最常见的一种 SE 类型，指反复的全身性惊厥发作（原发或继发）、在 2 次发作之间意识障碍不恢复，或者单次长时间的全身性惊厥发作，主要表现为反复或持续的强直、阵挛或二者的结合，伴严重的意识障碍。

（四）强直性癫痫持续发作

强直性发作而无阵挛、强直，或呈伸展，或呈屈曲状，常见双上肢屈曲而双下肢伸直，或呈角弓反张型发作。

（五）阵挛性癫痫持续状态

发作一开始即有长时间阵挛发作而不伴强直，呈不对称性和无规律性，伴意识障碍。

（六）肌阵挛性癫痫持续状态

全身性肌阵挛性抽搐，反复持续发生或持续长时间。

二、病情评估

（一）患者评估：对有关疾病知识的了解程度、心理状态、详细病史和发作时目击者的描述。

（二）生命体征观察：①进行心电、血压、呼吸的监护；②观察呼吸情况，保持呼吸道通畅，分泌物多时应及时清理，严格无菌操作，减少患者的感染机会；③密切观察患者瞳孔、意识变化，重视患者的自我异常变化；④注意观察癫痫发生的时间，以做到有效地预防和及时地抢救治疗。

（三）有效预防潜在并发症的发生。

三、护理关键

（一）监测生命体征、意识，癫痫发作时立即报告医师。

（二）协助患者绝对卧床休息，取头低足高位。

（三）保持呼吸道通畅，间断或持续给氧。

（四）加强进一步护理，预防并发症。

四、护理措施

（一）判断意识障碍程度，严密观察生命体征、瞳孔的变化、角膜反射等。定时进行动脉血气分析。

（二）保持呼吸道通畅，鼻导管或面罩吸氧，如血氧饱和度降低，动脉血氧分压低于9.3 kPa（70 mmHg），宜及早使用呼吸机。一般先用气管内插管，如24 h以上无好转，则行气管切开，外接呼吸机。严格无菌操作，减少患者的感染机会。

（三）保护患者以防止可能的损伤，如，抽搐发作引起气道阻塞或误吸，须约束患者，使其侧卧；有牙关紧闭者应放置牙垫；病床安装防护栏，防止坠伤，制定必要的保护措施。

（四）予以高营养且易消化的食物，多食蔬菜、水果，多饮水，以刺激肠蠕动增加，减轻便秘及肠胀气。对于昏迷患者应保证营养的供给，必要时给予鼻饲流质饮食。

（五）患者需要长时间、大剂量的静脉输注，对血管刺激性大，要注意保护血管，由远而近，由细到粗地选择静脉，严格执行无菌技术操作。

（六）迅速控制发作是治疗的关键，应遵医嘱及时准确用药。

（七）告知患者疾病相关知识和预后的正确信息及药物治疗知识，帮助其掌握自我护理的方法，尽量减少发作次数，应关心、理解、尊重患者，鼓励患者表达生气、焦虑或无能为力的心理感受，指导患者保持平衡心态，树立战胜疾病的信心，配合长期治疗。

五、健康指导

（一）保持良好的饮食习惯，食物以清淡且营养丰富为宜，不宜食用辛辣、过咸的食物，不宜过饱。戒除烟酒。

（二）焦虑、抑郁可影响治疗效果，指导患者保持情绪稳定，心情舒畅，树立战胜疾病的信心，积极配合治疗。

（三）治疗期间患者可适当活动以增强抵抗力，保证充足的睡眠，必要时睡前给予镇静药。生活应有规律，注意劳逸结合，积极锻炼身体，增强体质，预防感冒，减少疾病复发。

（四）由于患者疗程较长，出院后常须继续服药以巩固疗效。所以，应对带药出院的患者详细介绍服药方法及可能出现的药物不良反应，说明坚持按时、按量服药的重要意义，嘱患者不可擅自停药。

（五）禁止从事带有危险的活动，如，攀登、游泳等，以免发作时有生命危险。

（六）随身携带个人资料，写上姓名、地址、病史、联系电话等，以备癫痫发作时及时了解病情及联系。

第二节 急性脑血管病

脑血管病是由各种血管源性病因引起的脑部疾病的总称，可分为急性和慢性两种类型。急性脑血管病是一组突然起病的脑血液循环障碍性疾病，表现为局灶性神经功能缺失，甚至伴发意识障碍，称为脑血管意外或卒中；主要病理过程为脑缺血和脑出血两类。慢性脑血管病是指脑部因慢性的血供不足，导致脑代谢障碍和功能衰退。其症状隐袭，进展缓慢，如，脑动脉粥样硬化、血管性痴呆等。

一、概述

（一）血液供应

脑的血液由颈动脉和椎－基底动脉系统供应。

1. 颈动脉系统

通过颈内动脉、大脑前动脉和大脑中动脉供应大脑半球前 3/5 部分的血液。

2. 椎 – 基底动脉系统

通过两侧椎动脉、基底动脉、小脑上动脉、小脑前下动脉及小脑后下动脉和大脑后动脉供应大脑半球后 2/5 部分（枕叶和颞叶底部）以及丘脑后半部、脑干和小脑的血液。

（二）分类

1. 缺血性脑血管病

多由于脑动脉硬化等原因，使脑动脉管腔狭窄，血流减少或完全阻塞，脑部血液循环障碍，脑组织受损而发生的一系列症状。这类患者临床较多见，占全部脑血管患者的 70% ～ 80%。

2. 出血性脑血管病

多由于长期高血压、先天性脑血管畸形等因素所致。由于血管破裂，血液溢出，压迫脑组织，血液循环受阻，常表现颅内压增高、神志不清等症状。这类患者约占脑血管病的 20% ～ 30%。

（三）危险因素

1. 高血压

（1）高血压是最重要的危险因素。

（2）尤其是脑出血，只有当血压短期内急骤升高，造成血管破裂而导致出血性脑卒中。

（3）正常血压下的脑出血比较少见。

（4）血压长期持续高于正常，发生脑卒中的危险性高；血压越高，脑卒中的危险性越大。

2. 吸烟

吸烟者脑卒中的发病率比不吸烟者高 2 ～ 3 倍；停止吸烟，危险随之消失。

3. 糖尿病

糖尿病患者的脑卒中发生率明显高于正常人群。

4. 高血脂症

高血脂症也可引发脑血管疾病。

5. 嗜酒和滥用药物

嗜酒可引起高血压、心肌损害。有些药的滥用也会引起脑卒中，尤其是可卡因和其他毒品。可卡因能引起血压升高诱发脑出血。

6. 肥胖

控制体重不仅有利于预防脑卒中，而且对高血压、糖尿病、高血脂都会带来有益的影响。

7. 久坐不动的生活习惯

久坐不动，活动量少，容易肥胖，容易患高血压，也容易引起体内动脉血栓形成。

8. 血液黏稠

由于血液黏稠容易形成血栓，堵塞脑血管，发生脑卒中。

9. 心房颤动

慢性心房颤动容易在心脏内形成血栓，栓子脱落后随血流到达脑血管内导致脑栓塞。

二、临床特征

（一）短暂性脑缺血发作

1. 突然发病，几分钟至几小时的局灶性神经功能缺失，多在 24 h 以内完全恢复，而且在 CT 等影像学上无表现，但可有反复的发作。

2. 颈动脉系统的缺血发作以对侧肢体发作性轻度瘫痪最为常见。

3. 椎 – 基底动脉系统的缺血发作有时仅表现为眩晕、眼球震颤、共济失调。

4. 未经治疗的短暂性脑缺血发作者约 1/3 以后可发展为脑梗死，1/3 继续反复发作，还有 1/3 可自行缓解。

（二）脑血栓形成

1. 脑血栓形成是脑血管疾病中较常见的一种。供应脑部的动脉血管壁发生病理改变，使血管腔变狭窄，最终完全闭塞，导致某一血管供应范围的脑梗死。脑梗死分为白色梗死和红色梗死。

2. 脑血栓形成的发病年龄较高，常有血管壁病变基础，如，高脂血症、动脉粥样硬化、糖尿病等，可能有短暂性脑缺血发作史，多在安静、血压下降时发病，起病较缓。

3. 脑血栓形成的临床表现与血液供应障碍的部位有关：①颈内动脉，大脑前、中、后动脉，椎 – 基底动脉等血栓形成可出现相应动脉支配区的神经功能障碍；②脑动脉深支管腔阻塞，造成大脑深部或脑干的小软化灶，称为腔隙性梗死。

4. 其较常见且有特点的临床表现有：①纯运动性脑卒中、构音障碍、手笨拙综合征、纯感觉性脑卒中、共济失调性轻度偏瘫；②也有一部分患者不出现临床表现，仅在影像学检查时被发现。

（三）脑栓塞

1. 是指来自身体各部位的栓子经颈动脉或椎动脉进入颅内，阻塞脑部血管引起的脑功能障碍。

2. 栓子来源以心源性最常见，栓塞多见于颈内动脉系统，特别是大脑中动脉。

3. 由于栓子突然堵塞动脉，故起病急骤，且可多发。

4. 体检多见肢体偏瘫，常伴有风湿性心脏病和（或）心房颤动等体征。

5. 红色梗死较为常见，诊治时应予警惕。

（四）脑出血

1. 指的是出血部位原发于脑实质时，以高血压动脉硬化出血最为常见。

2. 80%位于大脑半球，主要在基底节附近；其次为各脑叶的皮质下白质；余者见于脑干、小脑、脑室，多在动态下发病。

3. 根据破裂血管的出血部位不同，临床表现各异。起病时血压明显增高，常见头痛、呕吐，伴脑局部病变的表现。①基底节区出血：常见对侧肢偏瘫、偏身感觉障碍及偏盲的"三偏征"。②脑叶出血：颅内高压和脑膜刺激征，对侧肢体有不同程度的瘫痪和感觉障碍，发病即昏迷。③桥脑中央区出血：深昏迷、针尖样瞳孔、四肢瘫痪、高热。④小脑出血，眩晕明显，频繁呕吐，枕部疼痛，以及共济失调、眼球震颤，严重者可出现脑干症状，颈项强直、昏迷。⑤脑室出血：可有一过性昏迷和脑膜刺激征，出血量多者昏迷、呕吐、去脑强直或四肢松弛性瘫痪。

（五）蛛网膜下腔出血

1. 常指原发性蛛网膜下腔出血，即脑部非外伤性动脉破裂，血液流入蛛网膜下腔。

2. 常见的病因是先天性动脉瘤和脑血管畸形。前者多位于颅底动脉环的分支处，常累及脑神经，以动眼神经功能障碍较多。脑血管畸形常位于大脑前动脉和大脑中动脉供血区脑的表面，部分患者在过去史中可有癫痫发作史。

3. 临床表现以突发剧烈头痛、呕吐、脑膜刺激征为主，少数有抽搐发作、精神症状及脑神经受累，以动眼神经麻痹多见，年迈者的临床表现常不典型，多表现为精神症状或意识障碍。

4. 延迟性血管痉挛影响蛛网膜下腔出血死亡率的因素除再次复发出血外，由于蛛网膜下腔中血细胞，直接刺激血管或血细胞破坏后产生多种血管收缩物质所致的延迟性血管痉挛也是因素之一。其临床表现的特征为：一般在蛛网膜下腔出血后的两周内出现渐进性意识障碍和局灶性神经功能障碍，如肢体瘫痪等，而头颅 CT 检查无再出血征象。如早期识别，积极处理，预后可有改善。

三、治疗原则

急性脑血管病处理的基本原则是在抢救患者生命的同时，力求及早明确病变类型和可能的病因。

（一）急救措施

1. 无法区别是出血性或缺血性时，则应该首先做如下处理：①保持安静，患者平卧；②保持呼吸道通畅，给氧；③严密观察意识（意识的变化可提示病情进展）、眼球位置（供病变定位参考）、瞳孔（判断脑神经受累及有否脑疝）、血压、心率、心律、呼吸、体温（可反映颅内压和病情程度）；④调控血压，最好能维持在患者的平时水平或 150/90 mmHg 左右，不宜降得过低；⑤加强护理，定时翻身、吸痰，保持大小便通畅，用脱水剂者应注意膀胱情况；⑥保持营养和水电解质平衡，如有头痛、呕吐等颅内高压症状时，应予降颅内压处理。

2. 一旦缺血性或出血性脑血管病诊断明确后，应分类处理。

（二）短暂性脑缺血发作

1. 其治疗主要是防治高血压和动脉硬化，如有心脏病、糖尿病、高脂血症等应积极治疗，也可采用脑血栓形成的治疗方法，外科手术尚须根据患者的具体情况来考虑。

2. 短暂性脑缺血发作是一个多病因的疾病，应排除脑血管病以外的病因，如脑肿瘤等。

3. 治疗原则是防止血栓进展及减少脑梗死范围。

（三）脑血栓形成

1. 有高血压者应服降压药，降压不宜过速过低，以免影响脑血流量。有意识障碍、颅内压增高脑水肿者用脱水剂。

2. 扩充血容量用于无明显脑水肿及心脏严重功能不全者。

3. 溶栓药物治疗是脑血栓的理想治疗方法，用于起病后极早期及缓慢进展型卒中。溶栓治疗过程中，应注意出血并发症。

4. 抗凝治疗过去主张用于进展性非出血性梗死，但抗凝治疗可能发生出血并发症，要求有较完善的实验室条件，随时监测，不断调节剂量。

5. 可适当应用脑代谢活化剂，促进脑功能恢复。

6. 手术治疗对急性小脑梗死导致脑肿胀及脑内积水者，可服脑室引流术或去除坏死组织，以挽救生命。

（四）脑栓塞

1. 除治疗脑部病变外，要同时治疗脑栓塞的原发疾病。

2. 脑部病变的治疗基本上与脑血栓形成相同。

3. 脑栓塞常为红色梗死，溶栓治疗应予慎重。

（五）脑出血

1. 保持安静，防止继续出血。

2. 积极防治脑水肿，降低颅内压。

3. 调控血压，改善血液循环。

4. 加强护理，防治并发症。

5. 手术治疗：如基底节附近出血，经内科治疗症状继续恶化、小脑出血血肿体积＞15 mL 或脑叶血肿＞45 mL，但体质较好者，条件许可时采取手术清除血肿。对通过颅骨钻孔清除血肿，其适应证和禁忌证尚未形成完全一致的认识。

6. 注意事项：①应用高渗性利尿剂等脱水时要注意水、电解质平衡和肾功能；②若无颅内压增高，血压应调控在发病前原有的水平或 150/90 mmHg；③止血剂和凝血剂的应用尚有争议，但如伴有消化道出血或凝血障碍时应予使用；④用调控胃酸药以避免应激性溃疡；⑤有感染、尿潴留、烦躁或抽搐等应对症处理。

（六）蛛网膜下腔出血

治疗原则是制止出血，防治继发性脑血管痉挛，去除出血的原因和防止复发。

四、脑水肿与甘露醇

（一）脑水肿的发生

急性脑血管疾病时的脑水肿主要与脑能量代谢和微循环障碍有关，近年来，强调自由基的毒性作用和细胞内钙超载是导致脑水肿的分子生物学机制。这些因素之间有密切的内在联系，它们对脑组织的损害及最终结果产生共同影响。

1. 急性脑梗死

（1）脑损害的主要原因是缺血缺氧。在急性脑梗死早期，先出现细胞性脑水肿；若缺血缺氧迅速改善，细胞性脑水肿可减轻或消失；若缺血缺氧时间超过数小时至数日，导致血管内皮细胞和血脑屏障损害，又可发生血管源性脑水肿。

（2）脑水肿进一步妨碍脑血流，使局部脑缺血缺氧进一步恶化。局部脑血流量减少，又促使梗死灶扩大及脑水肿加重，甚至引起颅内压增高。

（3）颅内压增高是使临床症状进一步恶化的主要原因。

2. 脑出血

（1）颅内压增高的机制中血肿的占位效应是首要因素。颅腔内组织有一定的调节作用，可使约 50 mL 体积的血肿得到缓冲，使颅内压得到代偿。临床及实验发现，在血肿清除后，颅内压可获一过性降低，之后又有继发性升高。

（2）延迟性血肿清除时可见血肿周围脑组织已有明显水肿。这提示除血肿本身因素外，血肿周围脑水肿对颅内压增高可能起关键作用。实验还证实离血肿越近，脑水肿越重，且远离血肿的对侧半球脑含水量亦增加。

（3）临床及实验研究均发现脑出血后产生广泛性脑血流量降低，故目前认为缺血性因素参与了脑出血后脑水肿的形成。

（4）血管源性脑水肿产生于脑出血后的 12 h 内，而细胞性脑水肿在出血后 24 h 达高峰，并持续 2 ~ 3 天。

（5）由于血肿溶解而逸出的大分子物质进入细胞外间隙，引起局部渗透压梯度改变，大量水分进入组织间隙，而产生高渗性水肿。

（二）甘露醇的作用机制

1. 甘露醇是通过渗透性脱水作用减少脑组织含水量。用药后使血浆渗透压升高，能把细胞间隙中的水分迅速移入血管内，使组织脱水。

2. 由于形成了血 – 脑脊液的渗透压差，水分从脑组织及脑脊液中移向血循环，由肾脏排出，使细胞内外液量减少，从而达到减轻脑水肿、降低颅内压目的。

3. 甘露醇也可能具有减少脑脊液分泌和增加其再吸收，最终使脑脊液容量减少而降低颅内压。

4. 甘露醇还是一种较强的自由基清除剂，能较快清除自由基连锁反应中毒性强、作用广泛的中介基团羟自由基，减轻迟发性脑损伤，故近年来已将甘露醇作为神经保护剂用于临床。

5. 甘露醇还具有降低血黏度，改善微循环，提高红细胞变形性，而促进组织水平的氧转运，有益于改善脑梗死和脑出血周围的脑水肿。

（三）甘露醇的临床应用

1. 甘露醇仍为急性脑血管疾病发病早期的主要脱水药物。虽然对急性脑血管疾病是否应用甘露醇仍有不同意见，焦点在于甘露醇是否脱去正常脑组织水分，而对脑损伤部位水肿组织无明显作用。但在临床实践中缺少确切的因用甘露醇引起脑部病情恶化的实例。

2. 急性脑血管疾病发病后不论轻重，都存在不同程度的脑水肿，原则上应使用抗脑水肿药物。

3. 由于甘露醇疗效发生快，作用持续时间长，每 8 g 甘露醇可带出水分 100 mL，脱水降颅压作用可靠、确实。

4. 对已有颅内压升高，甚至出现脑疝者，甘露醇应列为首选。

5. 脑血管疾病伴心功能不全者用甘露醇应慎重，以免因输入过快或血容量增加而诱发心力衰竭。脑血管疾病伴血容量不足时，宜在补充血容量后酌情使用甘露醇。脑血管疾病伴低蛋白血症时，宜先用 25% 清蛋白或浓缩血浆调整血浆蛋白浓度后，再酌情使用甘露醇。

6. 甘露醇应用后先发生短暂性高血容量而使血压升高。故对同时伴高血压者，在用甘露醇前，可先用呋塞米（速尿）将血容量调整后，再用甘露醇，以避免不良反应产生。

7. 当患者血浆渗透压 > 330 mmol/L 时，应停止使用。因此时无论给予任何剂量甘露醇，也不可能起到脱水作用。

（四）使用方法

1. 使用时间

一般 7 ~ 10 d 为宜。

2. 使用剂量

根据病灶体积、脑水肿程度和颅内压情况而定。病灶直径在 3 cm 以上者，每日应给予一定量甘露醇。病灶大、脑水肿严重或伴颅高压者，予每次 1 ~ 2 g/kg，每 4 ~ 6 h 可重复使用；对出现脑疝者，剂量可更大些。尤其对于脑出血并发脑疝者，可为后续的手术治疗赢得时间。

3. 用药速度

一般主张 250 mL 液量宜在 20 min 内滴入。用药后 20 min，颅内压开始下降，2 ~ 3 h 达高峰，其作用持续 6 h 左右，颅内压可降低 46% ~ 55%。有报道快速注入小剂量每次 0.25 ~ 0.5 g/kg 甘露醇，可能获得与采用大剂量类似的效果。

（五）注意事项

1. 预防内环境紊乱

甘露醇在降颅内压的同时也带走了水分和电解质，若不注意易导致水、电解质紊乱和酸碱平衡，更加重脑损害。故在用药期间，应定期观察有关项目，及时发现和调整。切勿将由于严重内环境紊乱导致脑功能恶化，误认为脱水不足而继续使用甘露醇，造成严重医源性后果。

2. 预防肾功能损害

甘露醇肾病表现为用药期间出现血尿、少尿、无尿、蛋白尿、尿素氮升高等。部分患者发病后不是死于脑血管疾病，而是死于肾衰竭，其中部分与甘露醇有关。故对原有肾功能损害者应慎用。主要非必要时用量切勿过大，使用时间勿过长。用药期间密切监测有关指标。发现问题及时减量或停用。一旦出现急性肾衰竭，应首选血液透析，部分患者经一次透析即可恢复。

3. 注意反跳现象

一般认为甘露醇不能或很少进入脑细胞内，因此无反跳现象。但在不同患者，因其血管通透性改变程度不同而有差异。对通透性极度增高者，甘露醇可能会渗入脑组织而发生反跳现象。为防止反跳现象，在 2 次甘露醇用药期间，静脉注射 1 次高渗葡萄糖或地塞米松，以维持其降颅压作用。

4. 警惕变态反应

甘露醇变态反应少见，偶有致哮喘、皮疹甚至致死。

5. 其他不良反应

（1）当给药速度过快时，部分患者出现头痛、眩晕、心律失常、畏寒、视物模糊和急性肺水肿等不良反应。剂量过大，偶可发生惊厥。

（2）可影响某些检查结果，可使血胆红素、肌酐增加，尿酸、磷酸盐增加，分析检验结果时须充分认识。

（3）心功能不全及脱水致少尿的患者慎用，有活动性颅内出血者禁用（开颅手术时除外），因能透过胎盘屏障，引起胎儿组织水肿，故孕妇禁用。

（六）护理措施

1. 静脉炎

近年来，静脉留置针和中心静脉穿刺的应用，大大减轻了血管穿刺性损伤，同时所选血管较粗，血流速度较快，降低了静脉炎的发生率。一旦出现注射静脉疼痛、发红等静脉炎症状，及时采取酒精湿敷、50%硫酸镁热敷、甘露醇加温输入等方法，可控制静脉炎症状，必要时更换部位进行。

输注甘露醇时，一旦发生渗漏，须及时处理静脉穿刺。

2.渗漏

可采取50%硫酸镁局部湿敷、0.01%酚妥拉明溶液浸湿纱布湿敷、烫伤膏外敷等措施，可改善微循环，消除水肿，防止组织坏死。如外渗伴有局部瘀血，可局部封闭注射，可降低局部血管的脆性，从而减轻或阻止液体的外渗及疼痛反应，缓解血管痉挛，改善缺血缺氧状态，有利于渗出物的吸收，减轻局部损伤。如处理不及时，超过24 h多不能恢复，对已发生局部缺血，严禁使用热敷，因热敷可使局部组织温度升高，代谢加快，氧耗增加，加重组织坏死。

五、护理措施

（一）体位

1.急救体位

（1）急性期应严格卧床，尽量少搬动患者，特别是出血性脑血管病急性期的重症患者，原则上应就地抢救。

（2）患者头部可放一轻枕，抬高15～30°角，以促进静脉回流，减轻脑水肿，降低颅内压。

（3）对于缺血性脑血管病，为防止脑血流量减少，患者可取平卧位。

（4）头偏向一侧，可防止误吸，以保持呼吸道通畅。

2.康复体位

脑血管病的治疗实际上是分两个重要阶段进行的：一是急性期的治疗；二是恢复期的治疗与康复锻炼。两个治疗阶段有着密切的因果关系，但是具有同等的重要性。从急性期的治疗开始，不论患者意识清楚与否，护理人员都应注意肢体的正确姿势的摆放，防止出现畸形或肢体挛缩，使脑血管病患者康复后能恢复正常的姿势。

（1）仰卧位：头部枕于枕头上，躯干平展，在患侧臀部至大腿下外侧垫放一个长枕，防止患侧髋关节外旋。患侧肩胛下方放一枕头，使肩上抬，并使肘部伸直、腕关节背伸、手指伸开手中不握东西。患侧下肢伸展，可在膝下放一枕头，形成膝关节屈曲，足底不接触物品，可用床架支撑被褥。

（2）健侧卧位：健侧肢体处于下方的侧卧位。头枕于枕头上，躯干正面与床面保持直角。患侧上肢用枕头垫起，肩关节屈曲约 100°角，上肢尽可能伸直，手指伸展开。患侧下肢用枕头垫起，保持屈髋、屈膝位，足部亦垫在枕头上，不能悬于枕头边缘。健侧肢体在床上取舒适的姿势，可轻度伸髋屈膝。健侧卧位有利于患侧的血液循环，可减轻患侧肢体的痉挛，预防患肢水肿。

（3）患侧卧位：患侧肢体处于下方，这样有助于刺激、牵拉患侧，减轻痉挛。患侧头稍前屈，躯干后倾，用枕头稳固支撑后背，患侧肩前伸、肘伸直、前臂旋后、手腕背伸、手心向上、手指伸展开。患侧下肢髋关节伸展、微屈膝。注意一定要保持患侧肩处于前伸位。

（4）上述 3 种卧床姿势，可经常交替变换。还可采取以下措施，保持正确体位：①腋下放置一枕头，防上肢内收挛缩；②患侧下肢足部放一稍软物体，以防足下垂；③大腿外侧置沙袋，以防外旋；④进行关节被动运动，每天至少 2 次。

（二）急救护理

1. 镇静

（1）许多患者有情绪激动的表现，这会对患者、看护者和家庭带来痛苦，并可能导致自伤。躁动的常见原因为发热、容量不足，去除病因后再考虑使用镇静剂及抗精神病药。

（2）推荐小心使用弱到强的地西泮药，迅速起效的苯二氮䓬类最好，但剂量不宜过大，以免影响意识程度的观察。必要时加用其他药如止痛药和神经地西泮药对症处理严重的头痛。剂量和服药时间应根据临床需要。

（3）慎用鸦片类药物及其他呼吸抑制剂。尤其是当伴有颅内压增高时，更应注意，以免导致呼吸骤停。

（4）卒中后癫痫的治疗，首选抗惊厥药为苯二氮䓬类，静脉给予地西泮（5 mg，＞2 min，最大量 10 mg），可反复应用，随后应改用长效抗惊厥药。

2. 血压

（1）缺血或出血性卒中发生后血压升高，一般不需要紧急治疗。在发病 3 天内一般不用抗高血压药，除非有其他疾患：①心肌梗死；②出现梗死后出血；③合并高血压脑病；④合并主动脉夹层合并肾衰竭；⑥合并心脏衰竭。

（2）缺血性卒中须立即降压治疗的适应证是收缩压＞220 mmHg、舒张压＞120 mmHg 或平均动脉压（MAP）＞130 mmHg。须溶栓治疗者，应将血压严格控制在收缩压＜185 mmHg，或舒张压＜110 mmHg。

（3）对出血性卒中，一般建议比脑梗死患者更积极控制血压。有高血压病史的患者，血压水平应控制平均动脉压在 130 mmHg 以下。刚进行手术后的患者应避免平均动脉压大于 110 mmHg。如果收缩压 180 mmHg，舒张压 105 mmHg，暂不降压。如果收缩压低于 90 mmHg，应给予升压药。

（4）平均动脉压 = 舒张压 +1/3 收缩压与舒张压之差，或平均动脉压 =（收缩压 +2 倍舒张压）/3。

3.高颅压

（1）头位抬高 20 ~ 30° 角。

（2）保持患者良好体位，以避免颈静脉压迫。

（3）对于大多数患者，给予生理盐水或乳酸 Ringer's 溶液静脉注射维持正常的容量，速度 50 mL/h。除非患者有低血压，否则避免快速点滴，因为有增加脑水肿的危险。避免给予含糖溶液（怀疑低血糖者除外），此类溶液低渗，有增加脑水肿的危险。

（4）维持正常体温。

（5）渗透压治疗，如果有指征，用甘油果糖，甘露醇或地西泮。

（6）保持正常通气（PCO_2 35 ~ 40 mmHg 或略低水平）。

（7）对于轻一中度脑血管病者，如无缺氧情况，不常规给氧；如 $SO_2 <$ 90%，给氧 2 ~ 4 L/min，禁忌高浓度吸氧。

（8）如果无病理性呼吸，血气分析提示中度缺氧，则给予氧吸入即可。如果有病理性呼吸、严重低氧血症或高碳酸血症、有较高误吸危险的昏迷患者，建议早期气管插管。

（三）心理护理

卒中患者因病程长，发病迅速，致残率高，以至于引起患者忧郁、紧张、焦虑、烦躁、甚至轻生，这些不良的情绪刺激不但使患者在思想上产生消极对抗，使卒中患者失去锻炼的信心，而且对人体各系统产生影响，如，使呼吸频率加快，神经功能失调，内分泌功能紊乱等。

护士应积极主动地给予患者心理疏导，安慰患者，消除不良情绪刺激。实践证明，不良的情绪可引起大脑皮层兴奋，促使去甲肾上腺、肾上腺素及儿茶酚胺分泌增加，以至于全身小动脉出现收缩，心跳加快，血压升高，易导致再卒中。而处于兴奋状态和良好情绪时，神经抑制解除，这时神经肌肉调节达到最佳状态，有利于肢体功能恢复。

（四）健康教育

1.脑血管病后肢体运动恢复

脑血管病的运动恢复，Brunnstrom 将它分为 6 个过程。

（1）第1期：松弛性瘫痪，无活动。

（2）第2期：在共同形式下的活动，出现痉挛。

（3）第3期：主动运动的出现仅见于肢体共同运动形式时，痉挛增强。

（4）第4期：在共同形式活动外，出现随意运动，痉挛减轻。

（5）第5期：能出现对个别或单独活动的控制。

（6）第6期：恢复至接近正常活动控制。

大多数患者可按以上分期恢复，但部分患者可因不同原因，使康复在某一时期不再延续好转。一般说第1期持续时间7～10d，不超过两周；第2期、第3期时间从两周到1个月末。

2. 卒中的危险和饮酒

近年来，关于饮酒和卒中危险的临床观察性试验显示，两者之间是一种J形曲线关系，适当程度的饮酒引起缺血性卒中降低30%，而大量饮酒至少增加了60%的危险性。

结果显示每天饮用少于两个酒精饮料或者24g以下酒精，能降低缺血性卒中的危险，而饮用5个酒精饮料或60g以上的酒精，将显著增加任何类型卒中的危险包括出血性和缺血性卒中。

研究结果还发现，饮酒和缺血性卒中危险性之间存在J形曲线关系，而和出血性卒中之间存在线性关系。和不饮酒者相比，每天饮酒超过60g者出血性卒中危险性增加超过两倍，而且较低量饮酒者也没有发现保护作用。

因此，由于大多数卒中类型是缺血性卒中，适当饮酒导致的卒中总数的减少很大程度上是由于降低缺血性卒中引起的。

第三节 急性冠状动脉综合征

一、概述

（一）概念

急性冠状动脉综合征（Acute Coronary Syndrome，ACS）是指急性心肌缺血引起的一组临床症状。ACS根据心电图表现可以分为无ST段抬高和ST段抬高型两类。无ST段抬高的ACS包括不稳定性心绞痛（UA）和无ST段抬高的心肌梗死（NSTEMI）。冠状动脉造影和血管镜研究的结果揭示，UA/NSTEMI 常常是由于粥样硬化块破裂，进而引发一系列导致冠状动脉血流减少的病理过程所致。许多试验表明，溶栓治疗有益于 ST 段抬高型 ACS，而无 ST 段抬高者溶栓治疗则未见益处。因此，区别两者并不像以前那样重要了，而将两者一并讨论。

UA 主要由 3 种表现形式，即静息时发生的心绞痛、新发生的心绞痛和近期加重的心绞痛。新发生的心绞痛疼痛程度必须达加拿大心脏学会（CCS）心绞痛分级至少 ID 级方能定义为 UA，新发生的慢性心绞痛疼痛程度仅达 CCS 心绞痛分级 Ⅰ ~ Ⅱ者并不属于 UA 的范畴。

（二）病理生理

ACS 的病理生理基础是由于心肌需氧和供氧的失衡而导致的心肌相对供血不足，主要由 5 个方面的原因所导致。

1. 不稳定粥样硬化斑块破溃后继发的血栓形成造成相应冠脉的不完全性阻塞，是 ACS 最常见的原因，由血小板聚集和斑块破裂碎片产生的微栓塞是导致 ACS 中心肌标志物释放的主要原因。

2. 冠脉存在动力性的梗阻，如变异性心绞痛，这种冠脉局部的痉挛是由于血管平滑肌和（或）内皮细胞的功能障碍引起，动力性的血管梗阻还可以由室壁内的阻力小血管收缩导致；另外一种少见的情况是心肌桥的存在，即冠脉有一段走行于心肌内，当心肌收缩时，会产生"挤奶效应"导致心脏收缩期冠脉受挤压而产生管腔狭窄。

3. 由内膜增生而非冠脉痉挛或血栓形成而导致的严重冠脉狭窄，这种情况多见于进展期的动脉粥样硬化或经皮穿刺冠脉介入治疗（PCI）后的再狭窄。

4. 冠脉的炎症反应（某些可能与感染有关，如肺炎衣原体和幽门螺杆菌），与冠脉的狭窄、斑块的不稳定以及血栓形成密切相关，特别是位于粥样硬化斑块肩部被激活的巨噬细胞和 T 细胞可分泌基质金属蛋白酶（MMP），可导致斑块变薄和易于破裂。

5. 继发性 UAP，这类患者有着冠脉粥样硬化导致的潜在狭窄，日常多表现为慢性稳定型心绞痛，但一些外来的因素可导致心肌耗氧量的增加而发生 UAP，如，发热、心动过速、甲亢、低血压、贫血等情况。

冠状动脉粥样斑块破裂、崩溃是 ACS 的主要原因。斑块破裂后，血管内皮下基质暴露，血小板聚集、激活，继而激活凝血系统形成血栓，阻塞冠状动脉；此外，粥样斑块在致炎因子作用下，可发生炎细胞的聚集和激活，被激活的炎细胞释放细胞因子，激活凝血系统，并刺激血管痉挛，其结果是使冠状血流减少，心肌因缺血、缺氧而损伤，甚至坏死。心肌损伤坏死后，一方面，心脏的收缩、舒张功能受损，心脏的射血能力降低，易发生心力衰竭；另一方面，缺血部位心肌细胞静息电位和动作电位均发生改变，与正常心肌细胞之间出现电位差，同时因心肌梗死时患者交感神经兴奋性增高，心肌组织应激性增强，极易出现各种期前收缩、传导阻滞甚至室颤等心律失常。

二、临床表现

（一）症状

UAP 引起的胸痛的性质与典型的稳定型心绞痛相似，但程度更为剧烈，持续时间长达 20 min 以上，严重者可伴有血流动力学障碍，出现晕厥或晕厥前状态。原有稳定型心绞痛出现疼痛诱发阈值的突然降低；心绞痛发作频率的增加；疼痛放射部位的改变；出现静息痛或夜间痛；疼痛发作时出现新的伴随症状如恶心、呕吐、呼吸困难等；原来可以使疼痛缓解的方法（如舌下含化硝酸甘油）失效，以上皆提示不稳定心绞痛的发生。

老年患者以及伴有糖尿病的患者可不表现为典型的心绞痛症状而表现为恶心、出汗和呼吸困难，还有一部分患者无胸部的不适而仅表现为下颌、耳部、颈部、上臂或上腹部的不适，孤立新出现的或恶化的呼吸困难是 UAP 中心绞痛等同发作最常见的症状，特别是老年患者。

（二）体征

UAP 发作或发作后片刻，可以发现一过性的第三心音或第四心音以及乳头肌功能不全所导致的收缩期杂音，还可能出现左室功能异常的体征，如，双侧肺底的湿啰音、室性奔马律，严重左室功能异常的患者可以出现低血压和外周低灌注的表现，此外，体格检查还有助于发现一些导致继发性心绞痛的因素，如，肺炎、甲亢等。

（三）心电图

在怀疑 UAP 发作的患者，ECG 是首先要做的检查，ECG 正常并不排除 UAP 的可能，但 UAP 发作时 ECG 无异常改变的患者预后相对较好。如果胸痛伴有两个以上的相邻导联出现 ST 的抬高 mm，则为 STEMI，宜尽早行心肌再灌注治疗。胸痛时 ECG 出现 ST 段压低 mm、症状消失时 ST 的改变恢复是一过性心肌缺血的客观表现，持续性的 ST 段压低伴或不伴胸痛相对特异性差。

相应导联上的 T 波持续倒置是 UAP 的一种常见 ECG 表现，这多反映受累的冠脉病变严重，胸前导联上广泛的 T 波深倒（≥ 2 mm）多提示 LAD 的近端严重病变。因陈旧心肌梗死 ECG 上遗有 Q 波的患者，Q 波面向区域的心肌缺血较少引起 ST 的变化，如果有变化常表现为 ST 段的升高。

胸痛发作时 ECG 上 ST 的偏移（抬高或压低）和（或）T 波倒置通常随着症状的缓解而消失，如果以上 ECG 变化持续 12 h 以上，常提示发生非 Q 波心肌梗死。心绞痛发作时非特异性的 ECG 表现有 ST 段的偏移 < 0.5 mm 或 T 波倒置 < 2 mm。孤立的 ID 导联 Q 波可能是一正常发现，特别是在下壁导联复极正常的情况下。

在怀疑缺血性胸痛的患者，要特别注意排除其他一些引起 ST 段和 T 波变化的情况，在 ST 段抬高的患者，应注意是否存在左室室壁瘤、心包炎、变异性心绞痛、早期复极、预激综合征等情况。中枢神经系统事件以及三环类抗抑郁药或吩噻嗪可引起 T 波的深倒。

在怀疑心肌缺血的患者，动态的心电图检查或连续的心电监护至为重要，因为 Holter 显示 85% ~ 90% 的心肌缺血不伴有心绞痛症状；此外，还有助于检出 AMI，特别是在联合连续测定血液中的心脏标志物的情况下。

（四）生化标志物

既往心脏酶学检查特别是 CK 和 CK-MB 是区分 UAP 和 AMI 的手段，对于 CK 和 CK-MB 轻度升高不够 AMI 诊断标准的仍属于 UAP 的范畴。新的心脏标志物 TnI 和 TnT 对于判断心肌的损伤，较 CK 和 CK-MB 更为敏感和特异，时间窗口更长，既往诊为 UAP 的患者，有 1/5 ~ 1/4 TnI 或 TnT 的升高，这部分患者目前属于 NSTEMI 的范畴，预后较真正的 UAP 患者（TnI/TnT 不升高者）要差。肌红蛋白检查也有助于发现早期的心肌梗死，敏感性高而特异性低，阴性结果有助于排除 AMI 的诊断。

（五）核素心肌灌注显像

在怀疑 UAP 的患者，在症状持续期 MIBI 注射行心肌核素静息显像发现心肌缺血的敏感性及特异性均高，表现为受累心肌区域的核素充盈缺损，发作期过后核素检查发现心肌缺血的敏感性降低。症状发作期间行核素心肌显像的阴性预测值很高，但是急性静息显像容易遗漏一部分 ACS 患者（大约占 5%），因此，不能仅凭一次核素检查即做出处理决定。

三、诊断

（一）危险分层

1.高危患者

其包括以下几种：①心绞痛的类型和发作方式，静息性胸痛，尤其既往 48 h 内有发作者；

②胸痛持续时间，持续胸痛 20 min 以上；③发作时硝酸甘油缓解情况，含硝酸甘油后胸痛不缓解；④发作时的心电图，发作时动态性的 ST 段压低 ≥ 1 mm；⑤心脏功能，心脏射血分数 < 40%；⑥既往患心肌梗死，但心绞痛是由非梗死相关血管所致；⑦心绞痛发作时并发心功能不全（新出现的 s3 音、肺底啰音）、二尖瓣反流（新出现的收缩期杂音）或血压下降；⑧心脏 TnT（TnI）升高；⑨其他影响危险因素分层的因素还有高龄（> 75 岁）、糖尿病、CRP 等炎性标志物或冠状动脉造影发现是三支病变或者左主干病变。

2. 低危患者

特征有：①没有静息性胸痛或夜间胸痛；②症状发作时心电图正常或者没有变化；③肌钙蛋白不增高。

（二）UAP 诊断

UAP 诊断依据。①有不稳定性缺血性胸痛，程度在 CCSID 级或以上。②明确的冠心病证据：心肌梗死、PTCA、冠脉搭桥、运动试验或冠脉造影阳性的病史；陈旧心肌梗死心电图表现；与胸痛相关的 ST–T 改变。③急性心肌梗死除外。

四、治疗

（一）基本原则

首先对 UAP/NSTEMI 患者进行危险度分层。低危患者通常不需要做冠状动脉造影，合适的药物治疗以及危险因素的控制效果良好。治疗药物主要包括阿司匹林、肝素（或低分子肝素）、硝酸甘油和 β – 受体阻滞剂，所有的患者都应使用阿司匹林。血小板糖蛋白 Ⅱ b/ Ⅲ a 受体拮抗剂（GB Ⅱ b/ Ⅲ a 受体拮抗剂）不适用于低危患者。低危患者的预后一般良好，出院后继续服用阿司匹林和抗心绞痛药物。

高危患者通常最终都要进入导管室，虽然冠脉造影的最佳时机还未统一。目前，针对 UAP/NSTEMI，存在两种不同的治疗策略：一种为早期侵入策略，即对冠脉血管重建术无禁忌证的患者在可能的情况下尽早行冠脉造影和据此指导的冠脉血管重建治疗；另一种为早期保守治疗策略，在充分的药物治疗的基础上，仅对有再发心肌缺血者或心脏负荷试验显示为高危的患者（不管其对药物治疗的反应如何）进行冠脉造影和相应的冠脉血管重建治疗。

近来来，多数学者倾向于早期侵入策略，其理由是该策略可以迅速确立诊断，低危者可以早期出院，高危者则可以得到有效的冠脉血管重建治疗。没有条件进行介入治疗的社区医院，早期临床症状稳定的患者保守治疗可以作为 UAP/NSTEMI 的首选治疗，但对于最初保守治疗效果不佳的患者应该考虑适时地进行急诊冠状动脉造影，必要时须介入治疗。在有条件的医院，高危 UAP/NSTEMI 患者可早期进行冠状动脉造影，必要时行 PCI/CABG。在早期冠状动脉造影和 PCI/CABG 之后，静脉应用血小板 GPU b/IDa 受体拮抗剂可能会使患者进一步获益，并且不增加颅内出血的并发症。

（二）一般处理

所有患者都应卧床休息开放静脉通道并进行心电、血压、呼吸的连续监测，床旁应配备除颤器。对于有发绀、呼吸困难或其他高危表现的患者应该给予吸氧，并通过直接或间接监测血氧水平确保有足够的血氧饱和度。若动脉血氧饱和度降低至 < 90% 时，应予间歇高流量吸氧。手指脉搏血氧测定是持续监测血氧饱和度的有效手段，但对于无低氧危险的患者可不进行监测。应定期记录 18 导联心电图以判断心肌缺血程度、范围的动态变化。酌情使用镇静剂。

（三）抗血栓治疗

抗血小板和抗凝治疗是 UAP/NSTEMI 治疗中的重要一环，它有助于改变病情的进展和减少心肌梗死、心肌梗死复发和死亡。联合应用阿司匹林、肝素和一种血小板 Ⅱ b/ Ⅲ a 受体拮抗剂代表着最高强度的治疗，适用于有持续性心肌缺血表现和其他一些具有高危特征的患者以及采用早期侵入措施治疗的患者。

抗血小板治疗应尽早，目前，首选药物仍为阿司匹林。在不稳定性心绞痛患者症状出现后尽快给予服用，并且应长期坚持。对因过敏或严重的胃肠反应而不能使用阿司匹林的患者，可以使用噻吩吡啶类药物（氯比格雷或噻氯吡啶）作为替代。在阿司匹林或噻吩吡啶药物抗血小板治疗的基础上应该加用普通肝素或皮下注射低分子肝素。有持续性缺血或其他高危的患者，以及计划行经皮冠状动脉介入（PCI）的患者，除阿司匹林和普通肝素外还应加用一种血小板 GPII b/nu 受体拮抗剂。对于在其后 24 h 内计划做 PCT 的不稳定心绞痛患者，也可使用阿昔单抗治疗 12 ~ 24 h。

（四）抗缺血治疗

1. 硝酸酯类药物

本类药物可扩张静脉血管、降低心脏前负荷和减少左心室舒张末容积，从而降低心肌氧耗。另外，硝酸酯类扩张正常的和硬化的冠状动脉血管，且抑制血小板的聚集。对于 UAP 患者，在无禁忌证的情况下均应给予静脉途径的硝酸酯类药物。根据反应逐步调整剂量，应使用避光的装置以 10 Mg/min 的速率开始持续静脉点滴，每 3 ~ 5 min 递增 10 Mg/min，出现头痛症状或低血压反应时应减量或停药。

硝酸酯类血流动力学效应的耐受性呈剂量和时间依赖性，无论何种制剂在持续 24 h 治疗后都会出现耐药性。对于需要持续使用静脉硝酸甘油 24 h 以上者，可能需要定期增加滴注速率以维持疗效。或使用不产生耐受的硝酸酯类给药方法（较小剂量和间歇给药）。当症状已经控制后，可改用口服剂型治疗。静脉滴注硝酸甘油的耐药问题与使用剂量和时间有关，使用小剂量间歇给药的方案可最大限度地减少耐药的发生。对需要 24 h 静脉滴注硝酸甘油的患者应周期性的增加滴速维持最大的疗效。一旦患者症状缓解且在 12 ~ 24 h 内无胸痛以及其他缺血的表现，应减少静脉滴注的速度而转向口服硝酸酯类药物或使用皮肤贴剂。在症状完全控制达数小时的患者，应试图给予患者一个无硝酸甘油期以避免耐药的产生，对于症状稳定的患者，不宜持续 24 h 静脉滴注硝酸甘油，可换用口服或经皮吸收型硝酸酯类制剂。另一种减少耐药发生的方法是联用一种巯基提供剂如卡托普利或 N-乙酰半胱氨酸。

2. β 受体阻滞剂

β 受体阻滞剂的作用可因交感神经张力、左室壁应力、心脏的变力性和变时性的不同而不同。β 受体阻滞剂通过抑制交感神经张力、减少斑块张力达到减少斑块破裂的目的。因此，β 受体阻滞剂不仅可在 AMI 后减少梗死范围，而且可有效地降低 UAP 演变成为 AMI 的危险性。

3. 钙通道阻断剂

钙通道阻断剂并不是 UAP 治疗中的一线药物，随机临床试验显示，钙通道阻断剂在 UAP 治疗中的主要作用是控制症状，钙通道阻断剂对复发的心肌缺血和远期死亡率的影响，目前认为短效的二氢吡啶类药物如硝苯地平单独用于急性心肌缺血反而会增加死亡率。

4. 血管紧张素转换酶抑制剂（ACEI）

ACEI 可以减少急性冠状动脉综合征患者、近期心肌梗死或左心室收缩功能失调患者、有左心室功能障碍的糖尿病患者，以及高危慢性冠心病患者的死亡率。因此，ACS 患者以及用 β 受体阻滞剂与硝酸酯类不能控制的高血压患者如无低血压均应联合使用 ACEI。

（五）介入性治疗

UAP/NSTEMI 中的高危患者早期（24 h 以内）干预与保守治疗基础上加必要时紧急干预比较，前者明显减少心肌梗死和死亡的发生，但早期干预一般应该建立在使用血小板糖蛋白 Ⅱ b/ Ⅲ a 受体拮抗剂和（或）口服氯吡格雷的基础之上。

冠状动脉造影和介入治疗（PCI）的适应证。①顽固性心绞痛，尽管进行充分的药物治疗，仍反复发作胸痛。②尽管充分的药物治疗，心电图仍有反复的缺血发作。③休息时心电图 ST 段压低，心脏标志物（肌钙蛋白）升高。④临床已趋稳定的患者出院前负荷试验有严重缺血征象：如最大运动耐量降低，不能以其他原因解释者；低做功负荷下几个导联出现较大幅度的 ST 段压低；运动中血压下降；运动中出现严重心律失常或运动负荷同位素心肌显像示广泛或者多个可逆的灌注缺损。⑤超声心动图示左心室功能低下。⑥既往患过心肌梗死，现有较长时间的心绞痛发作者。

五、护理措施

患者到达急诊科，护士是第一个接待者，护士必须在获得检查数据和医师做出诊断之前，选择必要的紧急处置措施。急诊护士尤其应在 ACS 综合征患者给予适时、有效的治疗方面发挥作用。护士需要在医疗资源有限的环境下，在患者床边判定紧急情况，减少延误。作为急诊护士还要具备心脏病护理技术，能处置 AMI，用电子微量注射泵进行输液，识别心律失常和准确处理严重心脏危象。

（一）病情观察

1.ACS 患者病情危重、变化迅速、随时都可能出现严重的并发症。

2. 要认真、细致地观察患者的精神状况、面色、意识、呼吸、注意有无出冷汗、四肢末梢发凉等。

3. 经常询问患者有无胸痛、胸闷，并注意伴随的症状和程度，尤其是夜间。

4. 常规持续心电、血压监护严密观察心率（律）、心电图示波形态变化，对各种心律失常及时识别，并报告医师及时处理。

5. 有低血压者给予血压监护直到血压波动在正常范围。

6. 有心力衰竭者给血氧饱和度监测，以保证血氧饱和度在 95% ~ 99%。

7. 急性心肌梗死患者还要定时进行心电图检查和心肌酶的检测，了解急性心肌梗死的演变情况。

8. 在监护期间，应注意患者有无出血倾向。观察患者的皮肤、黏膜、牙龈有无出血。观察尿的颜色。询问有无腹痛、腰痛、头痛现象。对行尿激酶溶栓治疗的急性心肌梗死患者，更应严密观察。

（二）病情评估

ACS 的患者常须急诊入院，将患者送入监护室后，急诊科护士迅速地评估患者是否有高度危险性或低度危险性非常重要。根据评估情况严格按照急诊护理路径，迅速采取相应措施。

1. 危险评估

迅速地评估患者是否有高度或低度危险的 ACS，这是当今对护士的最大挑战。①有研究表明约 33% 的 AMI 患者在发病初期无胸痛的表现，然而这些被延迟送入医院的患者有更高的危险性，因为无典型胸痛的患者很少能及时得到溶栓、血管成形术或阿司匹林、P 受体阻滞剂、肝素等药物治疗。②在美国每年大约 460 万具有急性冠脉局部缺血症状的患者来到急诊科，其中，只有大约 25% 的患者确诊后被允许入院。③在急诊科疑为 ACS 的患者中，只有约 1/3 有"真的病变"。

急诊护理决定性的作用在于快速完成对患者的评估，并且在早期对 ACS 高危人群提供及时的紧急看护照顾，使病情缓解。据统计，在美国每年有 100 万人发生 AMI，约 25% 的患者在到达急诊科前死亡。那些到达医院的患者仍有死亡的可能。

2. Antman 危险评分量表

（1）年龄 > 65 岁。

（2）存在 3 个以上冠心病危险因素。

（3）既往血管造影证实有冠状动脉阻塞。

（4）胸痛发作时心电图有 ST 段改变。

（5）24 h 内有 2 次以上心绞痛发作。

（6）7 d 内应用了阿司匹林。

（7）心肌坏死标记物升高。

具有上述危险因素的患者出现死亡、心肌梗死或须血管重建的负性心脏事件的可能性增高。评分越高危险性越大，且这些患者从低分子肝素、血小板 GP Ⅱ b/ Ⅲ a 受体拮抗剂和心脏介入等治疗中获益也越大。这一评分系统简单易行，使早期对患者进行客观的危险分层成为可能，有利于指导临床对患者进行及时正确的治疗。

（三）急救护理

1. 早期干预原则

在急诊情况下，一旦胸痛患者明确了 ACS 的诊断，快速和有效的干预即迅速开始。1999 年，在美国心脏病学会（ACC）和美国心脏联合会（AHA）制定的《ACS 治疗指南》中曾推荐：患者应在发病 10 min 内到达急诊科，对所有不稳定心绞痛患者给予吸氧、静脉输液、连续的心电图（ECG）监护。并依据临床表现将患者分为高度危险、中度危险和低度危险。高度危险患者严格管理，低度危险患者必须按监护程序治疗，并定期随访，急诊护士和医师必须精确地估定患者的危险层次。

2. 干预时间分期

近年来，国外有学者将早期干预分为 4 个节段，称为 4DS。

时间 0（症状，Symptom）：症状开始时间点，它代表着冠状动脉闭塞的时间，虽然它是个比较好的指标，但不是完美的时间点。

时间 1（门口，Door）：患者入急诊科的时间点。

时间 2（资料，Data），患者进行初步检查及心电图等材料的时间点。

时间 3（决定，Decision）：决定是否进行溶栓治疗或进一步检查。

时间 4（药物，Drug）：开始用药物或治疗的时间点。

其中，时间 1 ~ 2：约 6 ~ 11 min；2 ~ 3：约 20 ~ 22 min；3 ~ 4：约 20 ~ 37 min。

GISSI-2 研究中，不足 30% 的患者在症状发生后 3 h 才得到治疗。平均耽搁时间在 3 ~ 5 h，其主要原因是以下几点：

（1）患者本身的耽搁：患者在就医问题上耽搁时间是延误时间的一个主要因素，其原因多在患者发病之初期症状较轻、未意识到病情的严重性，或地处偏僻，交通不便。

（2）运送患者的过程：患者发病后运送至医院途中，也要耽搁一些时间，据估计一般约为 30 min 到数小时。

（3）医院内耽搁：患者到达医院以后耽搁时间是相当普遍的。在多数研究中，从患者到达医院至实施溶栓治疗，平均耽搁 45 ~ 90 min。

在症状发作不到 1 h 内接受治疗的患者 6 周病死率为 3.2%；在症状发作 4 h 接受治疗的患者 6 周病死率为 6.2%。事实上，非常早期的综合治疗（包括市区及郊区）可减少 50% 心肌梗死的发病率。"4Ds"在减少从发病到处理的时间延误方面发挥了积极作用。

3. 急诊过程耽搁

ACS 患者急诊就诊耽搁主要在：①患者到医院接受医师检查时；②对患者胸痛评估时，因为这需要仔细观察；③做 ECG 时；④在当诊断技师不能及时识别 ST 变化，ECG 报告延迟传递到内科医师时。

为避免这些急诊耽搁，有些医院尝试由急诊科护士做 ECG，并直接由医师快速阅读 ECG。还可自行设计护理观察记录文书，既节省了护士书写的时间，又提高了护理质量标准。

4. 一般急救措施

（1）立即让患者采取舒适体位，合并心力衰竭者给半卧位。

（2）常规给予吸氧，3 ~ 5 L/min。

（3）连接好心电监护电极和测血压的袖带（注意电极位置应避开除颤区域和心电图胸前导联位置）。开启心电监护和无创血压监护。必要时给予血氧饱和度监护。

（4）协助给患者做全导联心电图作为基础心电图，以便对照。

（5）在左上肢和左下肢建立静脉通路，均留置 Y 形静脉套管针（以备抢救和急诊介入手术中方便用药）。

（6）备好急救药品和除颤器。

（7）抗凝疗法：给予嚼服肠溶阿司匹林 100 ~ 300 mg，或加用氯吡格雷片 75 mg，1 次 / 日，皮下注射低分子肝素等。

（8）介入疗法：对于 ACS 患者的治疗尤其是急性心肌梗死，尽快重建血运极为重要，对行急诊 PCI 的患者应迅速做好术前各项准备。

5. 急诊冠状动脉介入治疗（PCI）的术前准备

（1）首先向患者及家属介绍介入诊断和治疗的目的、方法、优点。

（2）急查血常规，血凝全套，心肌酶谱，甲、乙、丙肝抗体，抗 HIV 等，术区备皮，做碘过敏皮试。

（3）让患者排空膀胱，必要时留置导尿管。

（4）嚼服肠溶阿司匹林 0.3 g，口服氯吡格雷片 300 mg，备好沙袋，氧气袋，全程监护，护送患者到导管室。

6. 急诊 PCI 术后监护

（1）患者返回病房后，护士立即进行心电、血压的监护，注意心率（律）变化。

（2）急诊 PCI 患者术后常规留置动脉鞘管 6 ~ 12 h。嘱患者术侧肢体伸直制动，防止稍管脱出、折断和术侧肢体的血栓形成。观察术区有无渗血，触摸双侧足背动脉搏动情况，皮肤颜色和肢体温度的变化。协助按摩术侧肢体。

（3）动脉鞘管拔管前向患者说明拔管的简要过程，消除紧张心理。医师拔管时，护士应准备好急救药品：如阿托品、多巴胺等，观察患者心电监护和血压。拔管后，穿刺部位进行加压包扎，观察有无渗血，保持局部清洁无菌，严格交接班并做好记录。

（四）心肌耗氧量与护理

在 ACS 发病的极早期患者心肌脆弱，电活动极不稳定，心脏供血和耗氧量之间的矛盾非常突出，因此在发病早期，尤其是 24 h 以内，限制患者活动，降低心肌耗氧量，缓解心肌供血和需求之间的矛盾，对保证患者平稳度过危险期，促进心肌恢复，具有非常重要的意义。

1. 心肌耗氧量

影响心肌耗氧量的主要因素有心脏收缩功、室壁张力、心肌体积。Katz 提出以二项乘积（Double-Product，I＞P）作为心肌耗氧量的指标，其公式为最大血压乘以心率。由于该指标计算方法简单，可重复性好，临床研究证实其与心肌耗氧量的真实情况相关性好，已被广泛应用于临床。

2. 排便动作

各种干预因素都可以引起 I＞P 的增加，排便时患者需要屏住呼吸，使膈肌下沉，收缩腹肌，增加腹压，这一使力的动作，加上卧位排便造成的紧张、不习惯等因素，会导致血压升高和心率加快，从而加重心脏负担，使心脏的氧供和氧耗之间失衡，增加心律失常的发生危险。因此在护理中：①必须确实保证 ACS 患者大便通畅，如，给予缓泻剂、开塞露等；②另有研究表明坐位排便的运动强度低于卧位排便，故对无法适应卧位排便的患者在监护的情况下试行坐位排便，以缓解其焦虑情绪；③在患者排便期间还必须加强监护，要有护士在场，以应付可能出现的意外情况。

3. 接受探视

患者接受探视时 I＞P 增加明显。亲友的来访使患者情绪激动，交感神经兴奋，心脏兴奋性增强，心肌耗氧量增加，尤其是来访者表现的过度紧张和不安时更是如此。因此在护理中：①应尽可能地减少探视的次数；②对来访者应事先进行教育，说明避免患者情绪波动对患者康复的意义；③对经济有困难的患者，应劝其家属暂不谈及经费问题。

4. 音乐疗法

曾有研究表明，对心肌梗死及不稳定心绞痛患者进行音乐疗法，可使其情绪稳定，交感神经活动减少，副交感神经活动增强，从而使心肌耗氧量减少。但有些研究没有得出类似的结果，其原因可能是对象和乐曲的选择有问题，很难想象一个乐盲和一个音乐家对同一首曲子会有同样的反映，也很难想象一个人在听到音乐和听到哀乐时会有一样的心情。因此，在进行音乐疗法时应加强针对性。

第四节 主动脉夹层动脉瘤

主动脉夹层动脉瘤（Dissecting Aortic Aneurysm，DAA）又叫主动脉夹层血肿（简称主动脉夹层），是主动脉内膜撕裂、血液进入动脉壁中层所形成的血肿或取流旁路，男性发病是女性的 2 ~ 3 倍。DAA 如未得到及时有效的治疗死亡率极高，有 58% 死亡于 24 h 以内，仅 30% ~ 35% 的患者可过渡为慢性。

一、病因与发病机制

任何破坏中层弹性或肌肉成分完整性的疾病都可使主动脉易患夹层分离。中层胶原及弹性硬蛋白变性所致的中层退行性变是首要的易患因素。囊性中层退行病变是多种遗传性结缔组织缺陷（马方和 Ehlers Danlos 综合征）的内在特点。年龄增长和高血压可能是中层退行病变两个重要因素。主动脉夹层的好发年龄为 60 ~ 70 岁，男性为女性发病率的 2 倍。某些其他先天性心血管畸形，如，主动脉瓣单瓣畸形和主动脉缩窄也易并发主动脉夹层。另外，动脉内导管术及主动脉球囊反搏等诊疗操作也可能引起主动脉夹层。

主动脉夹层开始于主动脉内膜撕裂，血液穿透病变中层，将中层平面一分为二，主动脉壁即出现夹层。由于管腔压力不断推动，分离过程沿主动脉壁推进，典型的为顺行推进，即被主动脉血流向前的力推动，有时也可见从内膜撕裂处逆向推进。主动脉壁分离层之间被血液充盈的空间成为一个假腔，剪切力可能导致内膜进一步撕裂，为假腔内的血流提供出口或额外的进口。假腔可由于血液充盈而扩张，引起内膜突入真腔内，使血管腔狭窄变形。

二、分类

绝大多数主动脉夹层起源于升主动脉和（或）降主动脉。主动脉夹层有 3 种主要的分类方法，对累及的主动脉的部位及范围进行定义。考虑预后及治疗的不同，所有这 3 种分类方法都是基于主动脉夹层是否累及升主动脉而定。一般而言，夹层分离累及升主动脉有外科手术指征，而对那些未累及升主动脉的夹层分离可考虑药物保留治疗。

三、诊断

（一）临床表现特点

1. 症状

急性主动脉夹层最常见的症状是剧烈疼痛，而慢性夹层分离多数可能并无疼痛。典型的疼痛突然发生，开始时即为剧痛，患者主诉疼痛呈撕裂、撕扯或刀刺样。当夹层分离沿主动脉伸展时，疼痛可沿着夹层分离的走向逐步向其他部位转移。疼痛部位对判断主动脉夹层的部位有帮助，因为局部的症状通常反应累及的主动脉。如胸痛只在前胸部，或最痛之处在前胸部，提示夹层绝大多数累及升主动脉。如胸痛只在肩胛之间，或最痛之处在肩胛之间，则绝大部分累及降主动脉。颈、喉、颌、面部的疼痛强烈提示夹层累及升主动脉。

另外，疼痛在背部的任何部位，或腹部和下肢，强烈提示累及降主动脉。

其他一些不常见情况包括充血性心力衰竭、晕厥、脑血管意外、缺血性周围神经病变、截瘫、猝死等。急性充血性心力衰竭几乎均由近端主动脉夹层所致的严重主动脉瓣反流引起。无神经定位体征的晕厥占主动脉夹层的 4% ～ 5%，一般须施紧急外科手术。

2. 体征

在一些患者中，单纯的体检结果就足以提示诊断，而在另外一些情况下，即使存在广泛的主动脉夹层，相应的体征也不明显。远端主动脉夹层患者 80% ～ 90% 以上存在高血压，但在近端主动脉夹层患者中高血压较少见。近端主动脉夹层患者与远端主动脉夹层患者相比更易发生低血压。低血压通常是由于心脏压填、胸腔或腹腔内动脉破裂所致。与主动脉夹层相关的最典型体征如脉搏短缺、主动脉反流杂音、神经系统表现更多见于近端夹层分离。急性胸痛伴脉搏短缺（减弱或缺如）强烈提示主动脉夹层。近端主动脉夹层分离中的 50% 有脉搏短缺，而远端主动脉夹层中只占 15%。

主动脉瓣反流是近端主动脉夹层的重要并发症，一些患者可听到主动脉瓣反流杂音。与近端主动脉夹层相关的主动脉瓣膜反流杂音常呈乐音样，胸骨右缘比胸骨左缘听诊更清晰。根据反流的严重程度不同，可能存在其他主动脉瓣关闭不全的周围血管征象，如，水冲脉和脉压增宽。

许多疾病的表现可酷似主动脉夹层，包括急性心肌梗死或严重心肌缺血，非主动脉夹层引起的急性主动脉反流，非夹层分离引起的胸主动脉瘤、腹主动脉瘤、心包炎、肌肉骨骼痛或纵隔肿瘤。

（二）实验室和其他辅助检查特点

临床上，一旦诊断上已怀疑主动脉夹层，必须迅速并准确地确定诊断。目前，可用的诊断方法包括主动脉造影、造影增强 CT 扫描、磁共振成像（MRI）、经胸或经食管的心脏超声检查。

1. 胸片

最常见的异常是主动脉影变宽，占患者的 80% ～ 90%，局限性的膨出往往出现于病变起源部位。一些患者可出现上纵隔影变宽。如见主动脉内膜钙化影，则可估测主动脉壁的厚度，正常为 2 ～ 3 mm；如主动脉壁厚度增加到 10 mm 以上，高度提示主动脉夹层。虽然绝大多数患者有一种或多种胸片的异常表现，但相当部分患者胸片改变不明显。因此，正常的 X 线胸片绝不能排除主动脉夹层。

2. 主动脉造影

逆行主动脉造影是主动脉夹层的最可靠诊断技术，如考虑行手术治疗或血管内支架治疗，术前须行主动脉造影。血管造影诊断主动脉夹层的直接征象包括主动脉双腔或分离内膜片，提示夹层分离的间接征象包括主动脉腔变形、主动脉壁变厚、分支血管异常，以及主动脉瓣反流。主动脉造影的主要优点在于能明确主动脉夹层和累及的分支血管范围，也能显示主动脉夹层的一些主要并发症，如，假腔内血栓和主动脉瓣反流。

3. 计算机体层摄影（CT）

增强 CT 扫描时，如发现内膜片分割或以造影剂密度差来区分的两个明显的主动脉腔时即可诊断主动脉夹层。与主动脉造影不同，CT 扫描的优点在于它是无创的，但需要使用静脉内造影剂。CT 还有助于识别假腔内的血栓，发现心包积液。但 CT 扫描不能可靠地发现有无主动脉瓣反流和分支血管病变。

4. 磁共振成像（MRI）

MRI 扫描特别适用于诊断主动脉夹层，能显示主动脉夹层的真假腔、内膜的撕裂位置、剥离的内膜片和可能存在的血栓等。MRI 是无创性检查，也不须使用静脉内造影剂从而避免了离子辐射。虽然 MRI 以其高度的准确性成为目前无创性诊断主动脉夹层的主要标准，但它存在一些缺点，如，对已植入起搏器、血管夹、人工金属心脏瓣膜和人工关节患者禁忌。MRI 也仅提供有限的分支血管图像，不能可靠地识别主动脉瓣反流的存在。另外，由于显影所需时间较长，急性主动脉夹层患者行 MRI 有风险。

5. 超声心动图（UCG）

UCG 检查对诊断升主动脉夹层具有重要意义，且易识别并发症（如，心包积血、主动脉瓣关闭不全和胸腔积血等）。在 M 型超声中可见主动脉根部扩大，夹层分离处主动脉壁由正常的单条回声带变成两条分离的回声带。在二维超声中可见主动内分离的内膜片呈内膜摆动征，主动脉夹层形成主动脉真假双腔征。有时可见心包或胸腔积液。多普勒超声不仅能检出主动脉夹层管壁双重回声之间的异常血流，而且对主动脉夹层的分型、破口定位及主动脉瓣反流的定量分析都具有重要的诊断价值。经食管超声心动图检查（TEE）克服了经胸廓 UCG 的一些局限性。它可以采用更高频率的超声检查，从而提供更好的解剖细节。

四、治疗

治疗主动脉夹层的主要目的在于阻止夹层分离的进展。那些致命的并发症并不是内膜撕裂本身，而是随之而来的主动脉夹层的并发症，如，分离主动脉破裂、急性主动脉瓣关闭不全、急性心包压塞等。如果不进行及时、适当的治疗，主动脉夹层有很高的病死率。

（一）紧急内科处理

所有高度怀疑有急性主动脉夹层的患者必须予以监护。首要的治疗目的在于解除疼痛并将收缩压降至 13.3 ～ 14.7 kPa（100 ～ 110 mmHg）[平均动脉压为 8.0 ～ 9.3 kPa（60 ～ 70 mmHg）]。无论是否存在疼痛和高血压，均应使用 β 受体阻滞剂以降低 dp/dt。对可能要进行手术的患者要避免使用长效降压药物，以免使术中血压控制变得复杂。疼痛本身可以加重高血压和心动过速，可静脉注射吗啡以缓解疼痛。

硝普钠对紧急降低动脉血压十分有效。开始滴速 20 μg/min，然后根据血压反应调整滴速，最高可达 800 μg/min。当单独使用时，硝普钠可能升高 dp/dt，这一作用可能潜在地促进夹层分离的扩展。因此，同时使用足够剂量的 β 受体阻滞剂十分必要。

为了迅速降低 dp/dt，应静脉内剂量递增地使用 β 受体阻滞剂，直至出现满意的 β 受体阻滞效应（心率 60 ～ 70 次 / 分）。超短效 β 受体阻滞剂艾司洛尔对动脉血压不稳定准备行手术治疗的患者十分有用，因为如果需要可随时停用。当存在使用 β 受体阻滞剂的禁忌证，如，窦缓、二度或三度房室传导阻滞、充血性心力衰竭、气管痉挛，应当考虑使用其他降低动脉压和 dp/dt 的药物，如钙通道阻滞剂。

当分离的内膜片损害一侧或双侧肾动脉时，可引起肾素大量释放，导致顽固性高血压。在这种情况下可静脉内注射血管紧张素转化酶（ACE）抑制剂。

如果患者血压正常而非高血压，可单独使用 β 受体阻滞剂降低 dp/dt，如果存在禁忌证，可选择使用非二氢吡啶类钙阻滞剂，如，地尔硫卓或维拉帕米。

如果可疑主动脉夹层的患者表现为严重低血压，提示可能存在心脏压塞或主动脉破裂，应快速扩容。如果迫切需要升压药治疗顽固性低血压，可使用去甲肾上腺素。

治疗后一旦患者情况稳定，应立即进行诊断检查。如果病情不稳定，优先使用经食管超声心动图（TEE），因为它能在急诊室或重症监护病房床边操作而不须停止监护和治疗。如果一个高度可疑夹层分离的患者病情变得极不稳定，很可能发生了主动脉破裂或心脏压塞，患者应立即送往手术室而不是进行影像学诊断。在这种情况下可使用术中 TEE 确定诊断，同时指导手术修补。

（二）心脏压塞的处理

急性近端主动脉夹层经常伴有心脏填塞，这是患者死亡的最常见原因之一。心脏填塞往往是主动脉夹层患者低血压的常见原因。在这种情况下，在等待外科手术修补时通常应进行心包穿刺以稳定病情。

（三）外科手术治疗

应该尽可能在患者就诊之初决定是否手术，因为这将帮助选择何种诊断检查方法。手术目的包括切除最严重的主动脉病变节段，切除内膜撕裂部分，通过缝合夹层分离动脉的近端和远端以闭塞假腔的入口。下列因素增加患者的手术风险：高龄、伴随其他严重疾病（特别是肺气肿）、动脉瘤破裂、心脏填塞、休克、心肌梗死、脑血管意外等。

五、急救护理

（一）护理目标

1. 密切注意病情变化，维持生命体征稳定性。

2. 协助患者迅速进入诊疗程序，适应监护室环境，挽救患者生命。

3. 做好各项基础护理，增加患者舒适感。

4. 加强心理护理，增强患者战胜疾病的信心。

5. 加强术后监护，提高患者生存质量。

6. 帮助患者及家庭了解疾病，掌握自护知识。

（二）护理措施

1. 密切注意病情变化

严密监测患者呼吸、血压、脉搏的变化及颈静脉充盈度、末梢循环情况，持续心电图监护，观察患者心电图、心率、心律的变化。严格记录出入量，备好抢救药品、物品等，做好心肺复苏等应急准备。

（1）休克的观察和护理：注意休克的特殊性。在急性发病期约有 1/3 的患者出现面色苍白、出汗、四肢皮肤湿冷、脉搏快而弱和呼吸急促等休克现象。休克早期患者血压反而升高，这种情况下有效地降压、止痛是治疗休克的关键。

（2）血肿压迫症状的观察：夹层动脉瘤可向近段扩展，影响主动脉瓣的功能和冠状动脉血流，导致急性左心衰竭、急性心肌缺血甚至急性心肌梗死。因此，要经常听诊心脏杂音，严密监测心电图，观察有无 P 波和 ST 段改变，及早发现冠状动脉供血不足和缺血征象。

（3）神经系统的观察：夹层动脉瘤向远段扩展，影响主动脉弓的三大分支。任何一支发生狭窄，均可引起脑部或上肢供血不足，出现偏瘫甚至昏迷。注意观察患者意识、肢体活动情况。

（4）泌尿系统和胃肠道的观察：夹层动脉瘤向远段发展，可延及腹主动脉下端，累及肠系膜上动脉或肾动脉，引起器官供血不足和缺血症状。每 1～2 h 观察 1 次尿量、尿色、性状，准确记录 24 h 出入量；并观察有无便秘、便血、呕血、腹痛。

（5）下肢及脏器功能观察：部分主动脉夹层动脉瘤患者因夹层隔膜阻塞主动脉分支开口，往往会引起肢体及重要器官急性缺血，必须密切观察肢体的皮温、皮色、动脉搏动情况，有无腹痛、腹胀情况，密切观察患者的肌酐、尿素氮及尿量变化。

（6）周围血管搏动观察：本病发病后数小时常出现周围动脉阻塞现象，经常检查四肢动脉（桡、股、足背动脉）和颈动脉搏动情况，观察搏动是否有消失现象或双侧足背动脉是否对称。

2. 协助患者迅速进入诊疗程序，适应监护室环境，挽救患者生命

（1）确诊为夹层动脉瘤的患者即入急诊监护室，绝对卧床休息，镇痛，吸氧，进行心电监护及血压监测，迅速建立静脉通道，确保静脉降压药物的使用。

（2）疼痛的护理：剧烈的疼痛为主动脉夹层动脉瘤（DAA）发病时最明显的症状。注意疼痛的性质、部位、时间及程度。DAA 疼痛的高峰时间一般较急性心肌梗死早，并为持续性、撕裂样尖锐疼痛或跳痛，有窒息甚至伴濒死感。动脉夹层撕裂部位不同，疼痛的部位及放射方向各异。疼痛一般是沿着血管夹层分离的走向放射至头颈、胸腹、背部等引起疼痛。疼痛缓解是夹层血肿停止扩展和治疗显效的重要指标，如果疼痛减轻后又再出现，提示夹层动脉瘤继续扩展；疼痛突然加重则提示血肿有破裂趋势；血肿溃入血管腔，疼痛可骤然减轻。因此，疼痛性质及部位的改变都是病情变化的重要标志。护士一旦发现立即测量生命体征，同时报告医师处理。本病引起的疼痛用一般镇痛药效果较差，可遵医嘱给予吗啡 5～10 mg、哌替啶（杜冷丁）50～100 mg，肌内注射，同时嘱患者疼痛处忌拍打、按压、热敷。使用吗啡等镇痛药物，注意观察呼吸、血压，呕吐时防止窒息、误吸。

（3）严密监测血压，避免其过高或过低。迅速建立静脉通路，同时每 5～10 min 测量血压，血压明显升高可增加主动脉管壁压力，易导致血管瘤破裂。护士遵医嘱及时、准确地给予静脉降压药物，根据血压调整给药量。病情平稳后继续遵医嘱给予硝普钠等药物，每 30～60 min 测量 1 次血压。同时积极予以镇痛治疗，提供舒适的环境，保证患者能够得到充分的休息和稳定的心理状态，从而减少诱发血压升高的因素。另外，夹层动脉瘤影响主动脉弓的 3 大分支，导致上肢供血不足，可出现受累侧上肢脉搏减弱，血压降低。因此，测量血压应该双侧对比，避免提供错误信息。

（4）安全护送。患者病情稳定时，应及时遵医嘱送患者做必要的检查（CT、MRI）以进一步确诊，或及时送患者入 CCU 继续治疗，而主动脉夹层患者在运送途中常因路上

车床推动引起的振动会发生病情突变，因此，在运送患者前，应做好充分的准备。

3. 加强基础护理

（1）患者应绝对卧床休息，避免情绪激动，以免交感神经兴奋，导致心率加快、血压升高，加重血肿形成。床上用餐、大小便。避免体位突然改变，避免引起腹压升高的因素，如，震动性咳嗽、屏气等。

（2）饮食以粗纤维、低脂、易消化、营养丰富的流质、半质饮食或软食为主，少量多餐，每餐不宜过饱。

（3）保持大便通畅，预防便秘。主动脉夹层动脉瘤患者发病急性期常常是绝对卧床休息，大部分患者由于活动减少或不习惯床上大小便而引起便秘。便秘时，由于用力排便使腹压增加导致血压增高易引起夹层动脉血肿的破裂，所以在急性期，常采用如下的护理措施：指导患者养成按时排便的习惯；合理调节饮食，每天补充足够的水分，多食新鲜的水果、蔬菜及粗纤维食物；按摩、热敷下腹部，促进肠蠕动。常规给予缓泻剂，如酚酞等口服，以保证每天排便一次。

（4）病室整洁、安静通风，保持合适温湿度，限制探视。

4. 心理护理

剧烈疼痛感受以及该病起病突然，进展迅速、病情凶险，特殊的住院监护环境、绝对卧床的限制，使患者紧张、无助，易产生恐惧、焦虑心理。护理人员要避免只忙于抢救而忽略患者的感受。对于意识清楚的患者，用和蔼的语言安慰、体贴患者，消除患者的紧张、恐惧情绪，增强患者的信任和安全感，树立战胜疾病的信心。可将 Orem 护理系统理论中的支持教育、部分补偿性护理，用于主动脉夹层动脉瘤患者的护理，给患者提供情感支持，以启发患者乐观期待，淡化对预后的忧虑。同时，给予患者信息支持，使他们获得疾病治疗及护理知识，从被动接受治疗、护理转为主动参与治疗、护理，帮助他们形成新的生活方式，为回归家庭、社会及提高生存质量打下良好的基础。

5. 加强术后监护，提高患者生存质量

（1）术后出血的观察：因为转机时间长，凝血功能破坏，吻合口张力过大，主动脉压力过高而发生手术创面及人造血管吻合口渗血或裂开，如不及时处理可导致休克、缺血性肾衰竭、心律失常等。术后应派专人护理，持续心电、血压监测，常规使用止血药，随时观察引流液的量、颜色、性质，定时挤压胸管，保持引流管在位通畅。如引流液超过 100 mL/h，连续 2 h 或短期内引流出大量鲜红色血液，要警惕活动性出血的可能并及时向医师报告病情的变化。值班护士必须严格记录出入量，保持出入量平衡，特别是尿量的观察。

（2）循环系统的观察与护理：术中失血、心肌创伤都会导致术后患者血容量不足、心肌收缩无力、血管扩张改变，植入的人造血管渗血及大量利尿剂的使用均使血容量更加不足，因此，要尽快补充血容量，以提高心室充盈度，增加心排量。值班护士必须严格记录出入量，保持出入量平衡，特别是尿量的观察。动脉瘤患者术后大部分表现为高动力状态，心率快，血压高，术后尽早使用血管扩张剂减轻血管阻力，首选药物硝普钠，使动脉平均压维持正常较低水平，以防止高血压所致的吻合口出血或破裂。同时适量应用正性肌力药物如多巴胺或毛花苷丙（西地兰）强心，用药期间严密观察血压。

（3）神经系统的观察：手术经股动脉插管逆行转机，阻断主动脉时间较长，术后吻合口及移植血管内血栓形成易导致脑组织缺血，也可因血供恢复后引起脑组织缺血、再灌注损伤等引起神志异常和肢体功能障碍，出现昏迷、抽搐、偏瘫等，因此，护理方面要特别注意患者术后神志是否清醒，瞳孔大小，双侧是否对称，对光反射以及有无病理反射；肢体的感觉、运动功能有无障碍。

（4）呼吸道的护理：术后常规应用呼吸机辅助呼吸，由于术后早期须充分镇静，故辅助时间应适当延长。每30 min听肺部呼吸音1次，如有痰鸣音，及时吸痰。定时监测血气，根据血气结果，调整呼吸机参数。严禁使用呼气末正压（PEEP），以减少胸腔内压力，使吻合口承受最小压力。拔除气管插管后，给予面罩吸氧，鼓励咳嗽、排痰，无肺部并发症。咳嗽时不宜过于剧烈，以免增加吻合口张力。

（5）消化系统的观察：夹层动脉瘤或腹部主动脉手术可累及腹腔动脉、肠系膜动脉，引起消化道出血、坏死。临床表现为便血、肠梗阻、腹痛等症状。故应注意有无发热、恶心、食欲缺乏、黄疸等症状。还应注意胃液的颜色、量和性状，听诊肠鸣音，监测腹围的变化。

（6）预防感染：术后遵医嘱进行抗菌治疗，预防感染，伤口敷料遵循外科换药原则，严格无菌操作，监测体温变化，如有异常及时向医师汇报。病情稳定后，尽早拔除体内各种管道，减少异物感染机会。另外，给予患者高热量、高蛋白饮食，以促进吻合口愈合。

6. 介入手术后的护理

（1）术后患者返回CCU，严密监测生命体征的变化，特别是血压、心率、血氧饱和度、尿量等。

（2）术后护理同时应注意切口护理，由于术中应用抗凝剂，术后应严密观察切口出血、渗血情况，动脉穿刺口加压包扎止血，用1 kg沙袋放在右侧股动脉处压迫止血8 h。观察伤口有无血肿或瘀斑及感染。若发现敷料浸润，要及时更换敷料。术后3周内避免剧烈活动，以利于血管内、外膜的生长。

（3）肢体血供的观察及护理。术中在支架释放后有可能将左锁骨下动脉封堵，导致左上肢缺血。带膜支架也可能封堵脊椎动脉，影响脊髓供血导致截瘫。因此，应密切注意监测患者上下肢的血压、动脉搏动（桡动脉、足背动脉）、皮肤颜色及温度，同时注意患者的肢体感觉、运动及排便情况。

（三）健康教育

1. 宣传、教育

在疾病的不同阶段根据患者的文化程度做好有关知识的宣传和教育，讲解急性期绝对卧床休息的意义和必要性，让患者知晓须控制血压骤升，警惕瘤体破裂，若出现突发胸、背、腰、腹剧烈疼痛应及时报告，以便医务人员立即采取有效降压止痛措施。

2. 活动和休息

本病急性期应严格卧床休息。提供舒适安静的环境以利于患者休息，指导患者平卧位休息，预防体位改变的血压变化对动脉瘤的不利压力，不可活动过度，最重要的是防止跌倒。由于跌倒可致动脉瘤破裂，所以，降低环境中跌倒的潜在危险因素很重要。恢复期患者生命体征稳定后可逐步开展床上、床边活动，并嘱避免剧烈咳嗽、活动过度和情绪波动等。

3. 用药

嘱患者严格按医嘱用药，按时服药，不要随意增减药物剂量及种类。行主动脉瓣置换术者须终身服用华法林。服药过程中，须定期抽血监测凝血酶，以指导用药剂量。

4. 观察病情

教育患者自己观察病情变化，如有背痛、胸痛、肢体活动障碍时，及时报告医护人员。密切观察血压变化，保持血压的稳定状态，并指导患者掌握自测血压的方法。另外，须密切观察有无出血倾向，如，牙龈出血、血尿、皮肤瘀斑等，如有不适随时就诊。

5. 饮食

由于夹层动脉瘤的患者多与动脉硬化有关，因此饮食治疗是必要的。嘱患者采用低盐、低脂、低胆固醇饮食，不宜过饱，并戒烟、酒，多食新鲜水果、蔬菜及富含粗纤维的食物，以保持大便通畅。

6. 预防感冒

及时增减衣服，冬春季节尽量避免到人群集中的场所。

7. 心理护理

不管患者是否接受外科手术治疗，多会害怕和恐惧夹层动脉瘤的破裂及其可能死亡的后果。护士评估者对其潜在危险性的理解程度，鼓励患者改变高危行为，密切配合医护人员，避免动脉瘤的破裂。评估患者的焦虑程度，向患者解释治疗原则，因焦虑可导致血流动力学改变，必要时可遵医嘱使用镇静剂。

指导患者学会自我调整心理状态，调控不良情绪。

8. 出院指导

指导患者出院后仍以休息为主，活动量要循序渐进。

9. 复查

出院后 1 个月内来院复查 1 ～ 2 次，出现情况随时来院复查。

第五节 重症哮喘

支气管哮喘（简称哮喘）是常见的慢性呼吸道疾病之一，近年来，其患病率在全球范围内有逐年增加的趋势，参照全球哮喘防治创议（GINA）和我国 2008 年版支气管哮喘防治指南，将定义重新修订为哮喘是由多种细胞包括气道的炎性细胞和结构细胞（如，嗜酸性粒细胞、肥大细胞、T 细胞、中性粒细胞、平滑肌细胞、气道上皮细胞等）和细胞组分参与的气道慢性炎症性疾病。这种慢性炎症导致气道高反应性，通常出现广泛多变的可逆性气流受限，并引起反复发作性的喘息、气急、胸闷或咳嗽等症状，常在夜间和（或）清晨发作、加剧，多数患者可自行缓解或经治疗缓解。如果哮喘急性发作，虽经积极吸入糖皮质激素（＜ 1000 mg/d）和应用长效和受体激动药或茶碱类药物治疗数小时，病情不缓解或继续恶化；或哮喘呈暴发性发作，哮喘发作后短时间内即进入危重状态，则称为重症哮喘。如病情不能得到有效控制，可迅速发展为呼吸衰竭而危及生命，故须住院治疗。

一、病因和发病机制

（一）病因

哮喘的病因还不十分清楚，目前认为同时受遗传因素和环境因素的双重影响。

（二）发病机制

哮喘的发病机制不完全清楚，可能是免疫 - 炎症反应、神经机制和气道高反应性及其之间的相互作用。重症哮喘目前已经基本明确的发病因素主要有以下几种：

1. 诱发因素的持续存在

诱发因素的持续存在使机体持续地产生抗原 - 抗体反应，发生气道炎症、气道高反应性和支气管痉挛，在此基础上，支气管黏膜充血水肿、大量黏液分泌并形成黏液栓，阻塞气道。

2. 呼吸道感染

细菌、病毒及支原体等的感染可引起支气管黏膜充血肿胀及分泌物增加，加重气道阻塞；某些微生物及其代谢产物还可以作为抗原引起免疫 – 炎症反应，使气道高反应性加重。

3. 糖皮质激素使用不当

长期使用糖皮质激素常常伴有下丘脑 – 垂体 – 肾上腺皮质轴功能抑制，突然减量或停用，可造成体内糖皮质激素水平的突然降低，造成哮喘的恶化。

4. 脱水、痰液黏稠、电解质紊乱

哮喘急性发作时，呼吸道丢失水分增加、多汗造成机体脱水，痰液黏稠不易咳出而阻塞大小气道，加重呼吸困难，同时，由于低氧血症可使无氧酵解增加，酸性代谢产物增加，合并代谢性酸中毒，使病情进一步加重。

5. 精神心理因素

许多学者提出心理社会因素通过对中枢神经、内分泌和免疫系统的作用而导致哮喘发作，是使支气管哮喘发病率和死亡率升高的一个重要因素。

二、病理生理

重症哮喘的支气管黏膜充血水肿、分泌物增多甚至形成黏液栓以及气道平滑肌的痉挛导致呼吸道阻力在吸气和呼气时均明显升高，小气道阻塞，肺泡过度充气，肺内残气量增加，加重吸气肌肉的负荷，降低肺的顺应性，内源性呼气末正压（PEEPi）增大，导致吸气功耗增大。小气道阻塞，肺泡过度充气，相应区域毛细血管的灌注减低，引起肺泡通气 / 血流（V/Q）比例的失调，患者常出现低氧血症，多数患者表现为过度通气，通常 $PaCO_2$ 降低，若 $PaCO_2$ 正常或升高，应警惕呼吸衰竭的可能性或是否已经发生了呼吸衰竭。重症哮喘患者，若气道阻塞不迅速解除，潮气量将进行性下降，最终将会发生呼吸衰竭。哮喘发作持续不缓解，也可能出现血液循环的紊乱。

三、临床表现

（一）症状

重症哮喘患者常出现极度严重的呼气性呼吸困难、被迫采取坐位或端坐呼吸，干咳或咳大量白色泡沫痰，不能讲话、紧张、焦虑、恐惧、大汗淋漓。

（二）体征

患者常出现呼吸浅快，呼吸频率增快（＞30次／分），可有三凹征，呼气期两肺满布哮鸣音，也可哮鸣音不出现，即所谓的"寂静胸"，心率增快（＞120次／分），可有血压下降，部分患者出现奇脉、胸腹反常运动、意识障碍，甚至昏迷。

四、实验室检查和其他检查

（一）痰液检查

哮喘患者痰涂片显微镜下可见到较多嗜酸性粒细胞、脱落的上皮细胞。

（二）呼吸功能检查

哮喘发作时，呼气流速指标均显著下降，第1秒钟用力呼气容积（FEV1）、第1秒钟用力呼气容积占用力肺活量比值（FEV1/FVC%，即1秒率）以及呼气峰值流速（PEF）均减少。肺容量指标可见用力肺活量减少、残气量增加、功能残气量和肺总量增加，残气占肺总量百分比增高。大多数成人哮喘患者呼气峰值流速＜50%预计值则提示重症发作，呼气峰值流速＜33%预计值提示危重或致命性发作，须做血气分析检查以监测病情。

（三）血气分析

由于气道阻塞且通气分布不均，通气／血流比例失衡，大多数重症哮喘患者有低氧血症，$PaO_2 < 8.0$ kPa（60 mmHg），少数患者 $PaO_2 < 6.0$ kPa（45 mmHg），过度通气可使 $PaCO_2$ 降低，pH 值上升，表现为呼吸性碱中毒；若病情进一步发展，气道阻塞严重，可有缺氧及 CO_2 潴留，$PaCO_2$ 上升，血 pH 值下降，出现呼吸性酸中毒；若缺氧明显，可合并代谢性酸中毒。$PaCO_2$ 正常往往是哮喘恶化的指标，高碳酸血症是哮喘危重的表现，须给予足够的重视。

（四）胸部 X 线检查

早期哮喘发作时可见两肺透亮度增强，呈过度充气状态，并发呼吸道感染时可见肺纹理增加及炎性浸润阴影。重症哮喘要注意气胸、纵隔气肿及肺不张等并发症的存在。

（五）心电图检查

重症哮喘患者心电图常表现为窦性心动过速、电轴右偏、偶见肺性 P 波。

五、诊断

（一）哮喘的诊断标准

1.反复发作喘息、气急、胸闷或咳嗽，多与接触变应原、冷空气、物理、化学性刺激以及病毒性上呼吸道感染、运动等有关。

2.发作时双肺可闻及散在或弥漫性，以呼气相为主的哮鸣音，呼气相延长。

3.上述症状和体征可经治疗缓解或自行缓解。

4.除去其他疾病所引起的喘息、气急、胸闷和咳嗽。

5.临床表现不典型者（如无明显喘息或体征），应至少具备以下1项试验阳性：①支气管激发试验或运动激发试验阳性；②支气管舒张试验阳性，第1秒用呼气容积增加＞12%，且第1秒用呼气容积增加绝对值＞200 mL；③呼气峰值流速日内（或两周）变异率＞20%。

符合1～4条或4～5条者，可以诊断为哮喘。

（二）哮喘的分期及分级

根据临床表现，哮喘可分为急性发作期、慢性持续期和临床缓解期。急性发作是指喘息、气促、咳嗽、胸闷等症状突然发生，或原有症状急剧加重，常有呼吸困难，以呼气流量降低为其特征，常因接触变应原、刺激物或呼吸道感染诱发。

六、鉴别诊断

（一）左侧心力衰竭引起的喘息样呼吸困难

1.患者多有高血压、冠状动脉粥样硬化性心脏病、风湿性心脏病和二尖瓣狭窄等病史和体征。

2.阵发性咳嗽，咳大量粉红色泡沫痰，两肺可闻及广泛的湿啰音和哮鸣音，左心界扩大，心率增快，心尖部可闻及奔马律。

3.胸部X线及心电图检查符合左心病变。

4.鉴别困难时，可雾化吸入β2受体激动药或静脉注射氨茶碱缓解症状后，进一步检查，忌用肾上腺素或吗啡，以免造成危险。

（二）慢性阻塞性肺疾病

1. 中老年人多见，起病缓慢、病程较长，多有长期吸烟或接触有害气体的病史。

2. 慢性咳嗽、咳痰，晨间咳嗽明显，气短或呼吸困难逐渐加重。有肺气肿体征，两肺可闻及湿啰音。

3. 慢性阻塞性肺疾病急性加重期和哮喘区分有时十分困难，用支气管扩张药和口服或吸入激素做治疗性试验可能有所帮助。慢性阻塞性肺疾病也可与哮喘合并同时存在。

（三）上气道阻塞

1. 呼吸道异物者有异物吸入史。

2. 中央型支气管肺癌、气管支气管结核、复发性多软骨炎等气道疾病，多有相应的临床病史。

3. 上气道阻塞一般出现吸气性呼吸困难。

4. 胸部 X 线摄片、CT、痰液细胞学或支气管镜检查有助于诊断。

5. 平喘药物治疗效果不佳。

此外，应和变态反应性肺浸润、自发性气胸等相鉴别。

七、急诊处理

哮喘急性发作的治疗取决于发作的严重程度以及对治疗的反应。对于具有哮喘相关死亡高危因素的患者，应给予高度重视。高危患者包括：①曾经有过气管插管和机械通气的濒于致死性哮喘的病史；②在过去 1 年中因为哮喘而住院或看急诊；③正在使用或最近刚刚停用口服糖皮质激素；④目前未使用吸入糖皮质激素；⑤过分依赖速效 β2 受体激动药，特别是每月使用沙丁胺醇（或等效药物）超过 1 支的患者；⑥有心理疾病或社会心理问题，包括使用镇静药；⑦有对哮喘治疗不依从的历史。

（一）轻度和部分中度急性发作哮喘患者可在家庭中或社区中治疗

治疗措施主要为重复吸入速效 β2 受体激动药，在第 1 h 每次吸入沙丁胺醇 100 ~ 200 或特布他林 250 ~ 500 mg，必要时每 20 min 重复 1 次，随后根据治疗反应，轻度调整为 3 ~ 4 h 再用 2 ~ 4 喷，中度 1 ~ 2 h 用 6 ~ 10 喷。如果对吸入性 β2 受体激动药反应良好（呼吸困难显著缓解，呼气峰值流速占预计值＞80% 或个人最佳值，且疗效维持 3 ~ 4 h），通常不需要使用其他药物；如果治疗反应不完全，尤其是在控制性治疗的基础上发生的急性发作，应尽早口服糖皮质激素（泼尼松龙 0.5 ~ 1 mg/kg 或等效剂量的其他激素），必要时到医院就诊。

（二）部分中度和所有重度急性发作均应到急诊室或医院治疗

1. 联合雾化吸入内受体激动药和抗胆碱能药物

β2 受体激动药通过对气道平滑肌和肥大细胞等细胞膜表面的加受体的作用，舒张气道平滑肌、减少肥大细胞脱颗粒和介质的释放等，缓解哮喘症状。重症哮喘时应重复使用速效 β2 受体激动药，推荐初始治疗时连续雾化给药，随后根据需要间断给药（6 次 / 天）。雾化吸入抗胆碱药物，如，溴化异丙托品（常用剂量为 50 ~ 125 mg，3 ~ 4 次 / 天）、溴化氧托品等可阻断节后迷走神经传出支，通过降低迷走神经张力而舒张支气管，与 β2 受体激动药联合使用具有协同、互补作用，能够取得更好的支气管舒张作用。

2. 静脉使用糖皮质激素

糖皮质激素是最有效的控制气道炎症的药物，重度哮喘发作时应尽早静脉使用糖皮质激素，特别是对吸入速效 β2 受体激动药初始治疗反应不完全或疗效不能维持者。如静脉及时给予琥珀酸氢化可的松（400 ~ 1000 mg/d）或甲泼尼龙（80 ~ 160 mg/d），分次给药，待病情得到控制和缓解后，改为口服给药（如，静脉使用激素 2 ~ 3 d，继之以口服激素 3 ~ 5 d），静脉给药和口服给药的序贯疗法有可能减少激素用量和不良反应。

3. 静脉使用茶碱类药物

茶碱具有舒张支气管平滑肌作用，并具有强心、利尿、扩张冠状动脉、兴奋呼吸中枢和呼吸肌等作用。临床上在治疗重症哮喘时静脉使用茶碱作为症状缓解药，静脉注射氨茶碱 [首次剂量为 4 ~ 6 mg/kg，注射速度不宜超过 0.25 mg/（kg·min），静脉滴注维持剂量为 0.6 ~ 0.8 mg/（kg·h）]，茶碱可引起心律失常、血压下降，甚至死亡，其有效、安全的血药浓度范围应在 6 ~ 15 pg/mL，在有条件的情况下应监测其血药浓度，及时调整浓度和滴速。发热、妊娠、抗结核治疗可以降低茶碱的血药浓度；而肝疾患、充血性心力衰竭以及合用西咪替丁（甲氰咪胍）、喹诺酮类、大环内酯类药物等可影响茶碱代谢而使其排泄减慢，增加茶碱的毒性作用，应引起重视，并酌情调整剂量。

4. 静脉使用和受体激动药

平喘作用较为迅速，但因全身不良反应的发生率较高，国内较少使用。

5. 氧疗

使 $SaO_2 > 90\%$，吸氧浓度一般 30% 左右，必要时增加至 50%，如有严重的呼吸性酸中毒和肺性脑病，吸氧浓度应控制在 30% 以下。

6.气管插管机械通气

重度和危重哮喘急性发作经过氧疗、全身应用糖皮质激素、β2受体激动药等治疗，临床症状和肺功能无改善，甚至继续恶化，应及时给予机械通气治疗，其指征主要包括意识改变、呼吸肌疲劳、$PaCO_2 > 6.0\,kPa(45\,mmHg)$等。可先采用经鼻（面）罩无创机械通气，若无效应及早行气管插管机械通气。哮喘急性发作机械通气需要较高的吸气压，可使用适当水平的呼气末正压治疗。如果需要过高的气道峰压和平台压才能维持正常通气容积，可试用允许性高碳酸血症通气策略以减少呼吸机相关肺损伤。

八、急救护理

（一）护理目标

1.及早发现哮喘先兆，保障最佳治疗时机，终止发作。

2.尽快解除呼吸道阻塞，纠正缺氧，挽救患者生命。

3.减轻患者身体、心理的不适及痛苦。

4.提高患者的活动能力，提高生活质量。

5.健康指导，提高自护能力，减少复发，维护肺功能。

（二）护理措施

1.院前急救时的护理。①首先做好出诊前的评估。接到出诊联系电话时询问患者的基本情况，做出预测评估及相应的准备。除备常规急救药外，须备短效的糖皮质激素及β2受体激动剂（气雾剂）、氨茶碱等。做好机械通气的准备，救护车上的呼吸机调好参数，准备吸氧面罩。②到达现场后，迅速评估病情及周围环境，判断是否有诱发因素。简单询问相关病史，评估病情。立即监测生命体征、意识状态的情况，发生呼吸、心搏骤停时立即配合医师进行心肺复苏，建立人工气道进行机械辅助通气。尽快解除呼吸道阻塞，及时纠正缺氧是抢救患者的关键。给予氧气吸入，面罩或者用高频呼吸机通气吸氧。遵医嘱立即帮助患者吸入糖皮质激素和β2受体激动剂定量气雾剂，氨茶碱缓慢静脉滴注，肾上腺素0.25～0.5 mg皮下注射，30 min后可重复1次。迅速建立静脉通道。固定好吸氧、输液管，保持通畅。重症哮喘病情危急，严重缺氧导致极其恐惧、烦躁，护士要鼓励患者，端坐体位做好固定，扣紧安全带，锁定担架平车与救护车定位把手，并在旁扶持。运送途中，密切监护患者的呼吸频率及节律、血氧饱和度、血压、心率、意识的变化，观察用药反应。

2.到达医院后，帮助患者取坐位或半卧位，放移动托板，使其身体伏于其上，利于通气和减少疲劳。立即连接吸氧装置，调好氧流量。检查静脉通道是否通畅。备吸痰器、气管插管、呼吸机、抢救药物、除颤器。连接监护仪，监测呼吸、心电、血压等生命体征。观察患者的意识、呼吸频率、哮鸣音高低变化。一般哮喘发作时，两肺布满高调哮鸣音，但重危哮喘患者，因呼吸肌疲劳和小气道广泛痉挛，使肺内气体流速减慢，哮鸣音微弱，出现"沉默胸"，提示病情危重。护士对病情变化要有预见性，发现异常及时报告医师处理。

3. 迅速收集病史、以往药物服用情况，评估哮喘程度。如果哮喘发作经数小时积极治疗后病情仍不能控制，或急剧进展，即为重症哮喘，此时病情不稳定，可危及生命，需要加强监护、治疗。

4. 确保气道通畅维护有效排痰、保持呼吸道通畅是急重症哮喘的护理重点。①哮喘发作时，支气管黏膜充血水肿，腺体分泌亢进，合并感染更重，产生大量痰液。而此时患者因呼吸急促、喘息，呼吸道水分丢失，致使痰液黏稠不易咳出，大量黏痰形成痰栓阻塞气管、支气管，导致严重气道阻塞，加上气道痉挛，气道内压力明显增加，加重喘息及感染。因此，必须注意补充水分、湿化气道，积极排痰，保持呼吸道通畅。②按时协助患者翻身、叩背，加强体位引流；雾化吸入，湿化气道，稀释痰液，防止痰栓形成。采用小雾量、短时间、间歇雾化方式，湿化时密切观察患者呼吸状态，发现喘息加重、血氧饱和度下降等异常立即停止雾化。床边备吸痰器，防止痰液松解后大量涌出导致窒息。吸痰时动作轻柔、准确，吸力和深度适当，尽量减少刺激并达到有效吸引。每次吸痰时间不超过 15 s，该过程中注意观察患者的面色、呼吸、血氧饱和度、血压及心率的变化。严格无菌操作，避免交叉感染。

5. 吸氧治疗的护理：①给氧方式、浓度和流量根据病情及血气分析结果予以调节。一般给予鼻导管吸氧，氧流量 4 ~ 6 L/min；有二氧化碳潴留时，氧流量 2 ~ 4 L/min；出现低氧血症时改用面罩吸氧，氧流量 6 ~ 10 L/min。经过吸氧和药物治疗病情不缓解，低氧血症和二氧化碳潴留加剧时进行气管插管呼吸机辅助通气。此时应做好呼吸机和气道管理，防止医源性感染，及时有效地吸痰和湿化气道。气管插管患者吸痰前后均应吸入纯氧 3 ~ 5 min。②吸氧治疗时，观察呼吸窘迫有无缓解，意识状况，末梢皮肤黏膜颜色、湿度等，定时监测血气分析。高浓度吸氧（＞ 60%）持续 6 h 以上时应注意有无烦躁、情绪激动、呼吸困难加重等中毒症状。

6. 药物治疗的护理：终止哮喘持续发作的药物根据其作用机制可分为：具有抗炎作用和缓解症状作用两大类。给药途径包括吸入、静脉和口服。①吸入给药的护理吸入的药物局部抗炎作用强，直接作用于呼吸道，所需剂量较小，全身性不良反应较少。剂型有气雾剂、干粉和溶液。护士指导患者正确吸入药物。先嘱患者将气呼尽，然后开始深吸气，同时喷出药液，吸气后屏气数秒，再慢慢呼出。吸入给药有口咽部局部的不良反应，包括声音嘶哑、咽部不适和念珠菌感染，吸药后让患者及时用清水含漱口咽部。密切观察与用药效果和不良反应，严格掌握吸入剂量。②静脉给药的护理经静脉用药有糖皮质激素、茶碱类及 β 受体激动剂。护士要熟练掌握常用静脉注射平喘药物的药理学、药代动力学、药物的不良反应、使用方法及注意事项，严格执行医嘱的用药剂量、浓度和给药速度，合理安排输液顺序。保持静脉通路畅通，药液无外渗，确保药液在规定时间内输入。观察治疗反应，监测呼吸频率、节律、血氧饱和度、心率、心律和哮喘症状的变化等。应用拟肾上腺素和茶碱类药物时应注意观察有无心律失常、心动过速、血压升高、肌肉震颤、抽搐、恶心、呕吐等不良反应，严格控制输入速度，及时反馈病情变化，供医师及时调整医嘱，保持药物剂量适当；应用大剂量糖皮质激素类药物应观察是否有消化道出血或水钠潴留、低钾性碱中毒等表现，发现后及时通知医师处理。③口服给药重度哮喘吸入大剂量激素治疗无效的患者应早期口服糖皮质激素，一般使用半衰期较短的糖皮质激素，如，泼尼松、泼尼松龙或甲泼尼龙等。每次服药护士应协助，看患者服下，防止漏服或服用时间不恰当。正确的服用方法是每日或隔日清晨顿服，以减少外源性激素对脑垂体 – 肾上腺轴的抑制作用。

7. 并发症的观察和护理：重危哮喘患者主要并发症是气胸、皮下气肿、纵隔气肿、心律失常、心功能不全等，发生时间主要在发病 48 h 内，尤其是前 24 h。在入院早期要特别注意观察，尤应注意应用呼吸机治疗者及入院前有肺气肿和（或）肺心病的重症哮喘患者。①气胸是发生率最高的并发症。气胸发生的征象是清醒患者突感呼吸困难加重、胸痛、烦躁不安，血氧饱和度降低。由于胸内压增加，使用呼吸机时机器报警。护士此时要注意观察有无气管移位，血流动力学是否稳定等，并立即报告医师处理。②皮下气肿一般发生在颈胸部，重者可累及到腹部。表现为颈胸部肿胀，触诊有握雪感或捻发感。单纯皮下气肿一般对患者影响较轻，但是皮下气肿多来自气胸或纵隔气肿，如处理不及时可危及生命。③纵隔气肿是最严重的并发症，可直接影响到循环系统，导致血压下降、心律失常，甚至心搏骤停，短时间内导致患者死亡。发现皮下气肿，同时有血压、心律的明显改变，应考虑到纵隔气肿的可能，立即报告医师急救处理。④心律失常患者存在的低氧及高碳酸血症、氨茶碱过量、电解质紊乱、胸部并发症等，均可导致各种早搏、快速心房纤颤、室上速等心律失常，发现新出现的心律失常或原有心律失常加重，要有针对性地观察是否存在上述原因，做出相应的护理并报告医师处理。

8. 出入量管理，急重症哮喘发作时因张口呼吸、大量出汗等原因容易导致脱水、痰液黏稠不易咳出，必须严格出入量管理，为治疗提供准确依据。监测尿量，必要时留置导尿，准确记录 24 h 出入量及每小时尿量，观察出汗情况、皮肤弹性，若尿量少于 30 mL/h，应通知医师处理。神志清醒者，鼓励饮水。对口服不足及神志不清者，经静脉补充水分，一般每日补液 2500 ～ 3000 mL，根据患者的心功能状态调整滴速，避免诱发心力衰竭、急性肺水肿。在补充水分的同时应严密监测血清电解质，及时补充纠正，保持酸碱平衡。

9. 基础护理：哮喘发作时，患者生活不能自理，护士要做好各项基础护理。尽量维护患者的舒适感。①保持病室空气新鲜流通，温度（18 ～ 22℃）、相对湿度（50% ～ 60%）适宜，避免寒冷、潮湿、异味。注意保暖，避免受凉感冒。室内不摆放花草，整理床铺时防止尘埃飞扬。护理操作尽量集中进行，保障患者休息。②帮助患者取舒适的半卧位和坐位，适当用靠垫等维持，减轻患者体力。每日 3 次进行常规口腔、鼻腔清洁护理，有利于呼吸道通畅，预防感染并发症。口唇干燥时涂石蜡油。③保持床铺清洁、干燥、平整。对意识障碍加强皮肤护理，保持皮肤清洁、干燥，及时擦干汗液，更换衣服，每 2 h 翻身 1 次，避免局部皮肤长期受压。协助床上排泄，提供安全空间，尊重患者，及时清理污物并清洗会阴。

10. 安全护理：为意识不清、烦躁的患者提供保护性措施，使用床挡，防止坠床摔伤。哮喘发作时，患者常采取强迫坐位，给予舒适的支撑物，如，移动餐桌、升降架等。哮喘缓解后，协助患者侧卧位休息。

11. 饮食护理：给予高热量、高维生素、易消化的流质食物，病情好转后改半流质、普通饮食。避免产气、辛辣、刺激性食物及容易引起过敏的食物，如，鱼、虾等。

12. 心理护理：严重缺氧时患者异常痛苦，有窒息和濒死感，患者均存在不同程度的焦虑、烦躁或恐惧，后者诱发或加重哮喘，形成恶性循环。护士应主动与患者沟通，提供细致护理，给患者精神安慰及心理支持，说明良好的情绪能促进缓解哮喘，帮助患者控制情绪。

13. 健康教育：为了有效控制哮喘发作、防止病情恶化，必须提高患者的自我护理能力，并且鼓励亲属参与教育计划，使其准确了解患者的需求，能提供更合适的帮助。患者经历自我处理成功的体验后会增加控制哮喘的信心，改善生活质量，提高治疗依从性。具体内容主要有：哮喘相关知识，包括支气管哮喘的诱因、前驱症状、发作时的简单处理、用药等；自我护理技能的培养，包括气雾剂的使用、正确使用峰流速仪监测、合理安排日常生活和定期复查等。

指导环境控制：识别致敏源和刺激物，如，宠物、花粉、油漆、皮毛、灰尘、吸烟、刺激性气体等，尽量减少与之接触。居室或工作学习的场所要保持清洁，常通风。

呼吸训练：指导患者正确的腹式呼吸法、轻咳排痰法及缩唇式呼吸等，保证哮喘发作时能有效地呼吸。

病情监护指导：指导患者自我检测病情，每天用袖珍式峰流速仪监测最大呼出气流速，并进行评定和记录。急性发作前的征兆有：使用短效 β 受体激动剂次数增加、早晨呼气峰流速下降、夜间苏醒次数增加或不能入睡，夜间症状严重等。一旦有上述征象，及时复诊。嘱患者随身携带止喘气雾剂，一出现哮喘先兆时立即吸入，同时保持平静。通过指导患者及照护者掌握哮喘急性发作的先兆和处理常识，把握好急性加重前的治疗时间窗，一旦发生时能采取正确的方式进行自救和就医，避免病情恶化或争取抢救时间。

指导患者严格遵医嘱服药：指导患者应在医师指导下坚持长期、规则、按时服药，向患者及照护者讲明各种药物的不良反应及服用时注意事项，指导其加强病情观察。如疗效不佳或出现严重不良反应时立即与医师联系，不能随意更改药物种类、增减剂量或擅自停药。

指导患者适当锻炼，保持情绪稳定：在缓解期可做医疗体操、呼吸训练、太极拳等，戒烟，减少对气道的刺激。避免情绪激动、精神紧张和过度疲劳，保持愉快情绪。

指导个人卫生和营养：细菌和病毒感染是哮喘发作的常见诱因。哮喘患者应注意与流感患者隔离，定期注射流感疫苗，预防呼吸道感染。保持良好的营养状态，增强抗感染的能力。胃肠道反流可诱发哮喘发作，睡前 3 h 禁饮食、抬高枕头可预防。

第九章 普外科护理技术

第一节 胃十二指肠损伤

一、概述

由于有肋弓保护且活动度较大，柔韧性较好，壁厚，钝挫伤时胃很少受累，只有胃膨胀时偶有发生胃损伤。上腹或下胸部的穿透伤则常导致胃损伤，多伴有肝、脾、横膈及胰等损伤，胃镜检查及吞入锐利异物或吞入酸、碱等腐蚀性毒物也可引起穿孔，但很少见。十二指肠损伤是由于上中腹部受到间接暴力或锐器的直接刺伤而引起的，缺乏典型的腹膜炎症状和体征，术前诊断困难，漏诊率高，多伴有腹部脏器合并伤，病死率高，术后并发症多，肠瘘发生率高。

二、护理评估

（一）健康史

详细询问患者、现场目击者或陪同人员，以了解受伤的时间地点、环境，受伤的原因，外力的特点、大小和作用方向，坠跌高度；了解受伤前后饮食及排便情况，受伤时的体位，有无防御，伤后意识状态、症状、急救措施、运送方式，既往疾病及手术史。

（二）临床表现

1. 胃损伤若未波及胃壁全层，可无明显症状。若全层破裂，由于胃酸有很强的化学刺激性，可立即出现剧痛及腹膜刺激征。当破裂口接近贲门或食管时，可因空气进入纵隔而呈胸壁下气肿。较大的穿透性胃损伤时，可自腹壁流出食物残渣、胆汁和气体。

2. 十二指肠破裂后，因有胃液、胆汁及胰液进入腹腔，早期即可发生急性弥漫性腹膜炎，有剧烈的刀割样持续性腹痛伴恶心、呕吐，腹部检查可见有板状腹、腹膜刺激征症状。

（三）辅助检查

1. 疑有胃损伤者，应置胃管，若自胃内吸出血性液或血性物者可确诊。

2. 腹腔穿刺术和腹腔灌洗术，腹腔穿刺抽出不凝血液、胆汁，灌洗吸出 10 mL 以上肉眼可辨的血性液体，即为阳性结果。

3. X 线检查：腹部 X 线片可显示腹膜后组织积气、肾脏轮廓清晰、腰大肌阴影模糊不清等有助于腹膜后十二指肠损伤的诊断。

4. CT 检查：可显示少量的腹膜后积气和渗至肠外的造影剂。

（四）治疗原则

抗休克和及时、正确的手术处理是治疗的两大关键。

（五）心理、社会因素

胃十二指肠外伤性损伤多数在意外情况下发生，患者出现突发外伤后易出现紧张、痛苦、悲哀、恐惧等心理变化，担心手术成功及疾病预后。

三、护理问题

（一）疼痛

疼痛与胃肠破裂、腹腔内积液、腹膜刺激征有关。

（二）组织灌注量不足

这与大量失血、失液，严重创伤，有效循环血量减少有关。

（三）焦虑或恐惧

这种情绪与经历意外及担心预后有关。

（四）潜在并发症

出血、感染、肠瘘、低血容量性休克。

四、护理目标

（一）患者疼痛减轻。

（二）患者血容量得以维持，各器官血供正常、功能完整。

（三）患者焦虑或恐惧减轻或消失。

（四）护士密切观察病情变化，如发现异常，应及时报告医师，并配合处理。

五、护理措施

（一）一般护理

1. 预防低血容量性休克

吸氧、保暖、建立静脉通道，遵医嘱输入温热生理盐水或乳酸盐林格液，抽血查全血细胞计数、血型和交叉配血。

2. 密切观察病情变化

每 15 ~ 30 min 应评估患者情况。评估内容包括意识状态、生命体征、肠鸣音、尿量、氧饱和度、有无呕吐、肌紧张和反跳痛等。观察胃管内引流物颜色、性质及量，若引流出血性液体，提示有胃、十二指肠破裂的可能。

3. 术前准备

胃、十二指肠破裂大多需要手术处理，故患者入院后，在抢救休克的同时，尽快完成术前准备工作，如，备皮、备血、插胃管及留置尿管、做好抗生素皮试等，一旦需要，可立即实施手术。

（二）心理护理

评估患者对损伤的情绪反应，鼓励他们说出自己内心的感受，帮助其建立积极、有效的应对措施。向患者介绍有关病情、损伤程度、手术方式及疾病预后，鼓励患者，告诉患者良好的心态、积极的配合有利于疾病早日康复。

（三）术后护理

1. 体位

患者意识清楚、病情平稳，给予半坐卧位，有利于引流及呼吸。

2. 禁食、胃肠减压

观察胃管内引流液颜色、性质及量，若引流出血性液体，提示有胃、十二指肠再出血的可能。十二指肠创口缝合后，胃肠减压管置于十二指肠腔内，使胃液、肠液、胰液得到充分引流，一定要妥善固定，避免脱出。一旦脱出，要在医师的指导下重新置管。

3. 严密监测生命体征

术后 15 ~ 30 min 监测生命体征直至患者病情平稳。注意肾功能的改变，胃十二指肠损伤后，特别有出血性休克时，肾脏会受到一定的损害，尤其是严重腹部外伤伴有重度休克者，有发生急性肾功能障碍的危险，所以，术后应密切注意尿量，争取保持每小时尿量在 50 mL 以上。

4. 补液和营养支持

根据医嘱，合理补充水、电解质和维生素，必要时输新鲜血、血浆，维持水、电解质、酸碱平衡。给予肠内、外营养支持，促进合成代谢，提高机体防御能力。继续应用有效抗生素，控制腹腔内感染。

5. 术后并发症的观察和护理

（1）出血。如胃管内 24 h 内引流出新鲜血液大于 200 mL，提示吻合口出血，要立即配合医师给予胃管内注入凝血酶粉、冰盐水洗胃等止血措施。

（2）肠瘘。患者术后持续低热或高热不退，腹腔引流管中引流出黄绿色或褐色渣样物，有恶臭或引流出大量气体，提示肠瘘发生，要配合医师进行腹腔双套管冲洗，并做好相应护理。

（四）健康教育

1. 讲解术后饮食注意事项，当患者胃肠功能恢复，一般 3 ~ 5 d 后开始恢复饮食，由流质逐步恢复至半流质、普食，进食高蛋白、高能量、易消化饮食，增强抵抗力，促进愈合。

2. 行全胃切除或胃大部分切除术的患者，因胃肠吸收功能下降，要及时补充微量元素和维生素等营养素，预防贫血、腹泻等并发症。

3. 避免工作过于劳累，注意劳逸结合。讲明饮酒、抽烟对胃、十二指肠疾病的危害性。

4. 避免长期大量服用非留体抗炎药，如布洛芬等，以免引起胃肠道黏膜损伤。

第二节 小肠梗阻

肠腔内容物不能正常运行或通过肠道发生障碍时，称为肠梗阻，是外科常见的急腹症之一。

一、疾病概要

（一）病因和分类

1. 按梗阻发生的原因分类

（1）机械性肠梗阻：最常见，是由各种原因引起的肠腔变窄、肠内容物通过障碍。主要原因：①肠腔堵塞：如，寄生虫、粪块、异物等；②肠管受压，如，粘连带压迫、肠扭转、嵌顿性疝等；③肠壁病变，如，先天性肠道闭锁、狭窄、肿瘤等。

（2）动力性肠梗阻：较机械性肠梗阻少见。肠管本身无病变，梗阻原因是由于神经反射和毒素刺激引起肠壁功能紊乱，致肠内容物不能正常运行。可分为：①麻痹性肠梗阻，常见于急性弥漫性腹膜炎、腹部大手术、腹膜后血肿或感染等；②痉挛性肠梗阻，由于肠壁肌肉异常收缩所致，常见于急性肠炎或慢性铅中毒。

（3）血运性肠梗阻：较少见。由于肠系膜血管栓塞或血栓形成，使肠管血运障碍，继而发生肠麻痹，肠内容物不能通过。

2. 按肠管血运有无障碍分类

（1）单纯性肠梗阻，无肠管血运障碍。

（2）绞窄性肠梗阻，有肠管血运障碍。

3. 按梗阻发生的部位分类

高位性肠梗阻（空肠上段）和低位性肠梗阻（回肠末段和结肠）。

4. 按梗阻的程度分类

完全性肠梗阻（肠内容物完全不能通过）和不完全性肠梗阻（肠内容物部分可通过）。

5. 按梗阻病情的缓急分类

急性肠梗阻和慢性肠梗阻。

（二）病理生理

1. 肠管局部的病理生理变化

（1）肠蠕动增强：单纯性机械性肠梗阻，梗阻以上的肠蠕动增强，以克服肠内容物通过的障碍。

（2）肠管膨胀：肠腔内积气、积液所致。

（3）肠壁充血水肿、血运障碍，严重时可导致坏死和穿孔。

2. 全身性病理生理变化

（1）体液丢失和电解质、酸碱平衡失调。

（2）全身性感染和毒血症，甚至发生感染中毒性休克。

（3）呼吸和循环功能障碍。

（三）临床表现

1.症状

（1）腹痛：单纯性机械性肠梗阻的特点是阵发性腹部绞痛；绞窄性肠梗阻表现为持续性剧烈腹痛伴阵发性加剧；麻痹性肠梗阻呈持续性胀痛。

（2）呕吐：早期常为反射性，呕吐胃内容物，随后因梗阻部位不同，呕吐的性质各异。高位肠梗阻呕吐出现早且频繁，呕吐物主要为胃液、十二指肠液、胆汁；低位肠梗阻呕吐出现晚，呕吐物常为粪样物，若呕吐物为血性或棕褐色，常提示肠管有血运障碍；麻痹性肠梗阻呕吐多为溢出性。

（3）腹胀：高位肠梗阻，腹胀不明显；低位肠梗阻及麻痹性肠梗阻则腹胀明显。

（4）停止肛门排气排便：完全性肠梗阻时，患者多停止排气、排便，但在梗阻早期，梗阻以下肠管内尚存的气体或粪便仍可排出。

2.体征

（1）腹部：视诊，单纯性机械性肠梗阻可见腹胀、肠型和异常蠕动波，肠扭转时腹胀多不对称；触诊，单纯性肠梗阻可有轻度压痛但无腹膜刺激征，绞窄性肠梗阻可有固定压痛和腹膜刺激征；叩诊，绞窄性肠梗阻时腹腔有渗液，可有移动性浊音；听诊，机械性肠梗阻肠鸣音亢进，可闻及气过水声或金属音，麻痹性肠梗阻肠鸣音减弱或消失。

（2）全身：单纯性肠梗阻早期多无明显全身性改变，梗阻晚期可有口唇干燥、眼窝凹陷、皮肤弹性差、尿少等脱水征。严重脱水或绞窄性肠梗阻时，可出现脉搏细速、血压下降、面色苍白、四肢发冷等中毒和休克征象。

3.辅助检查

（1）实验室检查：肠梗阻晚期，血红蛋白和血细胞比容升高，并有水、电解质及酸碱平衡失调。绞窄性肠梗阻时，白细胞计数和中性粒细胞比例明显升高。

（2）X线检查：一般在肠梗阻发生 4 ~ 6 h 后，立位或侧卧位 X 线平片可见肠胀气及多个液气平面。

（四）治疗原则

1.一般治疗

（1）禁食。

（2）胃肠减压：是治疗肠梗阻的重要措施之一。通过胃肠减压，吸出胃肠道内的气体和液体，从而减轻腹胀，降低肠腔内压力，改善肠壁血运，减少肠腔内的细菌和毒素。

（3）纠正水、电解质及酸碱平衡失调。

（4）防治感染和中毒。

（5）其他：对症治疗。

2. 解除梗阻

解除梗阻分为非手术治疗和手术治疗两大类。

（五）常见几种肠梗阻

1. 粘连性肠梗阻

粘连性肠梗阻是肠粘连或肠管被粘连带压迫所致的肠梗阻，较为常见。其主要由腹部手术、炎症、创伤、出血、异物等所致，以小肠梗阻为多见，多为单纯性不完全性梗阻。粘连性肠梗阻多采取非手术治疗，如无效或发生绞窄性肠梗阻时应及时手术治疗。

2. 肠扭转

肠扭转指一段肠管沿其系膜长轴旋转而形成的闭襻性肠梗阻，常发生于小肠，其次是乙状结肠。①小肠扭转：多见于青壮年，常在饱餐后立即进行剧烈活动时发病。表现为突发腹部绞痛，呈持续性伴阵发性加剧，呕吐频繁，腹胀不明显。②乙状结肠扭转：多见于老年人，常有便秘习惯，表现为腹部绞痛，明显腹胀，呕吐不明显。肠扭转是较严重的机械性肠梗阻，可在短时间内发生肠绞窄、坏死，一经诊断，应按急症手术治疗。

3. 肠套叠

肠套叠指一段肠管套入与其相连的肠管内，以回结肠型（回肠末端套入结肠）最多见。肠套叠多见于两岁以下婴幼儿。典型表现为阵发性腹痛、果酱样血便和腊肠样肿块（多位于右上腹），右下腹触诊有空虚感。X 线空气或钡剂灌肠显示空气或钡剂在结肠内受阻，梗阻端的钡剂影像呈"杯口状"或"弹簧状"阴影。早期肠套叠可试行空气灌肠复位，无效者或病期超过 48 h，怀疑有肠坏死或肠穿孔者，应按急症手术治疗。

4. 蛔虫性肠梗阻

蛔虫性肠梗阻由于蛔虫聚集成团并刺激肠管痉挛致肠腔堵塞，多见于 2 ~ 10 岁儿童，驱虫不当常为诱因。主要表现为阵发性脐部周围腹痛，伴呕吐，腹胀不明显。部分患者腹部可触及变形、变位的条索状团块。少数患者可并发肠扭转或肠壁坏死穿孔，蛔虫进入腹腔引起腹膜炎。单纯性蛔虫堵塞多采用非手术治疗，包括解痉止痛、禁食、酌情胃肠减压、输液、口服植物油驱虫等，若无效或并发肠扭转、腹膜炎时，应行手术取虫。

二、肠梗阻患者的护理

（一）护理诊断／问题

1. 疼痛

疼痛与肠内容物不能正常运行或通过障碍有关。

2. 体液不足

体液不足与呕吐、禁食、胃肠减压、肠腔积液有关。

3. 潜在并发症

肠坏死、腹腔感染、休克。

（二）护理措施

1. 非手术治疗的护理

（1）饮食：禁食，梗阻缓解 12 h 后可进少量流质饮食，忌甜食和牛奶，48 h 后可进半流食。

（2）胃肠减压：做好相关护理。

（3）体位：生命体征稳定者可取半卧位。

（4）解痉挛、止痛：若无肠绞窄或肠麻痹，可用阿托品解除痉挛、缓解疼痛，禁用吗啡类止痛药，以免掩盖病情。

（5）输液：纠正水、电解质和酸碱失衡，记录 24 h 出入液量。

（6）防治感染和中毒：遵照医嘱应用抗生素。

（7）严密观察病情变化：出现下列情况时应考虑有绞窄性肠梗阻的可能，应及早采取手术治疗：①腹痛发作急骤，为持续性剧烈疼痛，或在阵发性加重之间仍有持续性腹痛，肠鸣音可不亢进；②早期出现休克；③呕吐早、剧烈而频繁；④腹胀不对称，腹部有局部隆起或触及有压痛的包块；⑤明显的腹膜刺激征，体温升高、脉快、白细胞计数和中性粒细胞比例增高；⑥呕吐物、胃肠减压抽出液、肛门排出物为血性或腹腔穿刺抽出血性液；⑦腹部 X 线检查可见孤立、固定的肠襻；⑧经积极非手术治疗后症状、体征无明显改善者。

2. 手术前后的护理

（1）术前准备：除上述非手术护理措施外，按腹部外科常规行术前准备。

（2）术后护理：①病情观察，观察患者生命体征、腹部症状和体征的变化，伤口敷料及引流情况，及早发现术后并发症；②卧位：麻醉清醒、血压平稳后取半卧位；③禁食、胃肠减压，待排气后，逐步恢复饮食；④防止感染：遵照医嘱应用抗生素；⑤鼓励患者早期活动。

第三节 肠破裂

一、概述

小肠是消化管中最长的一段肌性管道，也是消化与吸收营养物质的重要场所。人类小肠全长 3 ~ 9 m，平均 5 ~ 7 m，个体差异很大。其分为十二指肠、空肠和回肠三部分，十二指肠属上消化道，空肠及其以下肠段属下消化道。

各种外力的作用所致的小肠穿孔称为小肠破裂。小肠破裂在战时和平时均较常见，多见于交通事故、工矿事故、生活事故，如，坠落、挤压、刀伤和火器伤。小肠可因穿透性与闭合性损伤造成肠管破裂或肠系膜撕裂。小肠占满整个腹部，又无骨骼保护，因此易于受到损伤。由于小肠壁厚，血运丰富，故无论是穿孔修补或肠段切除吻合术，其成功率均较高，发生肠瘘的机会少。

二、护理评估

（一）健康史

了解患者腹部损伤的时间、地点及致伤源、伤情、就诊前的急救措施、受伤至就诊之间的病情变化，如果患者神志不清，应询问目击人员。

（二）临床表现

小肠破裂后在早期即产生明显的腹膜炎的体征，这是因为肠管破裂肠内容物溢出至腹腔所致。症状以腹痛为主，程度轻重不同，可伴有恶心及呕吐，腹部检查肠鸣音消失，腹膜刺激征明显。

小肠损伤初期一般均有轻重不等的休克症状，休克的深度除与损伤程度有关外，主要取决于内出血的多少，表现为面色苍白、烦躁不安、脉搏细速、血压下降、皮肤发冷等。若为多发性小肠损伤或肠系膜撕裂大出血，可迅速发生休克并进行性恶化。

（三）辅助检查

1.实验室检查

白细胞计数升高说明腹腔炎症；血红蛋白含量取决于内出血的程度，内出血少时变化不大。

2. X 线检查

X 线透视或摄片，检查有无气腹与肠麻痹的征象，因为一般情况下小肠内气体很少，且损伤后伤口很快被封闭，不但膈下游离气体少见，且使一部分患者早期症状隐匿。因此，阳性气腹有诊断价值，但阴性结果也不能排除小肠破裂。

3. 腹部 B 超检查

对小肠及肠系膜血肿、腹腔积液均有重要的诊断价值。

4. CT 或磁共振检查

对小肠损伤有一定诊断价值，而且可对其他脏器进行检查，有时可能发现一些未曾预料的损伤，有助于减少漏诊。

5. 腹腔穿刺

有浑浊的液体或胆汁色的液体，说明肠破裂，穿刺液中白细胞、淀粉酶含量均升高。

（四）治疗原则

小肠破裂一旦确诊，应立即进行手术治疗。手术方式以简单修补为主。肠管损伤严重时，则应做部分小肠切除吻合术。

（五）心理、社会因素

小肠损伤大多在意外情况下突然发生，加之伤口、出血及内脏脱出的视觉刺激和对预后的担忧，患者多表现为紧张、焦虑、恐惧。应了解其患病后的心理反应，对本病的认知程度和心理承受能力，家属及亲友对其支持情况、经济承受能力等。

三、护理问题

（一）有体液不足的危险

这与创伤致腹腔内出血、体液过量丢失、渗出及呕吐有关。

（二）焦虑、恐惧

这与意外创伤的刺激、疼痛、出血、内脏脱出的视觉刺激及担心疾病的预后等有关。

（三）体温过高

这与腹腔内感染毒素吸收和伤口感染等因素有关。

（四）疼痛

这与小肠破裂或手术有关。

（五）潜在并发症

腹腔感染、肠瘘、失血性休克。

（六）营养失调，低于机体需要量

这与消化道的吸收面积减少有关。

四、护理目标

（1）患者体液平衡得到维持，生命体征稳定。

（2）患者情绪稳定，焦虑或恐惧减轻，主动配合医护工作。

（3）患者体温维持正常。

（4）患者主诉疼痛有所缓解。

（5）护士密切观察病情变化，如发现异常，应及时报告医师，并配合处理。

（6）患者体重不下降。

五、护理措施

（一）一般护理

1.伤口处理

对开放性腹部损伤者，妥善处理伤口，及时止血和包扎固定。若有肠管脱出，可用消毒或清洁器皿覆盖保护后再包扎，以免肠管受压、缺血而坏死。

2.病情观察

密切观察生命体征的变化，每 15 min 测定脉搏、呼吸、血压一次。重视患者的主诉，若主诉心慌、脉快、出冷汗等，及时报告医师。不注射止痛药（诊断明确者除外），以免掩盖伤情。不随意搬动伤者，以免加重病情。

3.腹部检查

每 30 min 检查一次腹部体征，注意腹膜刺激征的程度和范围变化。

4.禁食和灌肠

禁食和灌肠可避免肠内容物进一步溢出，造成腹腔感染或加重病情。

5. 补充液体和营养

注意纠正水、电解质及酸碱平衡失调，保证输液通畅，对伴有休克或重症腹膜炎的患者可进行中心静脉补液，这不仅可以保证及时大量的液体输入，而且有利于中心静脉压的监测，根据患者具体情况，适量补给全血、血浆或人血清蛋白，尽可能补给足够的热量和蛋白质、氨基酸及维生素等。

（二）心理护理

关心患者，加强交流，讲解相关病情、治疗方式及预后，使患者了解自己的病情，消除患者的焦虑和恐惧，保持良好的心理状态，并与其一起制定合适的应对机制，鼓励患者，增加治疗的信心。

（三）术后护理

1. 妥善安置患者

麻醉清醒后取半卧位，有利于腹腔炎症的局限，改善呼吸状态。了解手术的过程，查看手术的部位，对引流管、输液管、胃管及氧气管等进行妥善固定，做好护理记录。

2. 监测病情

观察患者血压、脉搏、呼吸、体温的变化。注意腹部体征的变化。适当应用止痛药，减轻患者的不适。若切口疼痛明显，应检查切口，排除感染。

3. 引流管的护理

腹腔引流管保持通畅，准确记录引流液的性状及量。腹腔引流液应为少量血性液，若为绿色或褐色渣样物，应警惕腹腔内感染或肠瘘的发生。

4. 饮食

继续禁食、胃肠减压，待肠功能逐渐恢复、肛门排气后，方可拔除胃肠减压管。拔除胃管当日可进清流食，第2日进流质饮食，第3日进半流食，逐渐过渡到普食。

5. 营养支持

维持水、电解质和酸碱平衡，增加营养。维生素主要是在小肠被吸收，小肠部分切除后，要及时补充维生素C、维生素D、维生素K和复合维生素B等维生素和微量元素钙、镁等，可经静脉、肌内注射或口服进行补充，预防贫血，促进伤口愈合。

（四）健康教育

1. 注意饮食卫生，避免暴饮暴食，进易消化食物，少食刺激性食物，避免腹部受凉和饭后剧烈活动，保持排便通畅。

2. 注意适当休息，加强锻炼，增加营养，特别是回肠切除的患者要长期定时补充维生素 B_{12} 等营养素。

3. 定期门诊随访。若有腹痛、腹胀、停止排便及伤口红、肿、热、痛等不适，应及时就诊。

4. 加强社会宣传，增进劳动保护、安全生产、安全行车、遵守交通规则等知识，避免损伤等意外的发生。

5. 普及各种急救知识，在发生意外损伤时，能进行简单的自救或急救。

6. 无论腹部损伤的轻重，都应经专业医务人员检查，以免贻误诊治。

第四节 急性化脓性腹膜炎

一、概念

急性化脓性腹膜炎是指由化脓性细菌，包括需氧菌和厌氧菌或两者混合所引起的腹膜腔急性感染。急性化脓性腹膜炎累及整个腹腔称为急性弥漫性腹膜炎，腹膜腔炎症仅局限于病灶局部称为局限性腹膜炎，并可形成脓肿。根据腹腔内有无病变又分为原发性腹膜炎和继发性腹膜炎：腹腔内无原发病灶，而是血源性引起的，称为原发性腹膜炎，占2%；继发于腹腔内空腔脏器穿孔、损伤破裂、炎症扩散和手术污染等所引起的腹膜炎，称为继发性腹膜炎，是急性化脓性腹膜炎中最常见的一种，占98%。

二、临床表现

（一）腹痛

腹痛是最主要的症状，一般都很剧烈，不能忍受，且呈持续性，当患者深呼吸、咳嗽、转动体位时加重，故患者多不愿意改变体位。疼痛先以原发病灶处最明显，随炎症扩散可波及全腹。

（二）恶心、呕吐

恶心、呕吐为早期出现的胃肠道症状。腹膜受到刺激，引起反射性恶心、呕吐，呕吐物为胃内容物。当出现麻痹性肠梗阻时，可吐出黄绿色胆汁，甚至粪质样内容物。

（三）全身症状

随着炎症发展，患者出现高热、大汗、口干、脉速、呼吸浅快等全身中毒症状，后期出现眼窝凹陷、四肢发冷、呼吸急促、脉搏细弱、血压下降、严重缺水、代谢性酸中毒及感染性休克的表现。但年老体衰或病情晚期者体温不一定升高，如脉搏加快，体温反而下降，提示病情恶化。

（四）腹部体征

腹胀明显，腹式呼吸减弱或消失。腹部有压痛、反跳痛、肌紧张，是腹膜炎的重要体征，称为腹膜刺激征。腹肌呈"木板样"多为胃十二指肠穿孔的临床表现，而老年、幼儿或极度虚弱的患者腹肌紧张可不明显，易被忽视，胃十二指肠穿孔时，腹腔可有游离气体，叩诊肝浊音界缩小或消失。腹腔内有较多积液时，移动性浊音呈阳性。

三、辅助检查

（一）血液检查

白细胞总数及中性粒细胞升高，可出现中毒性颗粒。病情危重或机体反应低下时，白细胞计数可不增高。

（二）腹部 X 线检查

立位平片，可见膈下游离气体；卧位片，在腹膜炎有肠麻痹时可见肠襻普遍胀气，肠间隙增宽及腹膜外脂肪线模糊以致消失。

（三）直肠指检

直肠前壁触痛、饱满，可判断有无盆腔感染或盆腔脓肿形成。

（四）B 超检查

B 超检查可帮助判断腹腔病变部位。

（五）腹腔穿刺

腹腔穿刺是指可根据抽出液性状、气味、浑浊度做细菌培养、涂片，以及淀粉酶测定来帮助诊断及确定病变部位和性质。

四、护理措施

急性腹膜炎的治疗分为非手术和手术两种方法。非手术疗法主要适用于：原发性腹膜炎；急性腹膜炎原因不明，病情不重，全身情况较好；炎症已有局限化趋势，症状有所好转。手术疗法主要适用于：腹腔内病变严重；腹膜炎严重或腹膜炎原因不明，无局限趋势；患者一般情况差，腹腔积液多，肠麻痹重或中毒症状明显，甚至出现休克者；经短期（一般不超过 12 h）非手术治疗症状及体征不缓解反而加重者。其治疗原则是：处理原发病灶，消除引起腹膜炎的病因，清理或引流腹腔，促使腹腔脓性渗出液尽早局限、吸收。

（一）术前护理

1. 病情观察：定时监测体温、脉搏、呼吸、血压，准确记录 24 h 出入量。观察腹部体征变化，对休克患者应监测中心静脉压及血气分析数值。

2. 禁食：尤其是胃肠道穿孔者，可减少胃肠道内容物继续溢入腹腔。

3. 胃肠减压：可减轻胃肠道内积气、积液，减少胃肠内容物继续溢入腹腔，有利或减轻腹膜的疼痛刺激，减少毒素吸收，降低肠壁张力，改善肠壁血液供给，利于炎症局限，并促进胃肠道蠕动恢复。

4. 保持水、电解质平衡：腹膜炎时，腹腔内有大量液体渗出，加之呕吐，患者不仅丧失水、电解质，也丧失了大量的血浆，应根据患者的临床表现和血生化测定、中心静脉压等监测，输入适量的晶体液和胶体液，纠正水、电解质和酸碱失衡，保持尿量每小时 30 mL 以上。

5. 抗感染：继发性腹膜炎常为混合感染，因此须有针对性地、大剂量联合应用抗生素。

6. 对诊断不明确者，应严禁使用止痛剂，以免掩盖病情，贻误诊断和治疗。

7. 积极做好手术准备，做好患者及家属的工作，解除思想顾虑，积极配合治疗。

（二）术后护理

1. 定时监测体温、脉搏、呼吸、血压以及尿量的变化。

2. 患者血压平稳后，应取半卧位，以利于腹腔引流，减轻腹胀，改善呼吸。

3. 补液与营养：由于术前大量体液丧失，患者术后又须禁食，故要注意水、电解质平衡，酸碱平衡和营养的补充。

4. 继续胃肠减压：腹膜炎患者虽经手术治疗，但腹膜的炎症尚未清除，肠蠕动尚未恢复，故应禁食，同时采用有效的胃肠减压，直至肠蠕动恢复，肛门排气后，方可拔除胃管，开始进食。

5.引流的护理：妥善固定引流管，避免受压、扭曲，保持通畅，观察并记录引流量、颜色、气味等。如须用负压吸引者应注意负压大小，如用双套管引流者，常须用抗生素盐水冲洗，冲洗时应注意无菌操作，记录冲洗量和引流量及性状。冲洗时注意保持床铺的干燥。

6.应用抗生素以减轻和防治腹腔残余感染。

7.为了减少患者的不适，酌情使用止痛剂。

8.鼓励患者早期活动，防止肠粘连。

9.观察有无腹腔残余脓肿，如患者体温持续不退或下降后又有升高，白细胞计数升高，全身有中毒症状，以及腹部局部体征的变化，大便次数增多等提示有残余脓肿，应及时报告医师处理。

（三）健康教育

1.术后肠功能恢复后的饮食要根据不同疾病具体计划，先吃流质饮食，再过渡到半流饮食。应指导和鼓励患者吃易消化、高蛋白、高热量、高维生素饮食。

2.向患者解释术后半卧位的意义。在病情允许的情况下，应鼓励患者尽早下床活动。

3.出院后如突然出现腹痛加重，应及时到医院就诊。

第五节 胰腺疾病

一、胰腺解剖生理概要

（一）解剖

胰腺位于腹膜后，横贴在腹后壁，相当于第 1～2 腰椎前方，分头、颈、体、尾四部分，总长 15～20 cm，头部与十二指肠第二段紧密相连，两者属同一血液供应系统。胰尾靠近脾门，这两者也属同一血液供应系统。胰管与胰腺长轴平行，主胰管直径 2～3 mm，多数人的主胰管与胆总管汇合形成共同通道开门于十二指肠第二段的乳头部，少数人胰管与胆总管分别开口在十二指肠。两者开口于十二指肠又是胆、胰发生逆行感染的解剖基础。胰腺除主胰管外，有时有副胰管。

（二）生理

胰腺具有内、外分泌的双重功能，内分泌主要由分散在胰腺实质内的胰岛来实现，其最主要功能是调控血糖。胰腺的外分泌功能是分泌胰液，每日分泌可达 750 ～ 1500 mL，呈强碱性，含有多种消化酶，其中含有蛋白酶、淀粉酶、脂肪酶等。外分泌是由腺细胞分泌的胰液，进入胰管，经共同通道排入十二指肠，胰液的分泌受神经、体液的调节。

二、急性胰腺炎

（一）病因

1. 梗阻因素

梗阻是最常见原因，常见于胆总管结石，胆管蛔虫症，Oddi 括约肌水肿和痉挛等引起的胆管梗阻以及胰管结石、肿瘤导致的胰管梗阻。

2. 乙醇中毒

乙醇引起 Oddi 括约肌痉挛，使胰管引流不畅、压力升高。同时，乙醇刺激胃酸分泌，胃酸又刺激促胰液素和缩胆囊素分泌增多，促使胰腺外分泌增加。

3. 暴饮暴食

尤其是高蛋白、高脂肪食物、过量饮酒可刺激胰腺大量分泌，胃肠道功能紊乱，或因剧烈呕吐导致十二指肠内压骤增，十二指肠液反流，共同通道受阻。

4. 感染因素

腮腺炎病毒、肝炎病毒、伤寒杆菌等经血流、淋巴进入胰腺所致。

5. 损伤或手术

胃胆管手术或胰腺外伤、内镜逆行胰管造影等因素可直接或间接损伤胰腺，导致胰腺缺血、Oddi 括约肌痉挛或刺激迷走神经，使胃酸、胰液分泌增加亦可导致发病。

6. 其他因素

内分泌或代谢性疾病，如，高脂血症、高钙血症等，某些药物，如，利尿剂，吲哚美辛、硫唑嘌呤等均可损害胰腺。

（二）病理生理

根据病理改变可分为水肿性胰腺炎和出血坏死性胰腺炎两种。基本病理改变是水肿、出血和坏死，严重者可并发休克、化脓性感染及多脏器衰竭。

（三）临床表现

1. 腹痛

大多为突然发作，常在饱餐后或饮酒后发病。多为全上腹持续剧烈疼痛伴有阵发性加重，向腰背部放射，疼痛与病变部位有关。胰头部以右上腹痛为主，向右肩部放射；胰尾部以左上腹为主，向左肩放射；累及全胰则呈束带状腰背疼痛。重型患者腹痛延续时间较长，由于渗出液扩散，腹痛可弥散至全腹，并有麻痹性肠梗阻现象。

2. 恶心、呕吐

早期为反射性频繁呕吐，多为胃十二指肠内容物，后期因肠麻痹或肠梗阻可呕吐小肠内容物。呕吐后腹胀不缓解为其特点。

3. 发热

发热与病变程度相一致。重型胰腺炎继发感染或合并胆管感染时可持续高热，如持续高热不退则提示合并感染或并发胰周脓肿。

4. 腹胀

腹胀是重型胰腺炎的重要体征之一，其原因是腹膜炎造成麻痹性肠梗阻所致。

5. 黄疸

黄疸多在胆源性胰腺炎时发生。严重者可合并肝细胞性黄疸。

6. 腹膜炎体征

水肿性胰腺炎时，压痛只局限于上腹部，常无明显肌紧张；出血性坏死性胰腺炎压痛明显，并有肌紧张和反跳痛，范围较广泛或波及全腹。

7. 休克

严重患者出现休克，表现为脉细速，血压降低，四肢厥冷，面色苍白等。有的患者以突然休克为主要表现，称为暴发性急性胰腺炎。

8. 皮下瘀斑

少数患者因胰酶及坏死组织液穿过筋膜与基层渗入腹壁下，可在季肋及腹部形成蓝棕色斑（Grey-turner 征）或脐周皮肤青紫（Cullen 征）。

（四）辅助检查

1. 胰酶测定

（1）血清淀粉酶：90% 以上的患者血清淀粉酶升高，通常在发病后 3 ～ 4 h 后开始升高，12 ～ 24 h 达到高峰，3 ～ 5 d 恢复正常。

（2）尿淀粉酶测定：通常在发病后 12 h 开始升高，24 ～ 48 h 达高峰，持续 5 ～ 7 d 开始下降。

（3）血清脂肪酶测定：在发病 24 h 升高至 1.5 康氏单位（正常值 0.5 ～ 1.0 U）。

2. 腹腔穿刺

穿刺液为血性混浊液体，可见脂肪小滴，腹水淀粉酶较血清淀粉酶值高 3 ～ 8 倍之多。并发感染时呈脓性。

3.B 超检查

B 超检查可见胰腺弥漫性均匀肿大，界限清晰，内有光点反射，但较稀少，若炎症消退，上述变化持续 1 ~ 2 周即可恢复正常。

4.CT 检查

CT 扫描显示胰腺弥漫肿大，边缘不光滑，当胰腺出现坏死时可见胰腺上有低密度、不规则的透亮区。

（五）临床分型

1. 水肿性胰腺炎（轻型）

主要表现为腹痛、恶心、呕吐、腹膜炎体征、血和尿淀粉酶增高，经治疗后短期内可好转，死亡率低。

2. 出血坏死性胰腺炎（重型）

除上述症状、体征继续加重外，高热持续不退，黄疸加深，神志模糊和谵妄，高度腹胀，血性或脓性腹水，两侧腰部或脐下出现青紫瘀斑，胃肠出血、休克等。实验室检查：白细胞增多（$> 16 \times 109/L$），红细胞和血细胞比容降低，血糖升高（> 11.1 mmol/L），血钙降低（< 2.0 mmol/L），$PaO_2 < 8.0$ kPa（60 mmHg），血尿素氮或肌酐增高，酸中毒等。甚至出现急性肾衰竭、DIC、ARDS 等，死亡率较高。

（六）治疗原则

1. 非手术治疗

急性胰腺炎大多采用非手术治疗。①严密观察病情。②减少胰液分泌，应用抑制或减少胰液分泌的药物。③解痉镇痛。④有效抗生素防治感染。⑤抗休克，纠正水电解质平衡失调。⑥抗胰酶疗法。⑦腹腔灌洗。⑧激素和中医中药治疗。

2. 手术治疗

（1）目的：清除含有胰酶、毒性物质的坏死组织。

（2）指征：采用非手术疗法无效者；诊断未明确而疑有腹腔脏器穿孔或肠坏死者；合并胆管疾病者；并发胰腺感染者。应考虑手术探查。

（3）手术方式：有灌洗引流、坏死组织清除和规则性胰腺切除术、胆管探查、T 形管引流和胃造瘘、空肠造瘘术等。

（七）护理措施

1. 非手术期间的护理

（1）病情观察：严密观察神志，监测生命体征和腹部体征的变化，监测血气、凝血功能、血电解质变化，及早发现坏死性胰腺炎、休克和多器官衰竭。

（2）维持正常呼吸功能：给予高浓度氧气吸入，必要时给予呼吸机辅助呼吸。

（3）维护肾功能：详细记录每小时尿量、尿比重、出入水量。

（4）控制饮食、抑制胰腺分泌：对病情较轻者，可进少量清淡流质或半流质饮食，限制蛋白质摄入量，禁进脂肪。对病情较重或频繁呕吐者要禁食，行胃肠减压，遵医嘱给予抑制胰腺分泌的药物。

（5）预防感染：对病情重或胆源性胰腺炎患者给予抗生素，为预防真菌感染，应加用抗真菌药物。

（6）防治休克：维持水电解质平衡，应早期迅速补充水电解质，血浆，全血。还应预防低钾血症、低钙血症，在疾病早期应注意观察，及时矫正。

（7）心理护理：指导患者减轻疼痛的方法，解释各项治疗措施的意义。

2. 术后护理

（1）术后各种引流管的护理。①熟练掌握各种管道的作用，将导管贴上标签后与引流装置正确连接，妥善固定，防止导管滑脱。②分别观察记录各引流管的引流液性状、颜色、量。③严格遵循无菌操作规程，定期更换引流装置。④保持引流通畅，防止导管扭曲。重型患者常有血块、坏死组织脱落，容易造成引流管阻塞。如有阻塞可用无菌温生理盐水冲洗，帮患者经常更换体位，以利引流。⑤冲洗液、灌洗液现用现配。⑥拔管护理：当患者体温正常并稳定 10 d 左右，白细胞计数正常，腹腔引流液少于 5 mL，每天引流液淀粉酶测定正常后可考虑拔管。拔管后要注意拔管处伤口有无渗漏，如有渗液应及时更换敷料。拔管处伤口可在 1 周左右愈合。

（2）伤口护理。观察有无渗液、有无裂开，按时换药，并发胰外瘘时，要注意保持负压引流通畅，并用氧化锌糊剂保护瘘口周围皮肤。

（3）营养支持治疗与护理。根据患者营养评定状况，计算需要量，制订计划。第 1 阶段，术前和术后早期，须抑制分泌功能，使胰腺处于休息状态，同时因胃肠道功能障碍，此时须完全胃肠外营养（TPN）2 ~ 3 周；第 2 阶段，术后 3 周左右，病情稳定，肠道功能基本恢复，可通过空肠造瘘提供营养 3 ~ 4 周，称为肠道营养（TEN）；第 3 阶段，逐渐恢复经口进食，称为胃肠内营养（EN）。

（4）做好基础生活护理和心理护理。

（5）并发症的观察与护理。①胰腺脓肿及腹腔脓肿，术后两周的患者出现高热，腹部肿块，应考虑其可能，一般均为腹腔引流不畅，胰腺坏死组织及渗出液局部积聚感染所致。非手术疗法无效时应手术引流。②胰瘘，如观察到腹腔引流有无色透明腹腔液经常外漏，其中淀粉酶含量高，为胰液外漏所致，合并感染时引流液可显脓性。多数可逐渐自行愈合。③肠瘘，主要表现为明显的腹膜刺激征，引流液中伴有粪渣。瘘管形成后用营养支持治疗。长期不愈者，应考虑手术治疗。④假性胰腺囊肿，多数须手术行囊肿切除或内引流手术，少数患者经非手术治疗 6 个月可自行吸收。⑤糖尿病，胰腺部分切除后，可引起内、外分泌缺失。注意观察血糖、尿糖的变化，根据化验报告补充胰岛素。

（6）心理护理，由于病情重，术后引流管多，恢复时间长，患者易产生悲观急躁情绪，因此应关心体贴鼓励患者，帮助患者树立战胜疾病的信心，积极配合治疗。

（八）健康教育

1. 饮食应少量多餐，注意食用富有营养易消化食物，避免暴饮暴食及酗酒。

2. 有胆管疾病、病毒感染者应积极治疗。

3. 告知会引发胰腺炎的药物种类，不得随意服药。

4. 有高糖血症，应遵医嘱口服降糖药或注射胰岛素，定时查血糖、尿糖，将血糖控制在稳定水平，防治各种并发症。

5. 出院 4 ~ 6 周，避免过度疲劳。

6. 门诊应定期随访。

三、胰腺癌、壶腹部癌及护理

胰腺癌是常见消化道肿瘤之一，以男性多见，40 岁以上患者占 80%，癌肿发生在胰头部位占 70% ~ 80%，体尾部癌约占 12%。其转移途径有血行、淋巴途径转移和直接浸润，癌细胞还可沿胰周神经由内向外扩散。壶腹部癌是指胆总管末段壶腹部和十二指肠乳头的恶性肿瘤，在临床上与胰腺癌有不少共同点，统称为壶腹周围癌。

（一）临床表现

1. 腹痛和上腹饱胀不适

初期仅表现为上腹部胀闷感及隐痛。随病情加重，疼痛逐渐剧烈，并可牵涉到背部，胰头部癌疼痛多位于上腹居中或右上腹部，胰体尾部癌疼痛多在左上腹或左季肋部。晚期可向背部放射，少数患者以此为首发症状，当癌肿侵及腹膜后神经丛时，疼痛常剧烈难忍，尤以夜间为甚，以至于患者常取端坐位。

2. 消化道症状

常有食欲缺乏、恶心、呕吐、厌食油腻和动物蛋白饮食、消化不良、腹泻或便秘、呕吐和黑便。

3. 黄疸

胰腺癌侵及胆管时可出现黄疸，其特征是进行性加深并伴尿黄、大便呈陶土色及皮肤瘙痒。胰头癌因其靠近胆管，故黄疸发生较早，胰体尾部癌距胆管较远，通常到晚期才发生黄疸。

4. 乏力和消瘦

这是胰腺癌较早出现的表现，常于短期内出现明显消瘦。

5. 发热

少数患者可出现持续性或间歇性低热。

6. 腹部肿块

主要表现为肝肿大，胆囊肿大，晚期患者可扪及胰腺肿大。

7. 腹水

多见于晚期患者。

（二）辅助检查

1. 实验室检查

（1）免疫学检查：癌胚抗原（CEA）、胰腺胚胎抗原（POA）、胰腺癌相关抗原（PCAA）、胰腺癌特异抗原（PaA）、糖类抗原19-9（CA19-9）均增高。

（2）血清生化检查：早期可有血、尿淀粉酶增高、空腹血糖增高，糖耐量试验阳性；黄疸时，血清胆红素增高，碱性磷酸酶升高，转氨酶轻度升高，尿胆红素阳性；无黄疸的胰体尾癌可见转肽酶升高。

2. 影像学检查

主要有超声波检查、CT、内镜逆行胰胆管造影（ERCP）、腹腔镜检查、X线钡餐检查。

（三）治疗原则

早期发现、早期诊断、早期手术治疗。手术切除是胰头癌最有效的治疗方法。胰腺癌无远处转移者，应争取手术切除，常用的手术方法有胰头十二指肠切除术，对不能切除的患者，应行内引流手术，即胆总管与空肠或十二指肠吻合术。术后采用综合治疗，包括化学、免疫和放射疗法及中医中药治疗。为控制晚期患者的疼痛可采用剖腹或经皮行腹腔神经丛无水乙醇注射治疗。

（四）护理措施

1. 手术前护理

（1）心理支持：每次检查及护理前给予解释，尊重患者心理调适的过程。

（2）控制血糖在稳定水平：检查患者血糖、尿糖，如有高血糖，应在严密监测血糖、尿糖的基础上调整胰岛素用量，将血糖控制在稳定水平。

（3）改善凝血功能：遵医嘱给予维生素 K。

（4）改善营养：术前应鼓励患者进富有营养饮食，必要时给予胃肠外营养。

（5）术前常规皮肤准备，术前灌肠。

2. 手术后护理

（1）观察生命体征：由于胰头癌切除涉及的器官多、创伤重，术后要严密观察生命体征。

（2）防治感染：胰头十二指肠切除术手术大、范围广，消化道吻合多，感染机会多，故术后应遵医嘱静脉加用广谱抗生素。术后更换敷料应严格遵循无菌操作规程。

（3）维持水、电解质和酸碱平衡：手术范围大、创伤大，术后引流管多，消化液及体液丢失，易导致脱水、低钾、低钙等，应准确记录出入量。按医嘱及时补充水和电解质，以维持其平衡。

（4）加强营养：术后给予静脉高营养，静脉输血、血浆、白蛋白及脂肪乳、氨基酸等。限制脂肪饮食，少量多餐。

（5）引流管护理：应妥善固定引流管，保持引流通畅，并观察记录引流液的颜色、性质和量。患者无腹胀、无腹腔感染、无引流液时可去除引流管。

（6）术后的防治与护理：观察患者有无切口出血、胆管出血及应激性溃疡出血。

（7）低血糖监测：胰头十二指肠切除患者术后易发生低血糖，注意每日监测血糖、尿糖变化。

（8）胰瘘的预防与护理：胰瘘多发生在术后 5 ~ 7 日。

（9）胆瘘的预防与护理：胆瘘多发生于术后 2 ~ 9 d，其表现为右上腹痛、发热、腹腔引流液呈黄绿色，T 形管引流量突然减少，有局限性或弥漫性腹膜炎表现，严重者出现休克症状。术后应保持 T 形管引流畅通，将每日胆汁引流量做好记录，发现问题，及时与医师联系。

（10）化疗护理：适用于不能行根治性切除的胰腺癌、术后复发性胰腺癌和合并肝转移癌。

（11）心理护理：给予心理支持，促进早日痊愈。

（五）健康教育

1. 出院后对于胰腺功能不足，消化功能差的患者，除应用胰酶代替剂外，同时采用高蛋白、高糖、低脂肪饮食，给予脂溶性维生素。

2. 定期检测血糖、尿糖，发生糖尿病时给予药物治疗。

3.3 ~ 6个月复查一次，如出现进行性消瘦、乏力、贫血、发热等症状，应回医院诊治。

第六节 脾破裂

一、概述

脾脏是一个血供丰富而质脆的实质性器官，脾脏是腹部脏器中最容易受损伤的器官，发生率几乎占各种腹部损伤的40%左右。它被与其包膜相连的诸韧带固定在左上腹的后方，尽管有下胸壁、腹壁和膈肌的保护，但外伤暴力很容易使其破裂引起内出血，以真性破裂多见，约占85%。根据不同的病因，脾破裂分成两大类：①外伤性破裂，占绝大多数，都有明确的外伤史，裂伤部位以脾脏的外侧凸面为多，也可在内侧脾门处，主要取决于暴力作用的方向和部位；②自发性破裂，极少见，且主要发生在病理性肿大（门静脉高压症、血吸虫病、淋巴瘤等）的脾脏。如仔细追询病史，多数仍有一定的诱因，如，剧烈咳嗽、打喷嚏或突然改变体位等。

二、护理评估

（一）健康史

了解患者腹部损伤的时间、地点以及致伤源、伤情、就诊前的急救措施、受伤至就诊之间的病情变化，如果患者神志不清，应询问目击人员。患者一般有上腹火器伤、锐器伤或交通事故、工伤等外伤史或病理性（门静脉高压症、血吸虫病、淋巴瘤等）的脾脏肿大病史。

（二）临床表现

脾破裂的临床表现以内出血及腹膜刺激征为特征，并常与出血量和出血速度密切相关。出血量大而速度快的很快就出现低血容量性休克，伤情十分危急；出血量少而慢者症状轻微，除左上腹轻度疼痛外，无其他明显体征，不易诊断。随着时间的推移，出血量越来越大，才出现休克前期的表现，继而发生休克。由于血液对腹膜的刺激而有腹痛，起始在左上腹，慢慢涉及全腹，但仍以左上腹最为明显，同时有腹部压痛、反跳痛和腹肌紧张。

（三）诊断及辅助检查

创伤性脾破裂的诊断主要依赖：①损伤病史或病理性脾脏肿大病史；②临床有内出血的表现；③腹腔诊断性穿刺抽出不凝固血液；④对诊断确有困难、伤情允许的病例，采用腹腔灌洗、B超、核素扫描、CT或选择性腹腔动脉造影等帮助明确诊断，B超是一种常用检查，可明确脾脏破裂程度；⑤实验室检查发现红细胞、血红蛋白和血细胞比容进行性降低，提示有内出血。

（四）治疗原则

随着对脾功能认识的深化，在坚持"抢救生命第一，保留脾脏第二"的原则下，尽量保留脾脏的原则已被绝大多数外科医生接受。彻底查明伤情后尽可能保留脾脏，方法有生物胶黏合止血、物理凝固止血、单纯缝合修补、部分脾切除等，必要时行全脾切除术。

（五）心理、社会因素

导致脾破裂的原因均是意外，患者痛苦大、病情重，且在创伤、失血之后，处于紧张状态，患者常有恐惧、急躁、焦虑，甚至绝望，又担心手术能否成功，对手术产生恐惧心理。

三、护理问题

（一）体液不足

这与损伤致腹腔内出血、失血有关。

（二）组织灌注量减少

这与导致休克的因素依然存在有关。

（三）疼痛

这与脾部分破裂、腹腔内积血有关。

（四）焦虑或恐惧

这与意外创伤的刺激、出血及担心预后有关。

（五）潜在并发症

出血。

四、护理目标

（一）患者体液平衡能得到维持，不发生失血性休克。

（二）患者神志清楚，四肢温暖、红润，生命体征平稳。

（三）患者腹痛缓解。

（四）患者焦虑或恐惧程度缓解。

（五）护士要密切观察病情变化，如发现异常，及时报告医师，并配合处理。

五、护理措施

（一）一般护理

1. 严密观察监护伤员病情变化

把患者的脉率、血压、神志、氧饱和度（SaO_2）及腹部体征作为常规监测项目，建立治疗时的数据，为动态监测患者生命体征提供依据。

2. 补充血容量

建立两条静脉通路，快速输入平衡盐液及血浆或代用品，扩充血容量，维持水、电解质及酸碱平衡，改善休克状态。

3. 保持呼吸道通畅

及时吸氧，改善因失血而导致的机体缺氧状态，改善有效通气量，并注意清除口腔中异物、假牙，防止误吸，保持呼吸道通畅。

4. 密切观察患者尿量变化

怀疑脾破裂病员应常规留置导尿管，观察单位时间的尿量，如尿量 > 30 mL/h，说明病员休克已纠正或处于代偿期；如尿量 < 30 mL/h 甚至无尿，则提示患者已进入休克或肾衰竭期。

5. 术前准备

观察中如发现继续出血（48 h 内输血超过 1200 mL）或有其他脏器损伤，应立即做好药物皮试、备血、腹部常规备皮等手术前准备。

（二）心理护理

对患者要耐心做好心理安抚，让患者知道手术的目的、意义及手术效果，消除紧张、恐惧心理，还要尽快通知家属并取得其同意和配合，使患者和家属都有充分的思想准备，积极、主动配合抢救和治疗。

（三）术后护理

1.体位

术后应去枕平卧，头偏向一侧，防止呕吐物吸入气管，如清醒后血压平稳，病情允许可采取半卧位，以利于腹腔引流。患者不得过早起床活动。一般须卧床休息 10 ~ 14 d。以 B 超或 CT 检查为依据，观察脾脏愈合程度，确定能否起床活动。

2.密切观察生命体征变化

按时测血压、脉搏、呼吸、体温，观察再出血倾向。部分脾切除患者，体温持续在 38 ~ 40℃约 2 ~ 3 周，实验室检查白细胞计数不高，称为"脾热"。对"脾热"的患者，按高热护理及时给予物理降温，并补充水和电解质。

3.管道护理

保持大静脉留置管输液通畅，保持无菌，定期消毒。保持胃管、导尿管及腹腔引流管通畅，妥善固定，防止脱落，注意引流物的量及性状的变化。若引流管引流出大量的新鲜血性液体，提示活动性出血，及时报告医生处理。

4.改善机体状况，给予营养支持

术后保证患者有足够的休息和睡眠，禁食期间补充水、电解质，避免酸碱平衡失调，肠功能恢复后方可进食。应给予高热量、高蛋白、高维生素饮食，静脉滴注复方氨基酸、血浆等，保证机体需要，促进伤口愈合，减少并发症。

（四）健康教育

1.患者住院 2 ~ 3 周后出院，出院时复查 CT 或 B 超，嘱患者每月复查 1 次，直至脾损伤愈合，脾脏恢复原形态。

2.嘱患者若出现头晕、口干、腹痛等不适，均应停止活动并平卧，及时到医院检查治疗。

3.继续注意休息，脾损伤未愈合前避免体力劳动，避免剧烈运动，如，弯腰、下蹲、骑摩托车等。注意保护腹部，避免外力冲撞。

4.避免增加腹压，保持排便通畅，避免剧烈咳嗽。

5.脾切除术后，患者免疫力低下，注意保暖，预防感冒，避免进入拥挤的公共场所。坚持锻炼身体，提高机体免疫力，

第七节 急性阑尾炎

急性阑尾炎是外科最常见的急腹症之一，多发生于青年人，男性发病率高于女性。

一、病因、病理

（一）病因

1.阑尾管腔梗阻

是引起急性阑尾炎最常见的病因。阑尾管腔细长，开口较小，容易被食物残渣、粪石、蛔虫等阻塞而引起管腔梗阻。

2.细菌入侵

阑尾内存有大量大肠杆菌和厌氧菌，当阑尾管腔阻塞后，细菌繁殖并产生毒素，损伤黏膜上皮，细菌经溃疡面侵入阑尾引起感染。

3.胃肠道疾病的影响

急性肠炎、血吸虫病等可直接蔓延至阑尾或引起阑尾管壁肌肉痉挛，使管壁血运障碍而致炎症。

（二）病理

根据急性阑尾炎发病过程的病理解剖学变化，可分为急性单纯性阑尾炎、急性化脓性阑尾炎、坏疽性及穿孔性阑尾炎、阑尾周围脓肿4种病理类型。

急性阑尾炎的转归取决于机体的抵抗力和治疗是否及时，可有炎症消退、炎症局限化、炎症扩散3种转归。

二、临床表现

（一）症状

1.腹痛

典型症状是转移性右下腹痛。因初期炎症仅限于阑尾黏膜或黏膜下层，由内脏神经反射引起上腹或脐部周围疼痛，范围较弥散。当炎症波及浆膜层和壁层腹膜时，刺激了躯体神经，疼痛固定于右下腹。单纯性阑尾炎的腹痛程度较轻，化脓性及坏疽性阑尾炎的腹痛程度较重。当阑尾穿孔时，腹痛可减轻，因阑尾管腔内的压力骤减，但随着腹膜炎的出现，腹痛可继续加重。

2. 胃肠道症状

早期可有轻度恶心、呕吐，部分患者可发生腹泻或便秘。盆腔阑尾炎时，炎症刺激直肠和膀胱，引起里急后重和排尿痛。

3. 全身症状

早期有乏力、头痛，炎症发展时，可出现脉快、发热等，体温多在 38 ℃内。坏疽性阑尾炎时，出现寒战、体温明显升高。若发生门静脉炎，可出现寒战、高热和轻度黄疸。

（二）体征

1. 右下腹固定压痛

右下腹固定压痛是急性阑尾炎最重要的体征。腹部压痛点常位于麦氏点。

2. 反跳痛和腹肌紧张

反跳痛和腹肌紧张提示阑尾已化脓、坏死或即将穿孔。

三、辅助检查

1. 腰大肌试验

若为阳性，提示阑尾位于盲肠后位贴近腰大肌。

2. 结肠充气试验

若为阳性，表示阑尾已有急性炎症。

3. 闭孔内肌试验

若为阳性，提示阑尾位置靠近闭孔内肌。

4. 直肠指诊

直肠右前方有触痛者，提示盆腔位置阑尾炎。若触及痛性肿块，提示盆腔脓肿。

四、治疗原则

急性阑尾炎诊断明确后应尽早行阑尾切除术。部分急性单纯性阑尾炎，可经非手术治疗而获得痊愈；阑尾周围脓肿，先行非手术治疗，待肿块缩小局限、体温正常，3 个月后再行阑尾切除术。

五、护理诊断 / 问题

（一）疼痛

与阑尾炎症、手术创伤有关。

（二）体温过高

与化脓性感染有关。

（三）潜在并发症

急性腹膜炎、感染性休克、腹腔脓肿、门静脉炎。

（四）潜在术后并发症

腹腔出血、切口感染、腹腔脓肿、粘连性肠梗阻。

六、护理措施

（一）非手术治疗的护理

1. 取半卧位。

2. 饮食和输液：流质饮食或禁食，禁食期间做好静脉输液的护理。

3. 控制感染：应用抗生素。

4. 严密观察病情：观察患者的生命体征、精神状态、腹部症状和体征、白细胞计数及中性粒细胞比例的变化。

（二）术后护理

1. 体位

血压平稳后取半卧位。

2. 饮食

术后 1 ～ 2 日胃肠蠕动恢复、肛门排气后可进流食，如无不适可改半流食，术后 3 ～ 4 日可进软质普食。

3. 早期活动

轻症患者术后当天麻醉反应消失后，即可下床活动，以促进肠蠕动的恢复，防止肠粘连的发生。重症患者应在床上多翻身、活动四肢，待病情稳定后，及早下床活动。

4. 并发症的观察和护理：①腹腔内出血，常发生在术后 24 h 内，表现为腹痛、腹胀、面色苍白、脉搏细速、血压下降等内出血表现或腹腔引流管有血性液引出，应嘱患者立即平卧，快速静脉输液、输血，并做好紧急手术止血的准备；②切口感染，是术后最常见的并发症，表现为术后 2～3 日体温升高，切口胀痛、红肿、压痛等，可给予抗生素、理疗等，如已化脓应拆线引流脓液；③腹腔脓肿，多见于化脓性或坏疽性阑尾炎术后，表现为术后 5～7 日体温升高或下降后又升高，有腹痛、腹胀、腹部压痛、腹肌紧张或腹部包块，常发生于盆腔、膈下、肠间隙等处，可出现直肠膀胱刺激症状及全身中毒症状；④粘连性肠梗阻，常为不完全性肠梗阻，以非手术治疗为主，完全性肠梗阻者应手术治疗；⑤粪瘘，少见，一般经非手术治疗后粪瘘可自行闭合。

七、特殊类型阑尾炎

（一）小儿急性阑尾炎

小儿大网膜发育不全，难以包裹发炎的阑尾。其临床特点：①病情发展快且重，早期出现高热、呕吐等胃肠道症状；②右下腹体征不明显；③小儿阑尾管壁薄，极易发生穿孔，并发症和死亡率较高。处理原则：及早手术。

（二）妊娠期急性阑尾炎

妊娠期急性阑尾炎较常见，发病多在妊娠前 6 个月。临床特点：①妊娠期盲肠和阑尾被增大的子宫推压上移，压痛点也随之上移；②腹膜刺激征不明显；③大网膜不易包裹炎症的阑尾，炎症易扩散；④炎症刺激子宫收缩，易引起流产或早产，威胁母子安全。处理原则：及早手术。

（三）老年人急性阑尾炎

老年人对疼痛反应迟钝，防御功能减退，其临床特点为：①主诉不强烈，体征不典型，易延误诊断和治疗；②阑尾动脉多硬化，易致阑尾缺血坏死或穿孔；③常伴有心血管病、糖尿病等，使病情复杂严重。处理原则：及早手术。

第十章 妇产科疾病的护理

第一节 盆腔炎症

女性内生殖器及其周围的结缔组织、盆腔腹膜发生炎症时称为盆腔炎，包括子宫内膜炎、输卵管炎、输卵管卵巢脓肿或囊肿、盆腔腹膜炎。炎症局限于一个部位，也可同时累及几个部位，最常见的是输卵管炎及输卵管卵巢炎，单纯的子宫内膜炎或卵巢炎较少见。盆腔炎分急性和慢性，是妇科常见病，多见于生育妇女。

急性盆腔炎主要病因有：①宫腔内手术操作后感染（如，刮宫术、输卵管通液术、子宫输卵管造影术、宫腔镜检查、放置宫内节育器等，由于手术消毒不严格或术前适应证选择不当），引起炎症发作或扩散（生殖器原有慢性炎症经手术干扰也可引起急性发作并扩散）；②产后或流产后感染（分娩或流产后妊娠组织残留、阴道出血时间过长，或手术器械消毒不严格、手术无菌操作不严格，均可发生急性盆腔炎）；③经期卫生不良（使用不洁的月经垫、经期性交等，均可引起病原体侵入而导致炎症）；④不洁性生活史、早年性交、多个性伴侣、性交过频可致性传播疾病的病原体入侵，引起炎症；⑤邻近器官炎症蔓延（阑尾炎、腹膜炎等蔓延至盆腔，致炎症发作）；⑥慢性盆腔炎急性发作。慢性盆腔炎（Chronic Pelvic Inflammatory Disease，CPID）常因急性盆腔炎治疗不彻底、不及时或患者体质较弱，病程迁延而致。其病情较顽固。当机体抵抗力较差时，可急性发作。

一、护理评估

（一）健康史

1.病因评估

评估急性盆腔炎的病因。急性盆腔炎如未彻底治疗，病程迁延而发生慢性盆腔炎，当机体抵抗力下降时，容易急性发作。

2.病史评估

了解有无手术、流产、引产、分娩、宫腔操作后感染史。有无经期性生活、使用不洁卫生巾及性生活紊乱；有无急性盆腔炎病史及原发性不孕史等。

3. 病理评估

慢性盆腔炎的病理表现主要有四点。①慢性子宫内膜炎，多见于产后、流产后或剖宫产后，因胎盘胎膜残留或子宫复旧不良致感染；也可见老年妇女绝经后雌激素低下，子宫内膜菲薄而易受细菌感染，严重者宫颈管粘连形成宫腔积脓。②慢性输卵管炎与输卵管积水，慢性输卵管炎最常见，多为双侧性，输卵管呈轻度或中度肿大，伞端可闭锁并与周围组织粘连。输卵管峡部的黏膜上皮和纤维组织增厚粘连，使输卵管呈结节性增厚，称为结节性输卵管炎。当伞端及峡部粘连闭锁，浆液性渗出物积聚而形成输卵管积水，其表面光滑，管壁薄，形似腊肠。③输卵管卵巢炎及输卵管卵巢囊肿，当输卵管炎症波及卵巢时可互相粘连形成炎性包块，或伞端与卵巢粘连贯通，液体渗出而形成输卵管卵巢脓肿，脓液被吸收后可形成输卵管卵巢囊肿。④慢性盆腔结缔组织炎，炎症迁延至宫骶韧带，使纤维组织增生、变硬。若蔓延范围广泛，子宫固定，宫颈旁组织也增厚变硬，形成"冰冻骨盆"。

（二）身心状况

1. 急性盆腔炎

（1）症状：下腹疼痛伴发热，重者可有寒战、高热、头痛、食欲不振、腹胀等，呈急性病容，体温升高，心率快，呼吸急促、表浅。

（2）体征：下腹部有压痛、反跳痛及腹肌紧张，肠鸣音减弱或消失。妇科检查见阴道充血，可有大量脓性分泌物从宫颈口外流；穹隆触痛明显；宫颈举痛；宫体增大，有压痛，活动受限；子宫两侧压痛明显，若有脓肿形成，可触及包块且压痛明显。

2. 慢性盆腔炎

（1）症状：全身症状多不明显，有时可有低热，全身不适，易疲劳。下腹痛、腰痛、肛门坠胀、月经期或性交后症状加重，也可有月经失调，痛经或经期延长。由于输卵管阻塞可致不孕。

（2）体征：子宫常呈后位，活动受限，粘连固定，输卵管炎可在子宫一侧或两侧触到增厚的输卵管，呈条索状，输卵管卵巢积水或囊肿可摸到囊性肿物。

（三）辅助检查

急性盆腔炎做血常规检测白细胞计数增高，尤其是中性白细胞计数升高明显表示已感染。慢性盆腔炎一般无明显异常，急性发作时可出现血象增高。

二、护理诊断及合作性问题

（一）焦虑：与病情严重或病程长、疗效不明显、担心生育功能有关。

（二）体温过高：与盆腔急性感染有关。

（三）疼痛：与急性盆腔炎引起下腹部腹膜炎或慢性盆腔炎导致盆腔淤血及粘连有关。

三、护理目标

（一）产妇的情绪稳定，焦虑缓解，能配合护理人员与家人采取有效应对措施。

（二）患者体温正常，无感染发生，生命体征平稳。

（三）患者疼痛减轻或消失，舒适感增加。

四、护理措施

（一）一般护理

加强健康卫生教育，指导患者安排好日常生活，避免过度劳累。增加营养，提高机体抵抗力。合理锻炼身体，可参加慢跑、散步、打太极拳、各种球类运动等。

（二）心理护理

让患者及家属了解急慢性盆腔炎相关知识，和患者及家属一起制订治疗计划，同时关心患者疾苦，耐心倾听患者诉说，尽可能满足患者需求，除其思想顾虑，减轻其担心、焦虑及恐惧的心理，增强患者对治疗的信心，使之积极配合治疗和护理。

（三）病情监护

观察体温、小腹疼痛、腰痛等症状。

（四）治疗护理

1.治疗原则

（1）急性盆腔炎：以控制感染为主，辅以支持疗法及手术治疗。根据药敏试验选择抗生素，一般通过联合用药以尽快控制感染。手术治疗针对脓肿形成或破裂的患者。

（2）慢性盆腔炎，采用综合治疗包括药物治疗（用抗生素的同时加糜蛋白酶或透明质酸和地塞米松，以防粘连，促进炎症吸收）、中医治疗（清热利湿，活血化瘀，行经止痛为主）、手术治疗（盆腔脓肿、输卵管积水或输卵管囊肿）、物理疗法（用短波、超短波、激光等，促进血液循环，提高新陈代谢，利于炎症吸收），同时增强局部和全身的抵抗力。

2.用药护理

按医嘱给予足量有效的抗生素，注意用药的剂量、方法及注意事项，观察输液反应等。

3. 对症护理

（1）减轻疼痛：腹痛、腰痛时注意休息，防止受凉，必要时遵医嘱给镇静止痛药以缓解症状。

（2）促进睡眠，若患者睡眠不佳，可在睡前热水泡脚，关闭照明设施，保持室内安静，必要时服用镇静药物。

（3）高热时宜采用物理降温；腹胀行胃肠减压，注意纠正电解质紊乱和酸碱失衡。为手术患者做好术前准备、术中配合及术后护理。

五、健康指导

（一）做好经期、孕期及产褥期卫生宣教；指导患者保持性生活卫生，减少性传播疾病，经期禁止性交。

（二）指导患者保持良好的个人卫生习惯，增加营养，积极锻炼身体，增强体质。

六、护理评价

（一）患者主要症状是否改善，舒适感是否增加。

（二）患者焦虑情绪是否缓解，是否能正确复述此疾病的相关知识。

第二节 外阴炎及阴道炎

一、外阴炎

外阴炎是妇科常见病，是外阴部的皮肤与黏膜的炎症，可发生于任何年龄，以生育期及绝经后妇女多见。

（一）护理评估

1. 健康史

（1）病因评估：外阴炎主要指外阴部的皮肤与黏膜的炎症，以大、小阴唇为多见。由于外阴与尿道、肛门、阴道邻近且暴露，同时，阴道分泌物、月经血、产后的恶露、尿液、粪便的刺激、糖尿病患者的糖尿的长期浸渍，均可引起外阴不同程度的炎症；此外，穿化纤内裤、紧身内裤、使用卫生巾使局部透气性差等，均可诱发外阴部的炎症。

（2）病史评估，评估有无外阴炎的因素存在，有无糖尿病、阴道炎病史。

2.身心状况

（1）症状：外阴瘙痒、疼痛、红、肿、灼热，性交及排尿时加重。

（2）体征：局部充血、肿胀、糜烂，常有抓痕，严重者形成溃疡或湿疹。慢性炎症者，外阴局部皮肤或黏膜增厚、粗糙、皲裂等。

（3）心理－社会状况：了解病程，了解患者对症状的反应，有无烦躁、不安等心理。

（二）护理诊断及合作性问题

1.皮肤或黏膜完整性受损：与皮肤黏膜炎症有关。

2.舒适改变：与外阴瘙痒、疼痛、分泌物增多有关。

3.焦虑：与性交障碍、行动不便有关。

（三）护理目标

1.患者皮肤与黏膜完整。

2.患者病情缓解或好转，舒适感增加。

3.患者情绪稳定，积极配合治疗与护理。

（四）护理措施

1.一般护理

炎症期间宜进食清淡且富含营养的食物，禁食辛辣、刺激性食物。

2.心理护理

患者常出现烦躁不安、焦虑紧张，应帮助患者树立信心，减轻心理负担，坚持治疗，讲究卫生。

3.病情监护

积极寻找病因，消除刺激原。

4.治疗护理

（1）治疗原则，去除病因，积极治疗原发病，如，阴道炎、尿瘘、粪瘘、糖尿病等。

（2）治疗配合：保持外阴清洁干燥，局部使用 1∶5000 高锰酸钾溶液坐浴，每日 2 次，每次 15～30 分钟，5～10 次为一疗程。如有破溃，可涂抗生素软膏或紫草油，急性期可用物理治疗。

（五）健康指导

1.卫生宣教，指导妇女穿棉质内裤，减少分泌物刺激，对公共场所，如，游泳池、公共浴室等谨慎出入，注意经期、孕期、产期及流产后的生殖道清洁，防止感染。

2.定期妇科检查，积极参与普查与普治。

3.指导用药方法及注意事项。

4.加强性道德教育，纠正不良性行为。

（六）护理评价

1.患者诉说外阴瘙痒症状减轻，舒适感增加。

2.患者焦虑缓解或消失，掌握了卫生保健常识，能养成良好卫生习惯。

二、前庭大腺炎

细菌侵入前庭大腺腺管内致腺管充血、水肿称为前庭大腺炎。

（一）护理评估

1.健康史

（1）病因评估：前庭大腺腺管开口位于小阴唇与处女膜之间，在性交、流产、分娩或其他情况污染外阴部时，病原体易侵入引起炎症，因此，以育龄妇女多见，主要病原体为葡萄球菌、链球菌、大肠杆菌、淋病奈瑟菌及沙眼衣原体等。急性炎症发作时，细菌先侵犯腺管，腺管口因炎症肿胀阻塞，渗出物不能排出，积存而形成脓肿，称为前庭大腺脓肿（又称巴氏腺脓肿），多发于一侧。如急性炎症消退，腺管口粘连阻塞，分泌物不能外流，脓液转清，则形成前庭大腺囊肿，多为单侧，大小不等，可持续数年不增大。患者往往无自觉症状。

（2）病史评估：了解患者有无反复的外阴感染史及卫生习惯。

2.身心状况

（1）症状：初起时局部肿胀、疼痛、烧灼感，行走不便，可伴有大小便困难等。有时可出现发热等全身症状。

（2）体征：外阴部皮肤红肿、压痛明显。当脓肿形成时，疼痛加剧，并可触及波动感，脓肿直径可达 5～6 cm。

（3）心理－社会状况：了解病程，了解患者对症状的反应，有无烦躁、不安等心理，患者常有因害羞或怕痛而未及时诊治的心理障碍。

（二）辅助检查

取前庭大腺开口处分泌物做细菌培养，确定病原体。

（三）护理诊断及合作性问题

1. 皮肤完整性受损：与脓肿自行破溃或手术切开引流有关。
2. 疼痛：与局部炎症刺激有关。

（四）护理目标

1. 患者皮肤保持完整。
2. 疼痛缓解或好转。

（五）护理措施

1. 一般护理

急性期患者应卧床休息，饮食易消化，富含营养。

2. 心理护理

患者常常烦躁不安、焦虑紧张，应尊重患者，为患者保密，以解除其忧虑，使其积极治疗，帮助其建立治愈疾病的信心和生活的勇气。

3. 病情监护

观察患者的生命体征，重点观察体温变化，观察伤口愈合情况。

4. 治病护理

（1）治疗原则：急性期局部热敷或坐浴，抗生素消炎治疗；脓肿形成或囊肿较大时，切开引流或行囊肿造口术，保持腺体功能，防止复发。

（2）治疗配合：急性炎症发作时，取前庭大腺开口处分泌物做细菌培养，确定病原体。根据细菌培养结果和药物敏感试验选用抗生素口服或肌内注射。脓肿形成或囊肿较大时，切开引流或行囊肿造口术，并放置引流条。术后保持局部清洁，引流条每日更换 1 次，外阴用 1：5000 氯己定棉球擦拭，每日擦洗外阴 2 次，也可用清热解毒中药热敷或坐浴，每日两次。

（六）健康指导

1. 向患者及家属讲解此病的病因及预防措施，指导患者注意外阴清洁卫生。
2. 告知患者及家属月经期、产褥期禁止性交；月经期应使用消毒卫生巾预防感染；术后注意事项及正确用药。告知患者相关卫生保健常识，养成良好卫生习惯。

（七）护理评价

1. 患者诉说外阴不适症状减轻，舒适感增加。

2. 患者接受医护人员指导，焦虑缓解或消失。

三、滴虫性阴道炎

滴虫性阴道炎（Trichomonal Vaginitis）是由阴道毛滴虫引起的最常见的阴道炎。阴道毛滴虫主要寄生于女性阴道，也可存在于尿道、尿道旁腺及膀胱。男性可存在于包皮皱襞、尿道及前列腺内。滴虫适宜生长在温度为 25 ~ 40℃，pH 值为 5.2 ~ 6.6 的潮湿环境。月经前后，阴道内酸性减弱，接近中性，隐藏在腺体及阴道皱襞中的滴虫常得以繁殖，而发生滴虫性阴道炎。此病的传播途径有经性交的直接传播及经游泳池、浴盆、厕所、衣物、器械等途径的间接传播。

（一）护理评估

1. 健康史

（1）病因评估：阴道毛滴虫呈梨形，体积为多核白细胞的 2 ~ 3 倍。滴虫顶端有 4 根鞭毛，体部有波动膜，后端尖并有轴柱凸出。活的滴虫透明无色，如水滴，鞭毛随波动膜的波动而活动。阴道毛滴虫极易传播，pH 值在 4.5 以下时便受到抑制甚至致死。pH 值上升至 7.5 时，其繁殖可完全被抑制。在妊娠期和月经来潮前后，阴道 pH 值升高，可使阴道毛滴虫的感染率和发病率升高。

（2）病史评估：评估发作与月经周期的关系，既往阴道炎病史，个人卫生情况；分析感染经过；了解治疗经过。

2. 身心状况

（1）症状：主要症状为白带呈稀薄泡沫状，量多及伴有外阴、阴道口瘙痒。如有其他细菌混合感染，白带可呈黄绿色、血性、脓性且有臭味，局部可有灼热、疼痛、性交痛。合并尿路感染，可有尿频、尿痛、血尿。阴道毛滴虫能吞噬精子，阻碍乳酸生成，影响精子在阴道内存活，可致不孕。

（2）体征：妇科检查时可见阴道黏膜充血，严重时有散在的出血点。有时可见阴道后穹隆处有液性或脓性泡沫状分泌物。

（3）心理 - 社会状况：患者常因炎症反复发作而烦恼，出现无助感。

（二）辅助检查

1.悬滴法：在玻片上加 1 滴温生理盐水，自阴道后穹隆处取少许分泌物混于生理盐水中，用低倍镜检查，如有滴虫，可见其活动。阳性率可达 80% ~ 90%。取分泌物检查前 24 ~ 48 小时，避免性交、阴道灌洗及阴道上药。

2.培养法：适于症状典型而悬滴法未见滴虫者，可用培养基培养，其准确率可达 98%。

（三）护理诊断及合作性问题

1.知识缺乏：缺乏对疾病传染途径的认识及缺乏阴道炎治疗的知识。

2.舒适改变：与外阴瘙痒、分泌物增多有关。

3.组织完整性受损：与分泌物增多、外阴瘙痒、搔抓有关。

（四）护理目标

1.患者能说出疾病传染的途径、阴道炎的治疗与日常防护知识。

2.患者分泌物减少，舒适度提高。保持组织完整性，无破损。

（五）护理措施

1.一般护理

注意个人卫生，保持外阴部清洁、干燥，避免搔抓外阴导致皮肤破损。

2.心理护理

解除患者因疾病带来的烦恼，减轻其对确诊后的心理压力，增强治疗疾病的信心。告知患者夫妇滴虫性阴道炎的传播途径、临床表现、治疗方法和注意事项，减轻他们的焦虑心理，同时鼓励他们积极配合治疗。

3.病情观察

观察患者的外阴瘙痒症状、阴道分泌物的量及颜色等。

4.治疗护理

（1）治疗原则：杀灭阴道毛滴虫，保持阴道的自净作用，防止复发，夫妻双方要同时治疗，切断直接传染途径。

（2）治疗配合：①局部治疗，增强阴道酸性环境，用 1% 乳酸溶液、0.5% 醋酸溶液或 1：5000 高锰酸钾溶液冲洗阴道后，每晚睡前用甲硝唑 200 mg，置于阴道后穹隆，每日一次，10 天为一疗程；②全身治疗，甲硝唑（灭滴灵）200 ~ 400 mg/ 次，每日 3 次口服，10 天为 1 疗程；③指导患者正确用药，按疗程坚持用药，注意冲洗液的浓度、温度；④观察用药后反应，甲硝唑口服后偶见胃肠道反应，如，食欲不振、恶心、呕吐及白细胞减少、皮疹等，一旦发现，应报告医师并停药。妊娠期、哺乳期妇女应慎用，因为药能通过胎盘进入胎儿体内，并可由乳汁排泄。

（六）健康指导

1. 做好卫生宣教，积极开展普查普治，消灭传染源，严格禁止滴虫阴道炎或带虫者进入游泳池，医疗单位做好消毒隔离，防止交叉感染。治疗期间勤换内裤，内裤、坐浴及洗涤用物应煮沸消毒 5 ~ 10 分钟以消灭病原体，禁止性生活，避免交叉或重复感染的机会。哺乳期妇女在用药期间或用药后 24 小时内不宜哺乳。经期暂停坐浴、阴道冲洗及阴道用药。

2. 夫妻应双双检查，男方若查出毛滴虫，夫妻应同治，有助于提高疗效，治疗期间应禁止性生活。

3. 治愈标准：治疗后应在每次月经干净后复查 1 次，连续 3 次均为阴性，方为治愈。

（七）护理评价

1. 患者自诉外阴不适症状减轻，舒适感增加，悬滴法试验连续 3 个周期复查为阴性。
2. 患者正确复述预防及治疗此疾病的相关知识。

四、外阴阴道假丝酵母菌病

外阴阴道假丝酵母菌病（Vulvovaginal Candidiasis，VVC）也称外阴阴道念珠菌病，是一种常见的外阴、阴道炎，80% ~ 90% 的病原体为白假丝酵母菌，其发病率仅次于滴虫阴道炎。白假丝酵母菌是真菌，不耐热，加热至 60 ℃，持续 1 小时，即可死亡，但对干燥、日光、紫外线及化学制剂的抵抗力较强。

（一）护理评估

1. 健康史

（1）病因评估：念珠菌为条件致病菌，可存在口腔、肠道和阴道而不引起症状。当阴道内糖原增多、酸度增加、局部细胞免疫力下降时，念珠菌可繁殖并引起炎症，故外阴阴道假丝酵母菌病多见于孕妇、糖尿病患者及接受大量雌激素治疗者。此外，长期应用抗生素、服用皮质类固醇激素或免疫缺陷综合征等，可以改变阴道内微生物之间的相互制约关系，易发此症；紧身化纤内裤、肥胖可使会阴局部的温度及湿度增加，也易使念珠菌得以繁殖而引起感染。

（2）传播途径评估：①内源性感染为主要感染，假丝酵母菌除寄生阴道外，还可寄生于人的口腔、肠道，这些部位的假丝酵母菌可互相传染；②通过性交直接传染；③通过接触感染的衣物等间接传染。

（3）病史评估：了解有无糖尿病及长期使用抗生素、雌激素、皮质类固醇激素病史，了解个人卫生习惯及有无不洁性生活史。

2. 身心状况

（1）症状：外阴、阴道奇痒，坐卧不安，痛苦异常，可伴有尿痛、尿频、性交痛。阴道分泌物为干酪样或豆渣样。

（2）体征：妇科检查见小阴唇内侧、阴道黏膜红肿并附着白色块状薄膜，容易剥离，下面为糜烂及溃疡。

（3）心理–社会状况：患者常因外阴瘙痒痛苦不堪，由于影响休息与睡眠，产生忧虑与烦躁。评估患者心理障碍及影响疾病治疗的原因。

3. 辅助检查

（1）悬滴法：在玻片上加 1 滴温生理盐水，自阴道后穹隆处取少许分泌物混于生理盐水中，用低倍镜检查，若找到白假丝酵母菌的芽孢和假菌丝即可确诊。

（2）培养法：适于症状典型而悬滴法未见白假丝酵母菌者，可用培养基培养。

（二）护理诊断及合作性问题

1. 焦虑

与易复发，影响休息与睡眠有关。

2. 组织完整性受损

与分泌物增多、外阴瘙痒、搔抓有关。

（三）护理目标

1. 患者情绪稳定，积极配合治疗与护理。

2. 患者病情改善，舒适度提高。

3. 保持组织完整性，组织无破损。

（四）护理措施

1. 一般护理

注意个人卫生，保持外阴部清洁、干燥，避免搔抓外阴以免皮肤破损。

2. 心理护理

向患者讲解外阴阴道假丝酵母菌病的病因、治疗方法和注意事项等，消除患者的顾虑和焦虑心理，使其积极配合治疗。

3. 病情观察

观察患者的外阴瘙痒症状、阴道分泌物的量及颜色等。

4. 治疗护理

（1）治疗原则。消除诱因，改变阴道酸碱度，根据患者情况选择局部或全身应用抗真菌药杀灭致病菌。

（2）用药护理。①局部治疗：用 2% ~ 4% 碳酸氢钠溶液冲洗阴道或坐浴，再选用制霉菌素栓剂、克霉唑栓剂、咪康唑栓剂等置于阴道内，一般 7 ~ 10 天为一疗程。②全身用药：若局部用药效果较差或病情顽固者，可选用伊曲康唑、氟康唑、酮康唑等口服。③用药注意：孕妇要积极治疗，否则阴道分娩时新生儿易感染鹅口疮。妊娠期坚持局部治疗，禁用口服唑类药物。勤换内裤，内裤、坐浴及洗涤用物应煮沸消毒 5 ~ 10 分钟以消灭病原体，避免交叉和重复感染的机会。④用药护理：嘱阴道灌洗或坐浴应注意药液浓度和治疗时间，灌洗药物要充分溶化，温度一般为 40℃，切忌过烫，以免烫伤皮肤。

（五）健康指导

1. 做好卫生宣教，养成良好的卫生习惯，每天洗外阴、换内裤。切忌搔抓。

2. 约 15% 男性与女性患者接触后患有龟头炎，对有症状男性也应进行检查与治疗。

3. 鼓励患者坚持用药，不随意中断疗程。

4. 嘱积极治疗糖尿病等疾病，正确使用抗生素、雌激素，以免诱发外阴阴道假丝酵母菌病。

（六）护理评价

1. 患者分泌物减少，性状转为正常，舒适感增加。

2. 患者正确复述预防及治疗此疾病的相关知识，做到积极配合并坚持治疗。

五、萎缩性阴道炎

萎缩性阴道炎属非特异性阴道炎，常见于绝经后及卵巢切除后或盆腔放射治疗者。绝经后的萎缩性阴道炎又称老年性阴道炎。

（一）护理评估

1. 健康史

（1）病因评估：①妇女绝经后；②手术切除卵巢；③产后闭经；④药物假绝经治疗；⑤盆腔放射治疗后等。由于雌激素水平降低，阴道上皮萎缩变薄，上皮细胞内糖原减少，阴道内 pH 值增高，阴道自净作用减弱，局部抵抗力降低，致病菌入侵后易繁殖引起炎症。

（2）病史评估：了解有无糖尿病及长期使用抗生素、雌激素、皮质类固醇激素病史；了解个人卫生习惯及有无不洁性生活史；了解有无进行盆腔放疗等。

2. 身心状况

（1）症状：白带增多，多为黄水状，严重感染时可呈脓性，有臭味。黏膜有浅表溃疡时，分泌物可为血性，有的患者可有点滴出血，可伴有外阴瘙痒、灼热、尿频、尿痛、尿失禁等症状。

（2）体征：妇科检查可见阴道皱壁消失，上皮菲薄，黏膜出血，表面可有小出血点或片状出血点；严重时可形成浅表溃疡，阴道弹性消失、狭窄，慢性炎症、溃疡还可引起阴道粘连，导致阴道闭锁。

（3）心理－社会状况：老年人常因思想比较保守，不愿就医而出现无助感。其他患者常因知识缺乏而病急乱投医，因此，应注意评估影响患者不愿就医的因素及家庭支持系统。

3. 辅助检查

取分泌物检查，悬滴法排除滴虫性阴道炎和外阴阴道假丝酵母菌病；有血性分泌物时，常须做宫颈刮片或分段诊刮排除宫颈癌和子宫内膜癌。

（二）护理诊断及合作性问题

1. 舒适改变，与外阴瘙痒、疼痛、分泌物增多有关。

2. 知识缺乏：与缺乏绝经后妇女预防保健知识有关。

3. 有感染的危险：与局部分泌物增多、破溃有关。

（三）护理目标

1. 患者分泌物减少，性状转为正常，舒适感增加。

2. 患者正确复述预防及治疗此疾病的相关知识，做到积极配合并坚持治疗。

3. 患者无感染发生或感染被及时发现和控制，体温、血象正常。

（四）护理措施

1. 一般护理

嘱患者保持外阴清洁，勤换内裤。穿棉织内裤，减少刺激等。

2. 心理护理

使患者了解老年性阴道炎的病因和治疗方法，减轻其焦虑；对卵巢切除、放疗者给予心理安慰与相关医学知识解释，增强其治疗疾病的信心；解释雌激素替代疗法可缓解症状，帮助其建立治愈疾病的信心。

3. 病情观察

观察白带性状、量、气味，有无外阴瘙痒、灼热及膀胱刺激症状等。

4. 治疗护理

（1）治疗原则。增强阴道黏膜的抵抗力，抑制细菌生长繁殖。

（2）治疗配合。①增加阴道酸度：用 0.5% 醋酸或 1% 乳酸溶液冲洗阴道，每日 1 次。阴道冲洗后，将甲硝唑 200 mg 或氧氟沙星 200 mg，放入阴道深部，每日 1 次，7～10 日为 1 疗程。②增加阴道抵抗力：针对病因给予雌激素制剂，可局部用药，也可全身用药。将己烯雌酚 0.125～0.25 mg，每晚放入阴道深部，7 日为 1 疗程。③全身用药：可口服尼尔雌醇，首次 4 mg，以后每 2～4 周 1 次，每晚 2 mg，维持 2～3 个月。

（五）健康指导

1. 对绝经期老年妇女进行健康教育，使其掌握预防老年性阴道炎的措施及技巧。

2. 指导患者及其家属阴道灌洗、上药的方法和注意事项。用药前洗净双手及会阴，减少感染的机会。自己用药有困难者，指导其家属协助用药或由医务人员帮助使用。

3. 告知使用雌激素治疗可出现的症状，嘱乳癌或子宫内膜癌患者慎用雌激素制剂。

（六）护理评价

1. 患者分泌物减少，性状转为正常，舒适感增加。

2. 患者正确复述预防及治疗此疾病的相关知识，做到积极配合并坚持治疗。

第三节 子宫颈癌

一、分类及病理

宫颈癌的好发部位是位于宫颈外口处的鳞–柱状上皮交界区。根据发生癌变的组织不同，宫颈癌可分为：鳞状细胞浸润癌，占宫颈癌的 80% ~ 85%；腺癌，占宫颈癌的 15% ~ 20%；鳞腺癌，由鳞癌和腺癌混合构成，占宫颈癌的 3% ~ 5%，少见，但恶性度最高，预后最差。

本节原位癌、浸润癌指的都是鳞癌。

鳞癌与腺癌在外观上并无特殊差别，因为鳞状细胞与柱状细胞都可侵入对方领域，所以，两者均可发生在宫颈阴道部或宫颈管内。

（一）巨检

在发展为浸润癌以前，鳞癌肉眼观察无特殊异常，类似一般的宫颈糜烂（主要是环绕宫颈外口有较粗糙的颗粒状糜烂区，或有不规则的溃破面，触之易出血），随着浸润癌的出现，子宫颈可以表现为以下 4 种不同类型：

1. 外生型

外生型又称增生型或菜花型，癌组织开始向外生长，最初呈息肉样或乳头状隆起，继而又发展为向阴道内突出的大小不等的菜花状赘生物，质地脆，易出血。

2. 内生型

内生型又称浸润型，癌组织向宫颈深部组织浸润，宫颈变得肥大而硬，甚至整个宫颈段膨大像直筒一样。但宫颈表面还比较光滑或是仅有浅表溃疡。

3. 溃疡型

不论外生型还是内生型，当癌进一步发展时，肿瘤组织发生坏死脱落，可形成凹陷性溃疡，有时整个子宫颈都为空洞所代替，形如火山口样。

4. 颈管型

癌灶发生在宫颈外口内，隐蔽在宫颈管，侵入宫颈及子宫峡部供血层以及转移到盆壁的淋巴结。不同于内生型，后者是由特殊的浸润性生长扩散到宫颈管。

（二）显微镜检

1. 宫颈上皮内瘤样病变（CIN）

在移行带区形成过程中，未分化的化生鳞状上皮代谢活跃，在一些物质（精子、精液组蛋白、人乳头瘤病毒等）的刺激下，可发生细胞分化不良、排列紊乱，细胞核异常、有丝分裂增加，形成宫颈上皮内瘤样病变，包括宫颈不典型增生和宫颈原位癌。这两种病变是宫颈浸润癌的癌前病变。

通过显微镜下的观察，宫颈癌的进展可分为以下几个阶段：

（1）宫颈不典型增生：指上皮底层细胞增生活跃、分化不良，从正常的 1～2 层增生至多层，甚至占据了大部分上皮组织，而且细胞排列紊乱，细胞核增大、染色加深、染色质分布不均，出现很多核异质改变，称为不典型增生。又可分为轻、中、重 3 种不同程度。重度时与原位癌不易区别。

（2）宫颈原位癌：鳞状上皮全层发生癌变，但是基底膜仍然保持完整，称原位癌。不典型增生和原位癌均局限于上皮内，所以，合称子宫颈上皮内瘤样病变（CIN）。

2. 宫颈早期浸润癌

原位癌继续发展，已有癌细胞穿过鳞状上皮基底层进入间质，但浸润不深，＜5 mm，并未侵犯血管及淋巴管，癌灶之间孤立存在，未出现融合。

3. 宫颈浸润癌

癌继续发展，浸润深度＞5 mm，且侵犯血管及淋巴管，癌灶之间呈网状或团块状融合。

二、转移途径

以直接蔓延和淋巴转移为主，血行转移极少见。

（一）直接蔓延

最常见。癌组织直接侵犯邻近组织和器官，向下蔓延至阴道壁。向上累及到子宫腔；向两侧扩散至主韧带、阴道旁组织直至骨盆壁；向前、后可侵犯膀胱、直肠、盆壁等。

（二）淋巴转移

癌组织局部浸润后侵入淋巴管形成瘤栓，随淋巴液引流进入局部淋巴结，在淋巴管内扩散。淋巴转移一级组包括宫旁、宫颈旁、闭孔、髂内、髂外、髂总、骶前淋巴结；二级组包括腹股沟深浅淋巴结、腹主动脉旁淋巴结。

（三）血行转移

极少见，晚期可转移至肺、肝或骨骼等。

三、临床表现

（一）症状

早期可无症状，随着癌细胞的进展，可出现以下表现：

1. 阴道流血

由癌灶浸润间质内血管所致，出血量根据病灶大小、受累间质内血管的情况而定。年轻患者常表现为接触性出血，即性生活后或妇科检查后少量出血。也有表现为经期延长、周期缩短、经量增多等。年老患者常表现为绝经后不规则阴道流血。

一般外生型癌出血较早，量多；内生型癌出血较晚，量少。一旦侵犯较大血管可引起致命大出血。

2. 阴道排液

一般发生在阴道出血之后，白色或血性，稀薄如水样或米泔样。初期量不多、有腥臭；晚期，癌组织坏死、破溃，继发感染则出现大量脓性或米汤样恶臭白带。

3. 疼痛

为癌晚期症状。当宫旁组织明显浸润，并已累及盆壁、神经，可引起严重的腰骶部或坐骨神经痛。盆腔病变严重时，可以导致下肢静脉回流受阻，引起下肢肿胀和疼痛。

4. 其他

（1）邻近器官受累症状：①压迫或侵犯膀胱、尿道及输尿管，排尿困难、尿痛、尿频、血尿、尿闭、膀胱阴道瘘、肾盂积水、尿毒症等；②累及直肠，里急后重、便血、排便困难、便秘或肠梗阻、直肠阴道瘘；③宫旁组织受侵，组织增厚、变硬、弹性消失，可直达盆壁，子宫固定不动，可形成"冰冻盆腔"。

（2）恶病质：晚期癌症，长期消耗，出现身心交瘁、贫血、低热、消瘦、虚弱等全身衰竭表现。

（二）体征

早期宫颈癌局部无明显病灶，宫颈光滑或轻度糜烂与一般宫颈炎肉眼难以区别。随着病变的发展，类型不同，体征也不同。外生型宫颈上有赘生物呈菜花状、乳头状，质脆易出血。内生型宫颈肥大、质硬、如桶状，表面光滑。晚期癌组织坏死脱落可形成溃疡或空洞。阴道受累时，阴道壁变硬弹性减退，有赘生物生长。若侵犯宫旁组织，三合诊检查可扪及宫颈旁组织增厚、变硬、呈结节状，甚至形成冰冻骨盆。

四、治疗原则

以手术治疗为主，配合放疗和化疗。

（一）手术治疗

适用于Ⅰa期~Ⅱa期无手术禁忌证患者。根据临床分期不同，可选择全子宫切除术、子宫根治术和盆腔淋巴结清扫术。年轻患者可保留卵巢及阴道。

（二）放射治疗

适用于各期患者，主要是年老、严重并发症或Ⅲ期以上不能手术的患者。分为腔内和体外照射两种方法。早期以腔内放射为主、体外照射为辅；晚期则以体外照射为主、腔内放射为辅。

（三）手术加放射治疗

适用于癌灶较大，先行放疗局限病灶后再行手术治疗或手术后疑有淋巴或宫旁组织转移者，放疗作为手术的补充治疗。

（四）化疗

用于晚期或有复发转移的患者，也可用于手术或放疗的辅助治疗，目前多主张联合化疗方案。

六、护理评估

（一）健康史

详细了解年轻患者有无接触性出血、年老患者绝经后阴道不规则流血情况。评估患者有无患病的高危因素存在，如，慢性宫颈炎的病史及是否有HPV、巨细胞病毒等的感染；婚育史、性生活史、高危男子性接触史等。

（二）身体状况

1. 症状

详细了解患者阴道流血的时间、量、质、色等，有无妇科检查或性生活后的接触性出血，阴道排液的性状、气味；有无临近器官受累的症状，有无疼痛，疼痛的部位、性质、持续时间等。全身有无贫血、消瘦、乏力等恶病质的表现。

2.体征

评估妇科检查的结果，如，宫颈有无异常、有无糜烂和赘生物，宫颈是否出血、肥大、质硬、宫颈管外形呈桶状等。

（三）心理社会状况

子宫颈癌确诊早期，患者常因无症状或症状轻微，往往对诊断表示怀疑和震惊而四处求医，希望否定癌症诊断；当诊断明确，患者会感到恐惧和绝望，害怕疼痛和死亡，迫切要求治疗，以减轻痛苦、延长寿命。另外，恶性肿瘤对患者身体的折磨会给患者带来巨大的心理应激，而且手术范围大，留置尿管的时间长，疾病和手术对身体的损伤大，恢复时间长，患者很长时间不能正常地生活、工作。

（四）辅助检查

宫颈癌发展过程长，尤其是癌前病变阶段，所以，应该积极开展防癌普查，提倡"早发现、早诊断，早治疗"。早期宫颈癌因无明显症状和体征，须采用以下辅助检查：

1.宫颈刮片细胞学检查

普查宫颈癌的主要方法，也是早期发现宫颈癌的主要方法之一。注意在宫颈外口鳞－柱上皮交界处取材，防癌涂片用巴氏染色。结果分5级：Ⅰ级正常、Ⅱ级炎症、Ⅲ级可疑癌、Ⅳ级高度可疑癌、Ⅴ级癌。巴氏Ⅲ级及以上细胞，须行活组织检查。

2.碘试验

将碘溶液涂于宫颈和阴道壁，观察其着色情况。正常宫颈阴道部和阴道鳞状上皮含糖原丰富，被碘溶液染成棕色或深赤褐色。若不染色为阳性，说明鳞状上皮不含糖原。瘢痕、囊肿、宫颈炎或宫颈癌等鳞状上皮不含糖原或缺乏糖原，均不染色，所以本试验对癌无特异性，碘试验主要识别宫颈病变危险区，以便确定活检取材部位，提高诊断率。

3.阴道镜检查

宫颈刮片细胞学检查Ⅲ级或以上者，应行阴道镜检查，观察宫颈表面上皮及血管变化，发现病变部位，指导活检取材，提高诊断率。

4.宫颈和宫颈管活组织检查

确诊宫颈癌和癌前病变的金标准：

可在宫颈外口鳞－柱上皮交界处3、6、9、12点4处取材或碘试验不着色区、阴道镜病变可疑区取材做病理检查。宫颈活检阴性时，可用小刮匙刮取宫颈管组织送病理检查。

七、护理诊断

（一）排尿异常：与宫颈癌根治术后对膀胱功能影响有关。

（二）营养失调：与长期的阴道流血造成的贫血及癌症的消耗有关。

（三）焦虑：与子宫颈癌确诊带来的心理应激有关。

（四）恐惧：与宫颈癌的不良预后有关。

（五）自我形象紊乱，与阴道流恶臭液体及较长时间留置尿管有关。

八、护理目标

（一）患者能接受诊断，配合各种检查、治疗。

（二）出院时，患者排尿功能恢复良好。

（三）患者能接受现实，适应术后生活方式。

九、护理措施

（一）心理护理

多陪伴患者，经常与患者沟通，了解其心理特点，与患者、家属一起寻找引起不良心理反应的原因，教会患者缓解心理应激的措施，学会用积极的应对方法，如，寻求别人的支持和帮助、向别人倾诉内心的感受等，使患者能以最佳的心态接受并积极配合治疗。

（二）饮食与营养

根据患者的营养状况、饮食习惯协助制定营养食谱，鼓励患者进食高能量、高维生素及营养素全面的饮食，以满足机体的需要。

（三）阴道、肠道准备

术前3天须每日行阴道冲洗2次，冲洗时动作应轻柔，以免损伤子宫颈脆性癌组织引起阴道大出血。肠道按清洁灌肠来准备。另外，术前教会患者进行肛门、阴道肌肉的缩紧与舒张练习，掌握锻炼盆底肌肉的方法。

（四）术后帮助膀胱功能恢复

由于手术范围大，可能损伤支配膀胱的神经，膀胱功能恢复缓慢，所以，一般留置尿管7～14天，甚至21天。

1. 盆底肌肉的锻炼

术前教会患者进行盆底肌肉的缩紧与舒张练习，术后第 2 天开始锻炼，术后第 4 天开始锻炼腹部肌肉，如，抬腿、仰卧起坐等。有资料还报道改变体位的肌肉锻炼有利排尿功能的恢复，锻炼的强度应逐渐增加。

2. 膀胱肌肉的锻炼

在拔除尿管前 3 天开始定时开放尿管，每 2 ~ 3 小时放尿 1 次，锻炼膀胱功能，促进排尿功能的恢复。

3. 导残余尿

在膀胱充盈的情况下拔除尿管，让患者立即排尿，排尿后，导残余尿，每日 1 次。如残余尿连续 3 次在 100 mL 以下，证明膀胱功能恢复尚可，不须再留置尿管；如残余尿超过 100 mL，应及时给患者再留置尿管，保留 3 ~ 5 天后，再行拔管，导残余尿，直至低于 100 mL 以下。

（五）保持负压引流管的通畅

手术创面大，渗出多，同时淋巴回流受阻，术后常在盆腔放置引流管，应密切注意引流管是否通畅，引流液的量、色、质，一般引流管于 48 ~ 72 小时后拔除。

（六）出院指导

1. 定期随访：护士应向出院患者和家属说明随访的重要性及随访要求。第 1 年内，出院后 1 个月首次随访，以后每 2 ~ 3 个月随访 1 次；第 2 年每 3 ~ 6 个月随访 1 次；第 3 ~ 5 年，每半年随访 1 次；第 6 年开始每年随访 1 次。如有不适随时就诊。

2. 少数患者出院时尿管未拔，应教会患者留置尿管的护理，强调多饮水、外阴清洁的重要性，勿将尿袋高于膀胱口，避免尿液倒流，继续锻炼盆底肌肉、膀胱功能，及时到医院拔尿管、导残余尿。

3. 康复后应逐步增加活动强度，适当参加社交活动及正常的工作等，以便恢复原来的角色功能。

十、结果评价

1. 患者住院期间能以积极态度配合诊治全过程。

2. 出院时，患者无尿路感染症状，拔管后已经恢复正常排尿功能。

3. 患者能正常与人交往，正确树立自我形象。

第四节 子宫肌瘤

子宫平滑肌瘤简称子宫肌瘤，是女性生殖器官中最常见的一种良性肿瘤，主要由子宫平滑肌组织增生而成，其间还有少量的纤维结缔组织。多见于 30 ~ 50 岁女性。由于肌瘤生长速度慢，对机体影响不大。所以，子宫肌瘤的临床报道发病率远比真实的要低。

一、病因

确切病因仍不清楚。好发于生育年龄女性，而且绝经后肌瘤停止生长，甚至萎缩、消失，发生子宫肌瘤的女性常伴发子宫内膜的增生。所以，绝大多数的人认为子宫肌瘤的发生与女性激素有关，特别是雌激素。雌激素可以使子宫内膜增生，使子宫肌纤维增生肥大，肌层变厚，子宫增大，而且肌瘤组织经过检验，其中雌激素受体和雌二醇的含量比正常子宫肌组织高。所以，目前认为子宫肌瘤与长期和大量的雌激素刺激有关。

二、病理

（一）巨检

肌瘤为实质性球形结节，表面光滑，与周围肌组织有明显界限。外无包膜，但是肌瘤周围的肌层受压可形成假包膜。肌瘤切开后，切面呈旋涡状结构，颜色和质地与肌瘤成分有关，若含平滑肌较多，则肌瘤质地较软，颜色略红；若纤维结缔组织多，则质地较硬、颜色发白。

（二）镜检

肌瘤由皱纹状排列的平滑肌纤维相互交叉组成，切面呈旋涡状，其间掺有不等量的纤维结缔组织。细胞大小均匀，呈卵圆形或杆状，核染色质较深。

三、分类

（一）按肌瘤生长部位分类

子宫体肌瘤（90%）与子宫颈肌瘤（10%）。

（二）按肌瘤生长方向与子宫肌壁的关系分类

1. 肌壁间肌瘤

最多见，占总数的 60% ~ 70%。肌瘤全部位于肌层内，四周均被肌层包围。

2. 浆膜下肌瘤

约占总数的 20%。肌瘤向子宫浆膜面生长，突起于子宫表面，外面仅有一层浆膜包裹。这种肌瘤还可以继续向浆膜面生长，仅留一细蒂与子宫相连，成为带蒂的浆膜下肌瘤，活动度大。蒂内有供应肌瘤生长的血管，若因供血不足，肌瘤易变性、坏死；若发生蒂扭转，可出现急腹痛。若因扭转而造成断裂，肌瘤脱落至腹腔或盆腔，可形成游离性肌瘤。有些浆膜下肌瘤生长在宫体侧壁，突入阔韧带，形成阔韧带肌瘤。

3. 黏膜下肌瘤

占总数的 10% ~ 15%，肌瘤向宫腔内生长，并突出于宫腔，仅由黏膜层覆盖，称黏膜下肌瘤。黏膜下肌瘤使宫腔变形、增大，易形成蒂。在宫腔内就好像长了异物一样，可刺激子宫收缩，在宫缩的作用下，黏膜下肌瘤可被挤压出宫颈口外，或堵于宫颈口处，或脱垂于阴道。

各种类型的肌瘤可发生在同一子宫，称为多发性子宫肌瘤。

四、临床表现

（一）症状

多数患者无明显症状，只是偶尔在进行盆腔检查时发现。肌瘤临床表现的出现与肌瘤的部位、生长速度及是否发生变性有关。而与其数量及大小关系不大。

1. 月经改变

最常见的症状。主要表现为月经周期缩短，经期延长，经量过多，不规则阴道出血。其中以黏膜下肌瘤最常见。其次是肌壁间肌瘤。浆膜下肌瘤及小的肌壁间肌瘤对月经影响不明显。若肌瘤发生坏死、溃疡、感染，则可出现持续或不规则阴道流血或脓血性白带。

2. 腹部包块

常为患者就诊的主诉。当肌瘤增大超过妊娠 3 个月子宫大小时，可在下腹部扪及肿块，质硬，无压痛，清晨膀胱充盈将子宫推向上方时更加清楚。

3. 白带增多

子宫肌瘤使宫腔面积增大，内膜腺体分泌增多，加之盆腔充血，所以患者白带增多。若为黏膜下肌瘤脱垂于阴道，则表面易感染、坏死，产生大量脓血性排液及腐肉样组织排出，伴臭味。

4. 腰酸、腹痛、下腹坠胀

常为腰酸或下腹坠胀，经期加重。通常无腹痛，只是在发生一些意外情况时才会出现：如浆膜下肌瘤蒂扭转时，可出现急性腹痛；妊娠期肌瘤发生红色变性时，可出现腹痛剧烈伴发热、恶心，黏膜下肌瘤被挤出宫腔时，可因宫缩引起痉挛性疼痛。

5. 压迫症状

大的子宫肌瘤使子宫体积增大，可对周围的组织器官产生一定的压迫症状。如，前壁肌瘤压迫膀胱可出现尿频、尿急；宫颈肌瘤可引起排尿困难、尿潴留，后壁肌瘤可压迫直肠引起便秘、里急后重；较大的阔韧带肌瘤压迫输尿管可致肾盂积水。

6. 不孕或流产

肌瘤压迫输卵管使其扭曲管腔不通，或使宫腔变形，影响受精或受精卵着床，导致不孕、流产。

7. 继发性贫血

长期月经过多、不规则出血，部分患者可出现继发性贫血，严重时全身乏力，面色苍白，气短、心悸。

（二）体征

肌瘤较大时，可在腹部触及质硬，表面不规则，结节状物质。妇科检查时，肌壁间肌瘤子宫增大，表面不规则，有单个或多个结节状突起。浆膜下肌瘤外面仅包裹一层浆膜，所以质地坚硬，呈球形块状物，与子宫有细蒂相连，可活动。黏膜下肌瘤突出于宫腔，像孕卵一样，所以整个子宫均匀增大，有时宫口扩张，肌瘤位于宫口内或脱出于阴道，呈红色、实质、表面光滑，若感染则表面有渗出液覆盖或溃疡形成，排液有臭味。

五、治疗原则

根据患者的年龄、症状、有无生育要求及肌瘤的大小等情况综合考虑。

（一）随访观察

若肌瘤小（子宫＜孕 2 月）：且无症状，通常不需治疗，尤其近绝经年龄患者，雌激素水平低落，肌瘤可自然萎缩或消失，每 3 ~ 6 个月随访 1 次；随访期间若发现肌瘤增大或症状明显时，再考虑进一步治疗。

（二）药物治疗（保守治疗）

肌瘤在两个月妊娠子宫大小以内，症状不明显或较轻，近绝经年龄及全身情况不能手术者，均可给予药物对症治疗。

1. 雄性激素

常用药物有丙酸睾酮。可对抗雌激素，使子宫内膜萎缩，直接作用于平滑肌，使其收缩而减少出血，并使近绝经期的患者提早绝经。

2. 促性腺激素释放激素类似物（GnRH-a）

常用药物有亮丙瑞林或戈舍瑞林。可抑制垂体及卵巢的功能，降低雌激素水平，使肌瘤缩小或消失。适用于肌瘤较小、经量增多或周期缩短、围绝经期患者。不宜长期使用，以免因雌激素缺乏导致骨质疏松。

3. 其他药物

常用药物有米非司酮。作为术前用药或提前绝经使用。但不宜长期使，以防其拮抗糖皮质激素的不良反应。

（三）手术治疗

为子宫肌瘤的主要治疗方法。若肌瘤 > 2.5 个月妊娠子宫大小或症状明显出现贫血者，应手术治疗。

1. 肌瘤切除术

适用于年轻要求保留生育功能的患者，可经腹或腹腔镜切除肌瘤，突出宫内或脱出于阴道内的带蒂的黏膜下肌瘤也可经阴道或经宫腔镜下摘除。

2. 子宫切除术

肌瘤较大，多发，症状明显，年龄较大，无生育要求或已有恶变者可行子宫全切。50岁以下，卵巢外观正常者，可保留卵巢。

六、护理评估

（一）健康史

了解患者一般情况，评估月经史、婚育史，是否有不孕、流产史；询问有无长期使用雌激素类药物。如果接受过治疗，还应了解治疗的方法及所用药物的名称、剂量、用法及用药后的反应等。

（二）身体状况

1. 症状

了解有无月经异常、腹部肿块、白带增多或贫血、腹痛等临床表现，了解出现症状的时间及具体表现。

2. 体征

了解妇科检查结果，子宫是否均匀或不规则增大、变硬，阴道有无子宫肌瘤脱出等情况。了解B超检查所示结果中肌瘤的大小、个数及部位等。

（三）心理社会状况

患者及家属对子宫肌瘤缺乏认识，担心肿瘤为恶性，对治疗方案的选择犹豫不决，对需要手术治疗而焦虑不安，担心手术切除子宫可能会影响其女性特征，影响夫妻生活。

七、护理诊断

（一）营养失调：低于机体需要量，与月经改变、长期出血导致贫血有关。

（二）知识缺乏：缺乏子宫肌瘤疾病发生、发展、治疗及护理知识。

（三）焦虑：与月经异常，影响正常生活有关。

（四）自我形象紊乱：与手术切除子宫有关。

八、护理目标

（一）患者获得子宫肌瘤及其健康保健知识。

（二）患者贫血得到纠正，营养状况改善。

（三）患者出院时，不适症状缓解。

九、护理措施

（一）心理护理

评估患者对疾病的认知程度，尊重患者，耐心解答患者提出的问题，告知患者和家属子宫肌瘤是妇科最常见的良性肿瘤，手术或药物治疗都不会影响今后日常生活和工作，让患者消除顾虑，纠正错误认识，配合治疗。

（二）缓解症状

对出血多须住院的患者，护士应严密观察并记录其生命体征变化情况，协助医师完成血常规及凝血功能检查、备血、核对血型、交叉配血等。注意收集会阴垫，评估出血量。

按医嘱给予止血药和子宫收缩剂，必要时输血、补液、抗感染或刮宫止血。巨大子宫肌瘤者常出现局部压迫症状，如排尿不畅者应予以导尿；便秘者可用缓泻剂缓解不适症状。带蒂的浆膜下肌瘤发生扭转或肌瘤红色变性时应评估腹痛的程度、部位、性质，有无恶心、呕吐、体温升高征象。须剖腹探查时，护士应迅速做好急诊手术前准备和术中术后护理。保持患者的外阴清洁干燥，如黏膜下肌瘤脱出宫颈口者，应保持其局部清洁，预防感染，为经阴道摘取肌瘤者做好术前准备。

（三）手术护理

经腹或腹腔镜下行肌瘤切除或子宫切除术的患者按腹部手术患者的一般护理，并要特别注意观察术后阴道流血情况。经阴道黏膜下肌瘤摘除术常在蒂部留置止血钳24～48小时，取出止血钳后须继续观察阴道流血情况，按阴道手术患者进行护理。

（四）健康教育

1. 保守治疗的患者

须定期随访，护士要告知患者随访的目的、意义和随访时间。应3～6个月定期复查，其间监测肌瘤生长状况、了解患者症状的变化，如有异常及时和医师联系，修正治疗方案。对应用激素治疗的患者，护士要向患者讲解用药的相关知识，使患者了解药物的治疗作用、使用剂量、服用时间、方法、不良反应及应对措施，避免擅自停药和服药过量引起撤退性出血和男性化。

2. 手术后的患者

出院后1个月门诊复查，了解患者术后康复情况，并给予术后性生活、自我保健、日常工作恢复等健康指导，任何时候出现不适或异常症状，须及时随诊。

十、结果评价

（一）患者能叙述子宫肌瘤保守治疗的注意事项或术后自我护理措施。

（二）患者面色红润，无疲倦感。

（三）患者出院时，能列举康复期随访时间及注意问题。

参考文献

[1] 刘燕，冯德云，祝梅．基础护理技术与临床应用 [M]．哈尔滨：黑龙江科学技术出版社，2022.

[2] 马英莲，荆云霞，郭蕾．临床基础护理与护理管理 [M]．哈尔滨：黑龙江科学技术出版社，2022.

[3] 栾彬，李艳，李楠．现代护理临床实践 [M]．哈尔滨：黑龙江科学技术出版社，2022.

[4] 潘红丽，胡培磊，巩选芹．临床常见病护理评估与实践 [M]．哈尔滨：黑龙江科学技术出版社，2022.

[5] 戴军玲，庄克玲，侯楠．实用护理新技术与临床应用 [M]．济南：山东大学出版社，2021.

[6] 袁越，宋春梅，李卫．临床常见疾病护理技术与应用 [M]．青岛：中国海洋大学出版社，2021.

[7] 卢友兰．常见疾病护理技术与临床应用 [M]．北京：科学技术文献出版社，2021.

[8] 高聪．现代临床护理技术与应用 [M]．长春：吉林科学技术出版社，2020.

[9] 宋均会．新编临床护理技术应用 [M]．哈尔滨：黑龙江科学技术出版社，2020.

[10] 鹿鸣君．实用临床护理技术与应用 [M]．天津：天津科学技术出版社，2020.

[11] 李文文．现代临床护理技术与应用 [M]．北京：科学技术文献出版社，2020.

[12] 敖琴英．现代临床护理技术与应用 [M]．北京：科学技术文献出版社，2020.

[13] 卜凤莲．临床护理技术与临床应用 [M]．长春：吉林科学技术出版社，2020.

[14] 姜明霞．临床常见病护理技术与应用 [M]．长春：吉林科学技术出版社，2020.

[15] 黄建新．基础护理技术操作与临床应用 [M]．长春：吉林科学技术出版社，2020.

[16] 王英．临床常见疾病护理技术与应用 [M]．长春：吉林科学技术出版社，2019.

[17] 王俊荣．临床实用护理技术与应用 [M]．北京：科学技术文献出版社，2019.

[18] 孙洪玉．外科护理技术与临床应用 [M]．上海：上海交通大学出版社，2019.

[19] 王慧．临床外科护理技术与应用 [M]．长春：吉林科学技术出版社，2019.

[20] 秦丽．临床常见疾病护理技术与应用 [M]．长春：吉林科学技术出版社，2019.

[21] 潘洪燕．临床常见疾病护理技术与应用 [M]．北京：中国人口出版社，2019.

[22] 白彦红 . 实用临床护理规范 [M]. 长春：吉林科学技术出版社，2019.

[23] 马靖靖 . 实用临床基础护理技术 [M]. 北京：科学技术文献出版社，2019.

[24] 陈月琴，刘淑霞 . 临床护理实践技能 [M]. 郑州：河南科学技术出版社，2019.

[25] 杜彩云 . 现代临床护理操作 [M]. 北京：科学技术文献出版社，2019.

[26] 陈增华 . 新编医学检验技术与临床应用 [M]. 河南大学出版社，2019.

[27] 王航，单敏，王建梅 . 实用临床护理技术与应用 [M]. 南昌：江西科学技术出版社，2018.

[28] 王娟 . 临床护理技术实践应用 [M]. 长春：吉林科学技术出版社，2018.

[29] 吕红梅 . 现代护理技术与临床应用 [M]. 北京：科学技术文献出版社，2018.

[30] 徐梅 . 现代护理技术与临床应用 [M]. 哈尔滨：黑龙江科学技术出版社，2018.